Berufspraxis: Ernährung

Die Buchreihe *Berufspraxis: Ernährung* richtet sich an alle Fachkräfte, die sich in ihrem täglichen Berufsalltag mit verschiedensten Aspekten der Ernährung befassen. Die themenspezifischen Einzelbände dieser Reihe bieten fachlich fundiertes Wissen für die praktische Arbeit rund um das weit gefasst Tätigkeitsfeld Ernährung. Die Reihe zeichnet sich durch einen hohen Praxisbezug aus und berücksichtigt neben grundlegenden Inhalten auch aktuelle Forschungsergebnisse.

Ob Sie im klinischen Bereich in der Ernährungstherapie und als Diätassistent*in tätig sind, eine eigene Ernährungsberatungspraxis führen oder als betriebliche Gesundheitsmanager*in Unternehmen beraten: *Berufspraxis: Ernährung* bietet Ihnen das nötige Know-how, um Sie optimal für die Herausforderungen Ihres beruflichen Alltags vorzubereiten.

Die Reihe legt einen hohen Anspruch auf die inhaltliche Qualität der einzelnen Bände, wobei der Praxisbezug besonders im Fokus steht. Die Autor*innen und Herausgeber*innen engagieren sich in Berufsverbänden, arbeiten selbst in der Wissenschaft und Praxis und überzeugen durch ihre Expertise in der Weiterentwicklung dieses Berufsfelds.

Daniel Buchholz · Sabine Ohlrich-Hahn
Hrsg.

Der German-Nutrition Care Prozess

Theoretische Grundlagen und praktische Anwendung in Beruf, Ausbildung und Studium

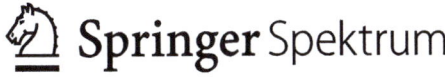

Hrsg.
Daniel Buchholz
Ausbildungszentrum für Ernährung und Diätetik
Universitätsmedizin der Johannes Gutenberg-Universität
Mainz, Deutschland

Sabine Ohlrich-Hahn
Fachbereich Agrarwirtschaft und Lebensmittelwissenschaften
Hochschule Neubrandenburg – University of Applied Sciences
Neubrandenburg, Deutschland

Berufspraxis: Ernährung
ISBN 978-3-662-70973-3   ISBN 978-3-662-70974-0 (eBook)
https://doi.org/10.1007/978-3-662-70974-0

Die Deutsche Nationalbibliothek verzeichnet diese Publikation in der Deutschen Nationalbibliografie; detaillierte bibliografische Daten sind im Internet über https://portal.dnb.de abrufbar.

© Der/die Herausgeber bzw. der/die Autor(en), exklusiv lizenziert an Springer-Verlag GmbH, DE, ein Teil von Springer Nature 2025

Das Werk einschließlich aller seiner Teile ist urheberrechtlich geschützt. Jede Verwertung, die nicht ausdrücklich vom Urheberrechtsgesetz zugelassen ist, bedarf der vorherigen Zustimmung des Verlags. Das gilt insbesondere für Vervielfältigungen, Bearbeitungen, Übersetzungen, Mikroverfilmungen und die Einspeicherung und Verarbeitung in elektronischen Systemen.
Die Wiedergabe von allgemein beschreibenden Bezeichnungen, Marken, Unternehmensnamen etc. in diesem Werk bedeutet nicht, dass diese frei durch jede Person benutzt werden dürfen. Die Berechtigung zur Benutzung unterliegt, auch ohne gesonderten Hinweis hierzu, den Regeln des Markenrechts. Die Rechte des/der jeweiligen Zeicheninhaber*in sind zu beachten.
Der Verlag, die Autor*innen und die Herausgeber*innen gehen davon aus, dass die Angaben und Informationen in diesem Werk zum Zeitpunkt der Veröffentlichung vollständig und korrekt sind. Weder der Verlag noch die Autor*innen oder die Herausgeber*innen übernehmen, ausdrücklich oder implizit, Gewähr für den Inhalt des Werkes, etwaige Fehler oder Äußerungen. Der Verlag bleibt im Hinblick auf geografische Zuordnungen und Gebietsbezeichnungen in veröffentlichten Karten und Institutionsadressen neutral.

Planung/Lektorat: Ken Kissinger
Springer Spektrum ist ein Imprint der eingetragenen Gesellschaft Springer-Verlag GmbH, DE und ist ein Teil von Springer Nature.
Die Anschrift der Gesellschaft ist: Heidelberger Platz 3, 14197 Berlin, Germany

Wenn Sie dieses Produkt entsorgen, geben Sie das Papier bitte zum Recycling.

Professionelle Autonomie resultiert aus der Anerkennung für das, was durch die Berufsgruppe gut gemacht wird, und nicht daraus, als Berufsgruppe existent zu sein.[1]

(Karen Lacey und Ellen Pritchett 2003)

---

[1] Eigene Übersetzung aus: Lacey K, Pritchett E (2003) Nutrition care process and model: ADA adopts road map to quality care and outcomes management. J Am Diet Assoc 103:1063.

Grußwort

Liebe Leserinnen und Leser,
liebe Kolleginnen und Kollegen,
der German-Nutrition Care Prozess (G-NCP) hat sich seit seiner Einführung im Jahr 2015 zu einem unverzichtbaren Bestandteil der „Nutrition Care", also der ernährungsbezogenen Versorgung und Betreuung, in Deutschland entwickelt. Als Verband der Diätassistenten – Deutscher Bundesverband (VDD) blicken wir mit Stolz auf diese Entwicklung zurück. Der G-NCP sorgt für eine strukturierte Art des therapeutischen Arbeitens und dient damit nicht nur als Instrument der Qualitätssicherung in der Ernährungstherapie und Prävention. Er verbessert auch das berufliche Selbstverständnis und die Wahrnehmung außerhalb der Berufsgruppe von dem, was mit ernährungstherapeutischen und -präventiven Maßnahmen erreicht werden kann. Die Aufnahme des G-NCP in Leitlinien und Qualitätsstandards sowie seine Anwendung in Ausbildung und Forschung zeigt: Wir sind auf dem richtigen Weg!

Mit der Überarbeitung und Weiterentwicklung des G-NCP schlagen die Herausgeber*innen des vorliegenden Buches, Sabine Ohlrich-Hahn und Dr. Daniel Buchholz, sowie alle beteiligten Autor*innen eine Brücke zwischen Theorie und Praxis. Dieses Buch bietet eine fundierte Basis für die tägliche Arbeit – sei es in der ernährungsbezogenen Therapie, im Bereich von Prävention und Gesundheitsförderung oder in Ausbildung und Lehre des Berufsnachwuchses. Es zeigt eindrucksvoll, wie vielseitig und anpassungsfähig der G-NCP ist, und wie er den Ansprüchen einer modernen, interdisziplinären Gesundheitsversorgung entspricht. Er bietet die Basis für die europäische bzw. internationale Anschlussfähigkeit der professionellen Arbeit im Berufsfeld und macht die verantwortungsvolle Tätigkeit aller Kolleg*innen transparent.

Unser Dank gilt allen Beteiligten, die mit Engagement und Fachkenntnis dieses Werk geschaffen haben. Es wird sowohl die Nutzung des G-NCP fördern als auch die Weiterentwicklung und Professionalisierung des Berufsfeldes vorantreiben.

Wir wünschen Ihnen, liebe Leserinnen und Leser, viel Freude und Inspiration bei der Lektüre dieses Buches und sind überzeugt, dass es einen wertvollen Beitrag zur Stärkung der Diätetik in Deutschland leisten wird.

Uta Köpcke
Präsidentin Verband der Diätassistenten – Deutscher Bundesverband e. V. (VDD)

Januar 2025 Essen

Vorwort

Liebe Kolleginnen und Kollegen,
liebe Leserinnen und Leser,
es freut uns sehr, dass sich der German-Nutrition Care Process in den letzten 10 Jahren in der Diätetik in Deutschland fest etabliert hat. Seit der Erstveröffentlichung hat er nicht nur als Instrument der Qualitätssicherung Einzug in Leitlinien und Empfehlungen gehalten, sondern wird als didaktisches Instrument in Ausbildung und Lehre verwendet und hat sich darüber hinaus als europäisch und international anschlussfähiges Prozessmodell gezeigt.

Nun, im Jahr 2025, liegt die Überarbeitung als German-Nutrition Care Process vor. In diese Überarbeitung sind zahlreiche Erkenntnisse aus der Praxis, Ausbildung, Lehre und Forschung eingeflossen und damit die Erfahrung zahlreicher engagierte Kolleginnen und Kollegen aus den verschiedensten Bereichen. Dies verdeutlichen vor allem die Beiträge in den Best-Practice-Kapiteln. Die theoretischen Grundlagen zum beruflichen Handeln, zur Ableitung von Begrifflichkeiten und zu den Prozessschritten wurden aktualisiert, präzisiert und erweitert. Aktuelle Entwicklungen und Herausforderungen des Gesundheitswesens fanden Berücksichtigung, um den sich wandelnden Anforderungen an das Handlungsfeld Diätetik und der Interdisziplinarität gerecht zu werden.

Dieses Buch ist ein Werk von vielen. Wir möchten uns daher bei allen Autorinnen und Autoren bedanken. Unser Dank gilt weiterhin dem Präsidium des Verbandes der Diätassistenten (VDD) und ganz besonders der Präsidentin Uta Köpcke. Ohne die gute Zusammenarbeit, Unterstützung und Förderung bei der Verbreitung des G-NCP wäre dieses Buch nicht möglich gewesen.

Robert Renter unterstützte uns nicht nur als Autor, Mitautor und Partner für den kritischen Diskurs, sondern hat auch organisatorisch mitgewirkt und dazu beigetragen, dass der rote Faden nie verloren ging. Anja Pöchhacker, die fast alle Abbildungen erstellt hat, ermöglichte mit ihrer Expertise in der grafischen Gestaltung die Visualisierung unserer Ideen und Ausführungen. Bedanken möchten wir uns für das kritische Review wesentlicher Kapitel dieses Buches bei Janina Brumm, Schulleitung Berufsfachschule für Diätassistenz am UKE Hamburg, und bei Dr. Ute Brehme, Leiterin des Referats Fortbildung der DGE. Nicht zuletzt gilt unser Dank allen Berufskolleginnen und -kollegen, die den G-NCP in ihrem Berufsalltag anwenden.

Wir wünschen uns, dass diese Überarbeitung dazu beiträgt, den Kreis der Anwender*innen anwachsen zu lassen. Wir sind überzeugt, dass damit nicht nur ein Beitrag für eine bessere ernährungstherapeutische und ernährungspräventive Versorgung, sondern auch ein Beitrag zur Professionalisierung der Diätetik geleistet wird.

Wichtig, zu betonen, ist, dass die Entwicklungen im Bereich der Ernährung und Gesundheitsversorgung dynamisch sind und es unerlässlich ist, kontinuierlich an der Verbesserung und Anpassung des prozessgeleiteten Handelns in der Diätetik zu arbeiten. Daher freuen wir uns sehr auf Ihr Feedback und Ihre Rückmeldungen, die uns helfen werden, den German-Nutrition Care Prozess stetig weiterzuentwickeln.

Eine gendergerechte Sprache ist uns und allen Autor*innen wichtig. Aus Gründen der Lesbarkeit sind wir nicht immer einheitlich vorgegangen und haben, insbesondere in zusammengesetzten Wörtern, ab und zu darauf verzichtet.

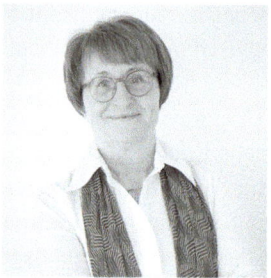

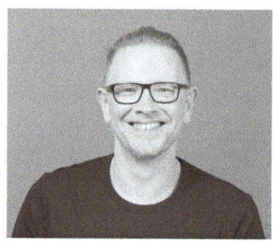

Neubrandenburg und Mainz
Januar 2025

Sabine Ohlrich-Hahn
Daniel Buchholz

Inhaltsverzeichnis

Teil I Einführung und Grundlagen

1 Einleitung: Der German-Nutrition Care Prozess – Status quo 3
Daniel Buchholz und Sabine Ohlrich-Hahn
Literatur. 10

2 Der Ernährungstherapeut, die Ernährungstherapeutin als professionelle Akteure: Hintergrund und Definition. 13
Daniel Buchholz und Sabine Ohlrich-Hahn
2.1 Historischer Überblick: Theoretische Köchin – Diätschwester – Diätassistentin/Diätassistent 13
2.2 Die Ernährungstherapeutin, der Ernährungstherapeut – als zentrale Akteure im G-NCP 16
2.3 Definition Ernährungstherapeutin und Ernährungstherapeut. 17
Literatur. 17

3 Berufliche Handlungskompetenz und professionelles Handeln in der Diätetik 19
Sabine Ohlrich-Hahn, Lisa Laininger und Daniel Buchholz
3.1 Berufliche Handlungskompetenz und professionelles Handeln 19
3.2 Prinzipien beruflicher Handlungskompetenz in der Diätetik. 21
    3.2.1 Therapeutische Eigenverantwortlichkeit 21
    3.2.2 Therapeutische Entscheidungsfindung – Clinical Decision Making. 22
    3.2.3 Therapeutische Entscheidung 23
    3.2.4 Partizipative Entscheidungsfindung – Shared Decision Making. 23
3.3 Evidenzbasierte diätetische Praxis – Evidence-based Dietetics Practice. 24
3.4 Kognitive Prozesse in der beruflichen Handlungskompetenz 26
    3.4.1 Clinical Reasoning. 26
    3.4.2 Kritisches Denken – Critical Thinking 27

		3.4.3	Gemeinsamkeiten und Abgrenzung von Clinical Reasoning und Critical Thinking.................................	27
	3.5	Ausprägungen beruflicher Handlungskompetenz		29
		3.5.1	Das Modell der Pattern Recognition	29
		3.5.2	Das Modell des hypothetisch-deduktives Reasonings...........	30
		3.5.3	Bedeutung von Hypothesen..............................	32
	Literatur...			33

Teil II Theorie des German-Nutrition Care Prozess

4 Der German-Nutrition Care Prozess (G-NCP) 39
Sabine Ohlrich-Hahn, Robert Renter, Lisa Laininger und Daniel Buchholz

	4.1	G-NCP – Definition und Aufbau		40
		4.1.1	Definition G-NCP	40
		4.1.2	Das Prozessmodell.....................................	40
		4.1.3	Berufsethik...	41
	4.2	Ernährungsintervention und therapeutische Beziehung................		42
		4.2.1	Ernährungsintervention	42
		4.2.2	Ziele der Ernährungsintervention	43
		4.2.3	Therapeutische Beziehung................................	43
	4.3	Ernährungsprobleme lösen......................................		44
		4.3.1	Das Ernährungsproblem.................................	44
		4.3.2	Ernährungsproblem und Dimensionen von Ernährung	45
	4.4	Prozessindikatoren..		47
		4.4.1	Begriffsklärung Prozessindikator..........................	47
		4.4.2	Vergleichskriterien zur Ableitung von Prozessindikatoren	48
		4.4.3	Prozessindikatoren im Prozessverlauf......................	48
		4.4.4	Einordnen von Prozessindikatoren	52
	4.5	Wirksamkeit der Ernährungsinterventionen		52
	4.6	Dokumentation...		54
		4.6.1	Rechtliche Rahmenbedingungen	54
		4.6.2	Elektronische Patientenakte: ePA für alle	55
		4.6.3	Elektronische Patientenakte vs. Patientenakte.................	56
		4.6.4	Formale Vorgaben	57
		4.6.5	Aufgaben und Zweck der Dokumentation....................	58
		4.6.6	Dokumentation im G-NCP	58
		4.6.7	Dokumentationsinhalte	60
		4.6.8	Abschlussbericht	61
	Literatur..			62

5 Die Prozessschritte des German-Nutrition Care Prozess ... 65
Sabine Ohlrich-Hahn, Robert Renter und Daniel Buchholz

- 5.1 Ernährungsassessment ... 66
  - 5.1.1 Begriffsklärung ... 67
  - 5.1.2 Datenerhebung und Assessmentinstrumente ... 69
  - 5.1.3 Gütekriterien für Assessmentinstrumente ... 71
  - 5.1.4 Vor- und Nachbereitung des Ernährungsassessments ... 73
  - 5.1.5 Ergebnis des Ernährungsassessments ... 74
  - 5.1.6 Ernährungsassessment und Re-Assessment ... 76
  - 5.1.7 Ernährungsassessment und Praxisbedingungen ... 77
  - 5.1.8 Datenstruktur für das Ernährungsassessment ... 79
  - 5.1.9 Spiralmodell des Ernährungsassessments ... 81
- 5.2 Ernährungsdiagnose ... 84
  - 5.2.1 Begriffsklärung ... 85
  - 5.2.2 Das PESR-Statement ... 87
  - 5.2.3 Beziehungsgeflecht zwischen den Elementen des PESR-Statements ... 92
  - 5.2.4 Vorgehensweise bei der Erstellung von PESR-Statements ... 93
  - 5.2.5 Erfassung und Dokumentation von Ernährungsdiagnosen ... 94
  - 5.2.6 PESR-Statement und standardisierte Terminologie ... 94
  - 5.2.7 Formulierungsvorschläge für das Element „Problem" in der Ernährungsdiagnose ... 95
- 5.3 Planung der Ernährungsintervention ... 101
  - 5.3.1 Definition ... 102
  - 5.3.2 Von der Ernährungsdiagnose zur Interventionsplanung ... 103
  - 5.3.3 Priorisierung von Ernährungsproblemen ... 104
  - 5.3.4 Ursache von Ernährungsproblemen und Interventionsstrategie ... 105
  - 5.3.5 Ziele und messbare Zielwerte bei der Interventionsplanung ... 107
  - 5.3.6 Nutzerbezogene Voraussetzungen bei der Interventionsplanung ... 107
  - 5.3.7 Ernährungsinterventionsplan ... 108
  - 5.3.8 Anpassung der Intervention ... 109
  - 5.3.9 Fazit ... 109
- 5.4 Durchführung der Ernährungsintervention ... 110
  - 5.4.1 Definition ... 111
  - 5.4.2 Interventionsmaßnahmen ... 111
  - 5.4.3 Von der Planung zur Durchführung der Intervention ... 113
  - 5.4.4 Partizipation als Grundprinzip der Intervention ... 113
  - 5.4.5 Interventionsbegleitende Reflexion ... 116
  - 5.4.6 Interventionsbegleitende Überprüfung durch Monitoring ... 117
  - 5.4.7 Re-Assessment ... 120
  - 5.4.8 Interventionsbegleitende Umsetzung von Monitoring und Re-Assessment ... 120

	5.4.9 Prozesssteuerung	120
	5.4.10 Interventionen über lange Zeiträume	121
5.5	Evaluation	122
	5.5.1 Definition	123
	5.5.2 Outcomeevaluation	124
	5.5.3 Herausforderungen bei der Erfassung des ernährungsbezogenen Outcomes	125
	5.5.4 Durchführung der Outcomeevaluation	126
	5.5.5 Auswahl der zu evaluierenden Messwerte auf Basis von Outcomekategorien	127
	5.5.6 Interpretation des Outcomes	131
	5.5.7 Längerfristiger Nutzen	131
	5.5.8 Externe Evaluation	132
	5.5.9 Reflexion im Rahmen der Evaluation	133
Literatur		135

Teil III Best Practice – Anwendung des G-NCP

6 Best Practice: Einleitung 141
Daniel Buchholz und Sabine Ohlrich-Hahn

7 Anwendung des G-NCP in Ausbildung und Lehre am Beispiel der Berufsfachschule für Diätassistenz am UKE Hamburg 143
Jannina Brumm
Kapitelanhang 154
  Anhang 1 Formular G-NCP für Lernende 154
  Anhang 2 Auszüge Kompetenzraster G-NCP 158
Literatur 159

8 Anwendung des G-NCP in Ausbildung und Lehre am Beispiel des Ausbildungszentrums für Ernährung und Diätetik an der Universitätsmedizin Mainz 161
Karina Woschek
Kapitelanhänge 167
  Anhang 1: Fallbeispiel 167
  Anhang 2: Formblatt zur Ausarbeitung des G-NCP 169
  Anhang 3: G-NCP-Leitfragen für die Erstellung der G-NCP-Ausarbeitung 174
Literatur 175

9 Implementierung des G-NCP in die Lehre im Bachelorstudiengang Diätetik Hochschule Neubrandenburg 177
Sabine Ohlrich-Hahn
Kapitelanhang 185
Literatur 187

10 Die praktische Anwendung des German-Nutrition Care Prozesses (G-NCP) am LMU Klinikum München 189
Barbara Scheerer, Fanny Daume und Nicole Erickson
Literatur. 192

11 Anwendung des G-NCP am Universitätsklinikum Leipzig 193
Kristin Quaas und Lars Selig
Kapitelanhang. 198
Literatur. 202

12 Anwendung des G-NCP in der Ernährungs- ambulanz des Universitätsklinikums Leipzig mit besonderem Fokus auf das Heilmittel Ernährungstherapie 203
Lars Selig
Kapitelanhang. 208
Literatur. 213

13 Der G-NCP in der Freiberuflichkeit – ambulante Praxis für Ernährungstherapie 215
Alisa Reusch
Kapitelanhang. 219

14 Der G-NCP in der medizinischen Rehabilitation der Deutschen Rentenversicherung Bund (DRV Bund)..................... 221
Christine Reudelsterz und Ulrike Worringen
Literatur. 228

15 Anwendung des G-NCP im Rahmen einer digitalen Gesundheitsanwendung. 231
Robert Renter und Marco Meloni
Literatur. 237

Teil IV Terminologie

16 Begriffsverständnis und Definitionen 241
Daniel Buchholz, Robert Renter und Sabine Ohlrich-Hahn
16.1   Diätetik. 242
16.2   Diät. 244
16.3   Ernährungstherapie 246
16.4   Ernährungsintervention 246
16.5   Ernährungsinterventionsplan 247
16.6   Ernährungstherapieplan 247
16.7   Ernährungskommunikation 247
        16.7.1 Ernährungsinformation 248
        16.7.2 Ernährungsaufklärung 248

		16.7.3 Ernährungsedukation 249

        16.7.4 Ernährungsberatung. 249
  16.8   Ernährungsmanagement. 251
  16.9   Definitionen alphabetisch. 252
  Literatur. 256

17 Standardisierte Sprache in der Diätetik 259
Marleen Meteling-Eeken und Sabine Ohlrich-Hahn
  17.1   Internationale Klassifikationen der WHO 259
  17.2   Internationale Klassifikation der Funktionsfähigkeit, Behinderung
           und Gesundheit (ICF) 262
  17.3   Klassifikationen und Terminologie für die Diätetik international 264
        17.3.1 Nutrition Care Process Terminology 264
        17.3.2 In den Niederlanden entstandene Klassifikationen und
               Codelisten für die Diätetik. 264
  17.4   Klassifikationen und Terminologie für die Diätetik in Deutschland 265
        17.4.1 Einheitliche deutsche ICF-Diätetik 266
        17.4.2 Weiterentwicklung der Terminologie. 267
  17.5   Ausblick und Implikationen. 269
  Literatur. 270

18 Interoperabilität im Gesundheitswesen 275
Marleen Meteling-Eeken und Sabine Ohlrich-Hahn
  18.1   Vorbemerkungen 275
  18.2   Begriff Interoperabilität 276
  18.3   Kooperation und Koordinierung im Gesundheitswesen 277
  18.4   Medizinische Informationsobjekte. 281
  18.5   Pflege-Informationsobjekte 283
  Literatur. 285

Autorenverzeichnis

Autorinnen und Autoren

Jannina Brumm, MBA, MHE Ernährungstherapeutin (Diätassistentin), Universitätsklinikum Hamburg-Eppendorf, UKE-Akademie für Bildung und Karriere, Leitung Berufsfachschule für Diätassistenz, Beraterin für Ethik im Gesundheitswesen (K 1, AEM), Hamburg, Deutschland

Dr. rer. medic. Daniel Buchholz, MPH Ernährungstherapeut (Diätassistent) | Dipl. Oecotrophologe (FH) Universitätsmedizin der Johannes Gutenberg-Universität, Leitung Ausbildungszentrum für Ernährung und Diätetik, Mainz, Deutschland

Fanny Daume, B.Sc. Diätetik Ernährungstherapeutin (Diätassistentin), Interdisziplinäres Zentrum für Diätetik und Ernährungsmedizin (IZDE), LMU Klinikum München, München, Deutschland

Dr. rer. biol. hum. Nicole Erickson Ernährungstherapeutin (Diätassistentin), Koordinatorin Gesundheitskompetenz und Prävention, Krebszentrum – CCC München(LMU) – Comprehensive Cancer Center, LMU Klinikum München, München, Deutschland

Lisa Laininger, M.Sc., B.Sc. Diätetik Ernährungstherapeutin (Diätassistentin) | Gesundheitswissenschaftlerin, Erlangen, Deutschland

Marco Meloni, B.Sc. Diätetik Ernährungstherapeut (Diätassistent), Sidekick Health Germany GmbH, Projektmanager Operations, Hamburg, Deutschland

Marleen Meteling-Eeken, BHS Dietist (NL) (Ernährungstherapeutin), Verband der Diätassistenten – Deutscher Bundesverband e. V., Wissenschaftliche Mitarbeiterin, Essen, Deutschland

Sabine Ohlrich-Hahn, Dipl. med. päd. Ernährungstherapeutin (Diätassistentin), Fachbereich Agrarwirtschaft und Lebensmittelwissenschaften, Hochschule Neubrandenburg – University of Applied Sciences, Studiengang Diätetik, Wissenschaftliche Mitarbeiterin, Neubrandenburg, Deutschland

Kristin Quaas Ernährungstherapeutin (Diätassistentin), Klinik und Poliklinik für Endokrinologie, Nephrologie und Rheumatologie, Universitätsklinikum Leipzig, Stellvertretende Leitung Ernährungsteam/Ernährungsambulanz, Leipzig, Deutschland

Robert Renter, M.Sc., B.Sc. Diätetik Ernährungstherapeut (Diätassistent) | Gesundheitswissenschaftler, Sidekick Health Germany GmbH, Content Developer Nutrition | Projekt Assistant Operations, Hamburg, Deutschland

Christine Reudelsterz Dipl. Oectotrophologin, Abteilung Prävention und Rehabilitation, Dezernat 8023, Bereich Interdisziplinäre Zusammenarbeit, Deutsche Rentenversicherung Bund, Berlin, Deutschland

Alisa Reusch, B.Sc. Diätetik Ernährungstherapeutin (Diätassistentin), Ernährungstherapie Heinzel, Deutschland

Barbara Scheerer Ernährungstherapeutin (Diätassistentin), Interdisziplinäres Zentrum für Diätetik und Ernährungsmedizin (IZDE), LMU Klinikum München, München, Deutschland

Prof. Dr. rer. medic. Lars Selig, M.Ed. Ernährungstherapeut (Diätassistent), Klinik und Poliklinik für Endokrinologie, Nephrologie und Rheumatologie, Universitätsklinikum Leipzig, Leitung Ernährungsteam/Ernährungsambulanz, Leipzig, Deutschland

Dr. Ulrike Worringen Diplompsychologin | Psychologische Psychotherapeutin, Abteilung Prävention und Rehabilitation, Deutsche Rentenversicherung Bund, Bereichsleitung Interdisziplinäre Zusammenarbeit, Berlin, Deutschland

Karina Woschek, M.Sc. Ernährungstherapeutin (Diätassistentin), Ausbildungszentrum für Ernährung und Diätetik, Universitätsmedizin der Johannes Gutenberg-Universität Mainz, Mainz, Deutschland

Grafik

Anja Pöchhacker Wien, Österreich

Review

Dr. Ute Brehme Dipl. Oecotrophologin, Deutsche Gesellschaft für Ernährung e. V. (DGE), Leitung Referat Fortbildung, Bonn, Deutschland

Jannina Brumm, MBA, MHE Ernährungstherapeutin (Diätassistentin), Universitätsklinikum Hamburg-Eppendorf, UKE-Akademie für Bildung und Karriere, Leitung Berufsfachschule für Diätassistenz, Beraterin für Ethik im Gesundheitswesen (K 1, AEM), Hamburg, Deutschland

Teil I
Einführung und Grundlagen

Einleitung: Der German-Nutrition Care Prozess – Status quo

Daniel Buchholz und Sabine Ohlrich-Hahn

Seit dem Jahr 2009 setzt sich der Berufsverband der Diätassistenten (VDD) mit dem prozessgeleiteten Handeln in der Diätetik auseinander. Impulsgebend dafür waren v. a. die Implementierung des Nutrition Care Process (NCP) in den USA im Jahr 2003 und des Diaetologischen Prozesses in Österreich im Jahr 2006. Allerdings wurde in den USA der NCP als didaktisches Instrument im Studium der Diätetik angewendet, lange bevor er als Qualitätssicherungsinstrument in der diätetischen Praxis implementiert wurde (Hammond et al. 2014; Lacey und Pritchett 2003). Ähnliches lässt sich auch für Österreich konstatieren, wo der diaetologische Prozess zunächst im Berufsgesetz definiert wurde und seitdem Bestandteil der Ausbildung ist (MTD-Gesetz 2006).

Ziel der Implementierung der Prozessmodelle in den USA und Österreich war, wie auch vergleichbarer Modelle in den Niederlanden, Belgien, Frankreich, der Schweiz und dem Vereinigten Königreich (Buchholz et al. 2018), eine individualisierte Ernährungsversorgung standardisiert, in für Dritte nachvollziehbaren Schritten unter Berücksichtigung der Kontextfaktoren zu ermöglichen. Dabei bedeutet die Anwendung eines Prozessmodells nicht, dass ernährungsbezogene Maßnahmen standardisiert angewendet werden, diese bleiben stets individuell (Ohlrich-Hahn 2017; Buchholz et al. 2012; Buchholz und Ohlrich 2011).

D. Buchholz (✉)
Ausbildungszentrum für Ernährung und Diätetik, Universitätsmedizin der Johannes Gutenberg-Universität, Mainz, Deutschland
E-Mail: daniel.buchholz@unimedizin-mainz.de

S. Ohlrich-Hahn
Studiengang Diätetik, Fachbereich Agrarwirtschaft und Lebensmittelwissenschaften,
Hochschule Neubrandenburg – University of Applied Sciences, Neubrandenburg, Deutschland
E-Mail: ohlrich@hs-nb.de

© Der/die Autor(en), exklusiv lizenziert an Springer-Verlag GmbH, DE, ein Teil von Springer Nature 2025
D. Buchholz, S. Ohlrich-Hahn (Hrsg.), *Der German-Nutrition Care Prozess*, Berufspraxis: Ernährung, https://doi.org/10.1007/978-3-662-70974-0_1

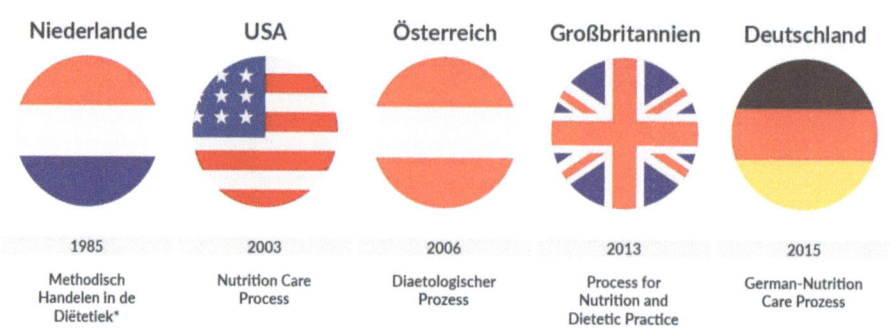

Abb. 1.1 Erstpublikationen diätetischer Prozessmodelle bis 2015

Der niederländische „Diëtistisch ZorgProces" findet auch in Belgien Anwendung und der in den USA entwickelte NCP ist das weltweit am häufigsten verwendete Prozessmodell, das in mindestens 15 weiteren Ländern implementiert wurde (u. a. Australien, Brasilien, Dänemark, Griechenland, Irland, Kanada, Neuseeland, Norwegen, Schweden, Schweiz[1] und Spanien). Abb. 1.1 zeigt die zeitliche Entstehung verschiedener Prozessmodelle bis zur Erstpublikation des German-Nutrition Care Prozesses.

In Deutschland existierten seit den 1990er-Jahren verschiedene Qualitätsempfehlungen für die Ernährungstherapie und -prävention, wie etwa die Empfehlungen zur „Prozessqualität in der Ernährungstherapie und Ernährungsberatung" des (damaligen) Instituts für Qualitätssicherung in der Ernährungstherapie und Ernährungsberatung (QUETHEB) (Benecke et al. 2006; Benecke und Becke 1999) oder dem „VDD Leistungskatalog der Diätassistenten/innen an Krankenhäusern, Rehakliniken, Arztpraxen und entsprechenden Institutionen" (VDD 2002; VDD 1998) und den „VDD-Qualitätsstandards" (VDD 1999). Diese Qualitätsempfehlungen berücksichtigen bereits wichtige Aspekte der Qualitätssicherung in der Diätetik, wie die Strukturqualität. Ein Vergleich dieser Empfehlungen mit dem NCP verdeutlichte jedoch, dass diese zum einen lückenhaft sind, es fehlt beispielsweise die Ernährungsdiagnostik, und zum anderen die internationale Anschlussfähigkeit nicht gegeben war.

Vor diesem Hintergrund sollte daher auch in Deutschland das prozessgeleitete Handeln in der Diätetik implementiert werden. Die ersten Überlegungen sahen die Einführung des in den USA entwickelten NCP und dem dazugehörigen NCP-Modell vor. Mit Erlaubnis der Academy for Nutrition and Dietetics wurde daher das NCP-Modell 2012 ins Deutsche

---

[1] In der Schweiz werden zwei Prozessmodelle verwenden. Der Nutrition Care Process in der diätetischen Praxis und der Ernährungstherapeutische Prozess in der hochschulischen Ausbildung (Rufener und Jent 2016).

1 Einleitung: Der German-Nutrition Care Prozess – Status quo

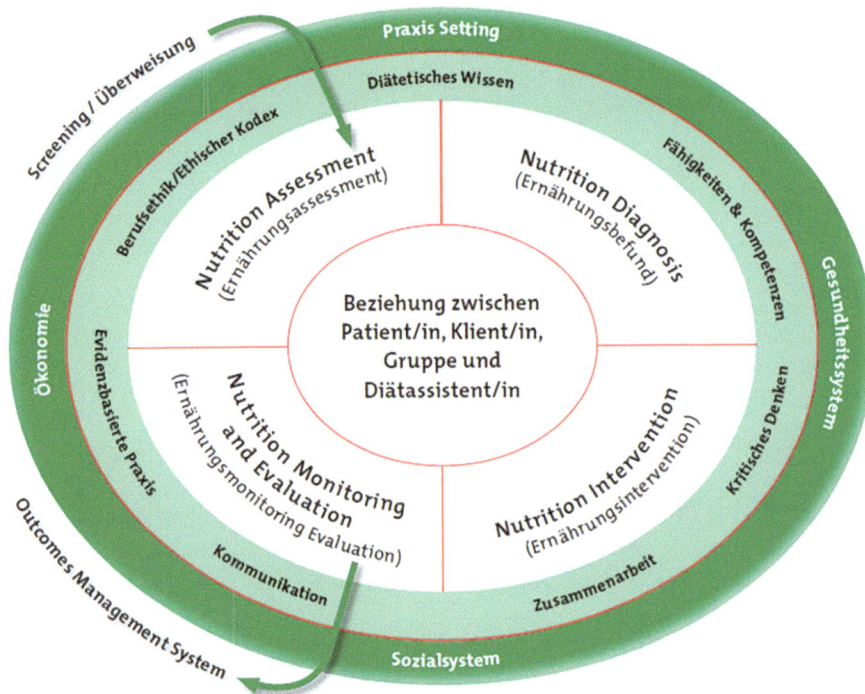

Abb. 1.2 NCP-Modell – deutsche Übersetzung 2012

übersetzt, publiziert, auf verschiedenen Veranstaltungen präsentiert und diskutiert (Buchholz und Lang 2015; Ohlrich et al. 2013; Buchholz und Ohlrich 2011) (siehe Abb. 1.2).

Die Resonanz des Fachpublikums zum NCP sowie zum NCP-Modell waren positiv. Es kristallisierte sich jedoch heraus, dass dieses Prozessmodell nicht eins-zu-eins in Deutschland implementiert werden konnte und dies insbesondere, weil

- beim NCP die biomedizinische Perspektive auf den Menschen dominiert und der NCP daher auf einem Problem-Ursachen-Symptom Modell basiert, während sich in Deutschland die International Classification of Functioning, Disability and Health (ICF) insbesondere in der Rehabilitation durchgesetzt hat,
- die Anzahl der Prozessschritte als nicht ausreichend erachtet wurde und
- die in den beruflichen Handlungsfeldern in der Diätetik verwendeten Begriffe und Termini nicht eindeutig definiert waren (Buchholz und Lang 2015).

Daher wurde 2013 vom VDD eine Arbeitsgruppe mit dem Ziel ins Leben gerufen, basierend auf dem NCP ein für Deutschland umsetzbares diätetisches Prozessmodell zu entwickeln. Unter Berücksichtigung der Rückmeldung aus den fachlichen Diskussionen, der berufspolitischen und internationalen Entwicklungen sowie der gesundheitssystemischen Rahmenbedingen in Deutschland nahm die 11-köpfige Arbeitsgruppe am 4. Juli 2013 die Arbeit auf (Abb. 1.3).

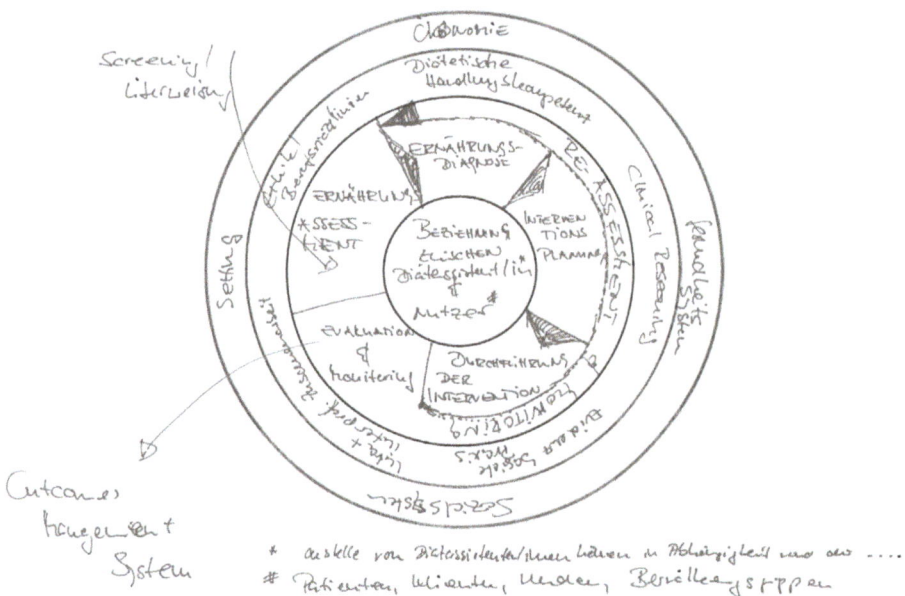

Abb. 1.3 Erste Überlegungen für ein diätetisches Prozessmodell in Deutschland 2013

Nach einem kritischen Review durch 16 Expert*innen aus Diätetik, Ernährungswissenschaft und Pflege wurde im Jahr 2015 das „Manual für den German-Nutrition Care Process (G-NCP)" als *VDD-Leitlinie für die Ernährungstherapie und das prozessgeleitete Handeln in der Diätetik* vom VDD als Herausgeber veröffentlicht. Der für Deutschland entwickelte diätetische Prozess und das dazugehörige Prozessmodell basieren auf dem in den USA entwickelten NCP. Diese inhaltliche Nähe drückte sich in der Bezeichnung German-Nutrition Care Process (G-NCP) und G-NCP-Modell aus.

▶ Ein zentraler Grund für das Beibehalten des Begriffes „Nutrition Care" (deutsch in etwa Ernährungssorge, Ernährungsbetreuung, Ernährungsversorgung) war jedoch, dass im Deutschen kein vergleichbar prägnanter und passender Begriff existiert.

Als Ergebnis der Auseinandersetzung mit den o. g. Kritikpunkten entstand mit dem G-NCP ein fünfschrittiges auf der ICF basierendes Modell (Abb. 1.4) bei dem die Ernährungsdiagnose mit dem PESR-Statement (Problem-Ursache-Symptom-Ressource) gestellt wird (VDD 2015) (siehe Abschn. 5.2).

Die Veröffentlichung des G-NCP wurde von Publikationen und Vorträgen im In- und Ausland begleitet (Ohlrich-Hahn 2024, 2022, 2017; Buchholz 2018; Buchholz 2014). Da für die Implementierung des G-NCP nicht nur die im Handlungsfeld Diätetik beruflich Tätigen zentral sind, sondern auch der berufliche Nachwuchs, wurde zudem intensiv mit dem die Schulen und Hochschulen für Diätetik vertretenden Bund für Ausbildung und Lehre in der Diätetik (BALD) zusammengearbeitet. Alle BALD-Mitglieder beschlossen im Herbst 2017, den G-NCP verbindlich in die Ausbildung und Lehre aufzunehmen.

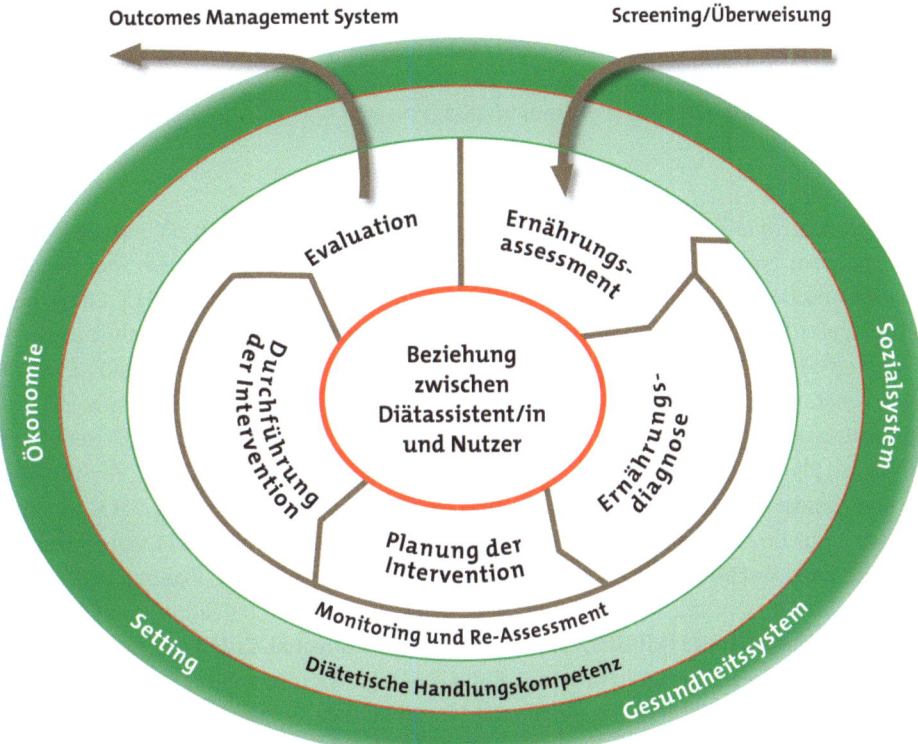

Abb. 1.4 Das German-Nutrition-Care-Process-Modell (G-NCP-Modell). (VDD 2015)

Hieran anknüpfend brachte der VDD den G-NCP als verpflichtend zu berücksichtigendes Qualitätssicherungsinstrument in die von ihm angebotenen Zertifikatskurse ein und die Deutsche Gesellschaft für Ernährung nahm den G-NCP in das Curriculum zur Weiterbildung auf (DGE 2024). Darüber hinaus hat der G-NCP seit seiner Erstpublikation Einzug in verschiedene Qualitätsstandards, Empfehlungen und Anwendungen gehalten, was für die zunehmende Implementierung und Akzeptanz des Prozessmodells spricht.

Aufnahme des G-NCP in Standards und Empfehlungen

- Leistungsbeschreibung zur Erbringung des Heilmittels Ernährungstherapie (GKV-Spitzenverband 2017)
- DGE-Beratungsstandards (DGE 2020)
- Rahmenvereinbarung zur Qualitätssicherung in der Ernährungsberatung/-therapie und Ernährungsbildung in Deutschland (Koordinierungskreis 2024)
- digitale Gesundheitsanwendungen (DiGA) (Kap. 15)
- S3-Leitlinie Adipositas – Prävention und Therapie (DAG 2024)
- Weißbuch Adipositas (Klein et al. 2016)

- Anforderungen von OnkoZert zur Zertifizierung viszeralonkologischer Zentren und Darmkrebszentren (OnkoZert 2023)
- S2k-Leitlinie Zöliakie (Felber et al. 2022)

Neben der hier dargestellten Entwicklung erweist sich der G-NCP als europäisch und international anschlussfähig. So war er zusammen mit den in Österreich, den Niederlanden und Belgien verwendeten Prozessmodellen Gegenstand der von 2015–2018 Erasmus+ geförderten IMPECD-Projekts (Improvement of Education and Competences in Dietetics). IMPECD zielte unter Berücksichtigung zahlreicher Teilaspekte und -ziele auf eine generelle Qualitätssteigerung in der Ausbildung und Expertise in der Diätetik ab. Dies beinhaltet unter anderem die Entwicklung eines einheitlichen europäischen „Dietetic Care Process" als didaktisches Modell für die Erarbeitung von Patientenfällen, die prozessgeleitet gelöst werden sollen, und als sog. Massive Open Online Course (MOOC) in englischer Sprache zur Verfügung gestellt wurden. Der Dietetic Care Process weist hinsichtlich der Prozessschritte Ernährungsassessment, Ernährungsdiagnose, Planung und Durchführung der Ernährungsintervention sowie Monitoring und Evaluation eine deutliche Nähe zum G-NCP auf (IMPECD 2018; Rachman-Elbaum et al. 2017).

Aufgrund der Implementierung des G-NCP konnte Deutschland auch an der Studie INIS-2023 teilnehmen. INIS (International Nutrition Care Process and Terminology Implementation Survey) fand das erste Mal 2017 (INIS-2017) statt, damals jedoch ohne die Beteiligung Deutschlands (Lövestam et al. 2019). Die INIS-2023-Studie untersucht in 23 Ländern weltweit den Stand der Implementierung und die Einstellung und Meinung der Anwender*innen zur Nutzung eines Prozessmodells und einer damit verknüpften standardisierten Terminologie. Zum Zeitpunkt der Manuskripteinreichung dieses Buches lagen publizierte Ergebnisse noch nicht vor.

Als der Verband der Diätassistenten – Deutscher Bundesverband (VDD) im Jahr 2015 das G-NCP-Manual herausgab, war dies mit der Intention verbunden, Erfahrungen bei der Implementierung in der Praxis zu sammeln, diese zu diskutieren, zu reflektieren und in die Weiterentwicklung des G-NCP einfließen zu lassen. Mittlerweile liegen diese Erfahrungswerte aus verschiedensten Settings sowie aus Forschung und Lehre vor. Allerdings banden strukturelle Änderungen an den Schulen für Diätetik seit 2019 sowie die Dynamik der Coronavirus-Pandemie zeitliche Ressourcen, sodass eine geplante Überarbeitung zunächst aufgeschoben werden musste, aber 2022 aufgenommen wurde.

10 Jahre nach der ersten Publikation liegt nun *Der German-Nutrition Care Prozess – Theoretische Grundlagen und praktische Anwendung in Beruf, Ausbildung und Studium* vor. Neben einer Aktualisierung der theoretischen Grundlagen sind Erfahrungswerte aus der Praxis, der Ausbildung und Lehre sowie aktuelle Forschungsergebnisse eingeflossen.

1 Einleitung: Der German-Nutrition Care Prozess – Status quo

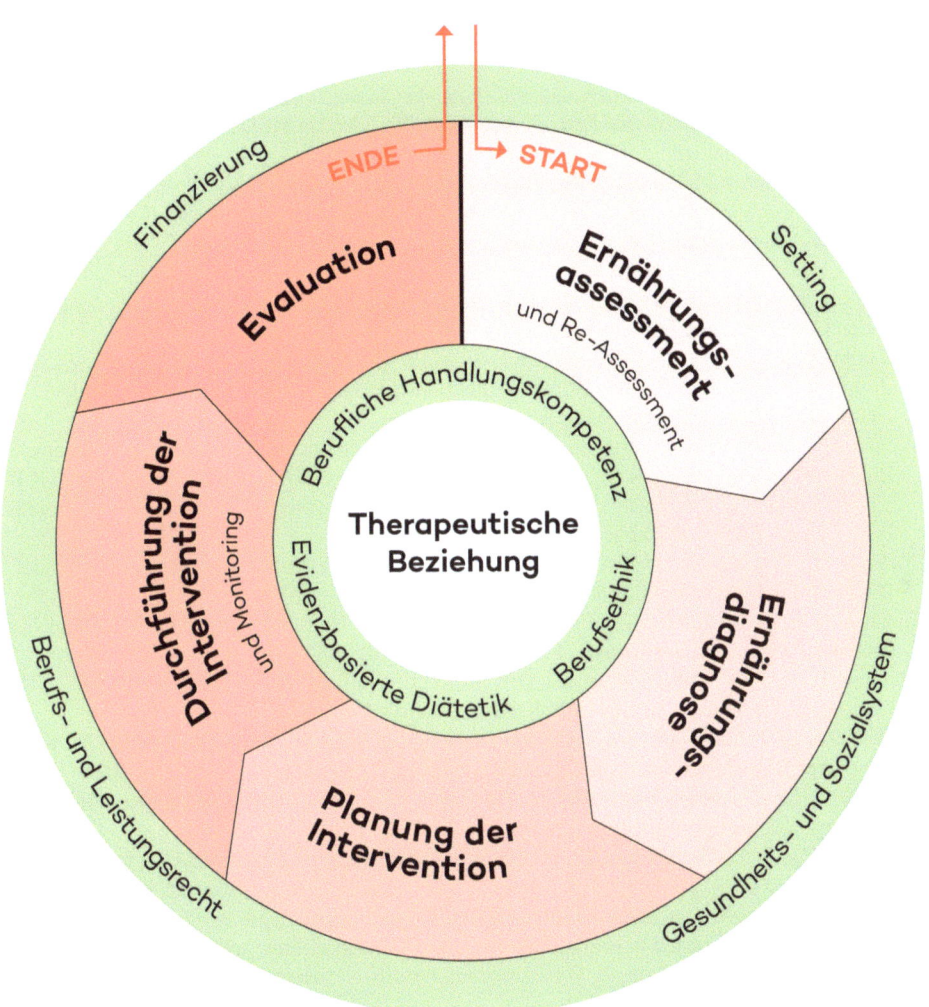

Abb. 1.5 Das German-Nutrition-Care-Prozess-Modell 2025. (Alle Rechte liegen beim VDD, der Abdruck erfolgt mit freundlicher Genehmigung)

Die Grundprinzipien des G-NCP blieben unverändert. Das G-NCP-Modell (Abb. 1.5) sowie einzelne Termini wurde jedoch angepasst (siehe Abschn. 4.1.2, Kap. 3, 16) sowie inhaltlich weiter fundiert und präzisiert.

Seit seiner Erstpublikation und vor dem Hintergrund der nun erreichten Weiterentwicklung stellt der G-NCP ein maßgebliches Instrument dar, die Diätetik in Deutschland weiter zu professionalisieren und europäisch/international anschlussfähig zu gestalten. Er bildet zugleich eine wesentliche Voraussetzung, um eine einheitliche (standardisierte) Sprache zu entwickeln und zu verwenden (siehe Kap. 17 und 18).

Literatur

Benecke M, Becke B (1999) Prozessqualität in der Ernährungstherapie und Ernährungsberatung. QUETHEB Organisations- und Formularhandbuch, Bd 1. Verlag MED+ORG A. Reichert GmbH, Villingen-Schwenningen

Benecke M, Hermann M, Hipp S (2006) Prozessqualität in der Ernährungstherapie und Ernährungsberatung, Bd 2. Verlag MED+ORG A. Reichert GmbH/Leitfaden für den Therapieprozess, Villingen-Schwenningen

Buchholz D (2014) Implementation of the nutrition care process and a standardized language in dietetics in germany: challenges, perspectives & experiences. [Vortrag 21.10.2014]. Food and Nutrition Conference and Exhibition, Academy for Nutrition and Dietetics, Atlanta

Buchholz D (2018) German-Nutrition Care Prozess als Qualitätsinstrument. [Vortrag 13.10.2018]. Zertifikat Integrative Onkologie, Arbeitsgemeinschaft Prävention und Integrative Onkologie der Deutschen Krebsgesellschaft, Wiesbaden

Buchholz D, Lang C (2015) Entstehung und Definition. In: Verband der Diätassistenten – Deutscher Bundesverband (VDD) (Hrsg) Manual für den German-Nutrition Care Prozess (G-NCP). VDD-Leitlinie für die Ernährungstherapie und das prozessgeleitete Handeln in der Diätetik. Pabst Science Publisher, Lengerich, S 13–28

Buchholz D, Ohlrich S (2011) In der Diättherapie und Ernährungsberatung prozessgeleitet handeln: Der Nutrition Care Process. Diät+Inf 5:12–13

Buchholz D, Erickson N, Meteling-Eeken M et al (2012) Der Nutrition Care Process und eine standardisierte Sprache in der Diätetik. Ernahr Umsch 59(10):586–593

Buchholz D, Kolm A, Vanherle K et al (2018) Process models in dietetic care. A comparison between models in Europe. Ernahr Umsch 65(9):154–163

DAG (2024) S3-Leitlinie Adipositas – Prävention und Therapie – Version 5.0 Oktober 2024 [Online]. https://register.awmf.org/de/leitlinien/detail/050-001. Zugegriffen am 20.11.2024

DGE (2020) In: Deutsche Gesellschaft für Ernährung e. V. (Hrsg) Beratungsstandards in der Ernährungsberatung und Ernährungstherapie. Neuaufl. Bonn

DGE (2024) Deutsche Gesellschaft für Ernährung: Curriculum zum Lehrgang Ernährungsberater*in/DGE. Version 2024. [Online]. https://www.dge.de/fileadmin/dok/qualifikation/zertifikatslehrgaenge/ernaehrungsberater-in/EB-DGE-Curriculum.pdf. Zugegriffen am 09.11.2024

Felber J, Bläker H, Fischbach W et al (2022) Aktualisierte S2k-Leitlinie Zöliakie der Deutschen Gesellschaft für Gastroenterologie, Verdauungs-und Stoffwechselkrankheiten (DGVS). Z Gastroenterol 60(05):790–856

Hammond MI, Myers EF, Trostler N (2014) Nutrition care process and model: an academic and practice odyssey. J Acad Nutr Diet 12:1879–1891

IMPECD (2018) IMPECD – Improvement of Education and Competences in Dietetics. [Online]. https://impecd.fhstp.ac.at/. Zugegriffen am 09.11.2024

Rufener A, Jent S (2016) Der Ernährungstherapeutische Prozess. Hogrefe AG, Göttingen

Klein S, Krupka S, Behrend S et al (2016) Weißbuch Adipositas – Versorgungssituation in Deutschland: Gutachten für Johnson & Johnson Medical GmbH. Medizinisch Wissenschaftliche Verlagsgesellschaft, Berlin

Koordinierungskreis (2024) Rahmenvereinbarung zur Qualitätssicherung in der Ernährungsberatung/-therapie und Ernährungsbildung in Deutschland in der Fassung vom 01.02.2024. [Online]. https://www.dge.de/fileadmin/dok/qualifikation/qs/Koordinierungskreis-Rahmenvereinbarung-QS-EB.pdf. Zugegriffen am 08.11.2024

Lacey K, Pritchett E (2003) Nutrition Care Process and Model: ADA adopts road map to quality care and outcomes management. J Am Diet Assoc 103:1061–1072

Lövestam E, Steiber A, Vivanti A et al (2019) Use of the nutrition care process and nutrition care process terminology in an international cohort reported by an online survey tool. J Am Diet Assoc 119:225–241

MTD-Gesetz (2006) Bundesgesetz für die Republik Österreich Jahrgang 2006. 2. Verordnung: FH-MTD-Ausbildungsverordnung – FH-MTD-AV. 2. Verordnung der Bundesministerin für Gesundheit und Frauen über Fachhochschul-Bakkalaureatsstudiengänge für die Ausbildung in den gehobenen medizinisch-technischen Diensten (FH-MTD-Ausbildungsverordnung – FH-MTD-AV). Anlage 4: Fachlich-methodische Kompetenzen der/der Diätologen/in Anlage 13: Mindestanforderung an die praktische Ausbildung eines/r Diätologen/in. Bundesgesetzblatt für die Republik Österreich

Ohlrich S, Buchholz D, Hertel F (2013) Pflegeprozess und Nutrition Care Process. In: Weimann A, Schütz T, Fedders M, Grünewald G, Ohlrich S (Hrsg) Ernährungsmedizin, Ernährungsmanagement, Ernährungstherapie. Interdisziplinärer Praxisleitfaden. Verlag ecomed Medizin, Landsberg, S 66–74

Ohlrich-Hahn S (2017) Evaluation in der Diätetik mittels G-NCP. [Vortrag 05.05.2017]. 59. Bundeskongress des Verbandes der Diätassistenten – Deutscher Bundesverband, Wolfsburg

Ohlrich-Hahn S (2022) Prozessgeleitetes Handeln: G-NCP. [Vortrag 24.06.2022]. Ernährung 2022, 21. Dreiländertagung DGEM, AKE, GESKES, Bremen

Ohlrich-Hahn S (2024) Professionalisierung der Berufsgruppe – mit dem G-NCP zur therapeutischen Eigenverantwortung. [Vortrag 15.10.2024]. Symposium 100 Jahre Diätetik am UKE, Hamburg

OnkoZert (2023) Viszeralonkologische Zentren [Online]. https://www.onkozert.de/system/viszeral/. Zugegriffen am 08.11.2024

Rachman-Elbaum S, Kolm A, Werkman A et al (2017) Presenting the IMPECD project: Improvement of Education and Competences in Dietetics. A unified dietetic-model linked to unified standards of education and competences. [Poster Mai 2017]. Israeli Nutrition Week, Tel Aviv

VDD (1998) In: Verband der Diätassistenten – Deutscher Bundesverband e.V. (Hrsg) (1998): VDD Leistungskatalog der Diätassistenten/innen an Krankenhäusern, Rehakliniken, Arztpraxen und entsprechenden Institutionen für die diätetische Behandlung von Patienten. Düsseldorf

VDD (1999) VDD-Qualitätsstandards. Verband der Diätassistenten – Deutscher Bundesverband e. V. (VDD e.V.). Düsseldorf

VDD (2002) In: Verband der Diätassistenten – Deutscher Bundesverband e. V. (Hrsg) (2002): Leistungskatalog für Diätassistenten/innen an Krankenhäusern, Rehabilitationskliniken und entsprechenden Institutionen, zur diätetischen Versorgung von Patienten. Düsseldorf

VDD (2015) Verband der Diätassistenten – Deutscher Bundesverband e. V. VDD-Leitlinie für die Ernährungstherapie und das prozessgeleitete Handeln in der Diätetik, Bd 1. Manual für den German-Nutrition Care Process (G-NCP). Pabst Science Publisher, Lengerich

Der Ernährungstherapeut, die Ernährungstherapeutin als professionelle Akteure: Hintergrund und Definition

2

Daniel Buchholz und Sabine Ohlrich-Hahn

Im vorliegenden Buch *Der German-Nutrition Care Prozess – Theoretische Grundlagen und praktische Anwendung in Beruf, Ausbildung und Studium* wird die Berufsbezeichnung Ernährungstherapeutin/Ernährungstherapeut verwendet. Damit wird von der aktuellen Berufsbezeichnung Diätassistentin/Diätassistent, als einzigem in Deutschland bundesrechtlich geregeltem Heilberuf in der Ernährungstherapie und -prävention abgewichen. Die Gründe hierfür sowie die Definition und das Begriffsverständnis Ernährungstherapeut*in werden vor dem historischen und (berufs)politischen Hintergrund dargestellt.

2.1 Historischer Überblick: Theoretische Köchin – Diätschwester – Diätassistentin/Diätassistent

Die Berufsbezeichnung Diätassistentin[1] entstand nicht sofort mit den ersten Versuchen der Etablierung eines Berufes in der Diätetik im ausklingenden 19ten Jahrhundert. Mit zunehmendem wissenschaftlichen Interesse an der Ernährung von Kranken wurden zunächst

---

[1] Bezug nehmend auf die zugrunde liegende Literatur wird bewusst im jeweiligen zeitlichen Kontext auf eine genderneutrale Schreibweise verzichtet. Die Berufsgruppe der Diätassistentinnen war bis

---

D. Buchholz (✉)
Ausbildungszentrum für Ernährung und Diätetik, Universitätsmedizin der Johannes Gutenberg-Universität, Mainz, Deutschland
E-Mail: daniel.buchholz@unimedizin-mainz.de

S. Ohlrich-Hahn
Studiengang Diätetik, Fachbereich Agrarwirtschaft und Lebensmittelwissenschaften, Hochschule Neubrandenburg – University of Applied Sciences, Neubrandenburg, Deutschland
E-Mail: ohlrich@hs-nb.de

© Der/die Autor(en), exklusiv lizenziert an Springer-Verlag GmbH, DE, ein Teil von Springer Nature 2025
D. Buchholz, S. Ohlrich-Hahn (Hrsg.), *Der German-Nutrition Care Prozess*, Berufspraxis: Ernährung, https://doi.org/10.1007/978-3-662-70974-0_2

„Theoretische Köchinnen", später „Diätschwestern" und dann „Diätassistentinnen" ausgebildet – wobei diese Entwicklung teilweise parallel vonstattenging (Thoms 2004; Brauer 1934).

Als sich in den 1920er-Jahren im deutschsprachigen Raum die Berufsbezeichnung Diätassistentin etablierte (Brauer et al. 1934), war die Berufsgruppe hinsichtlich ihres Aufgabengebietes und der hierarchischen Einordnung im Gesundheitssystem klar definierbar: Das Aufgabengebiet der Diätassistentinnen war die „Diät" und umfasste daher nach damaliger Vorstellung von Diätetik die Nährwertberechnung und Herstellung der Diäten für Kranke in Kliniken und Sanatorien. Als „Assistentinnen" der Ärzte waren sie Spezialistinnen in der praktischen Umsetzung der Diätetik und diesen unmittelbar hierarchisch und fachlich unterstellt (Thoms 2004; Brauer 1934; RMBliB 1934).

Als einer der wenigen Frauenberufe in der damaligen Zeit war der Beruf äußerst attraktiv und wurde auch von Krankenschwestern als Karriereoption wahrgenommen, die eine verkürzte Ausbildung zur Diätassistentin absolvieren konnten (Thoms 2004; RMBliB 1934).

Standen zu Beginn der beruflichen Entwicklung insbesondere das Berechnen der Nährstoffe, das Zubereiten von Diäten sowie in ersten Ansätzen die Schulung und Aufklärung von Patient*innen in der praktischen Umsetzung der diätetischen Verordnung im Vordergrund, änderte sich (und ändert sich nach wie vor) das Arbeitsfeld von Diätassistent*innen kontinuierlich aufgrund des biomedizinischen und (lebensmittel)technologischen Fortschritts sowie gesellschaftlicher Wandlungsprozesse (Fuhse et al. 2020; Buchholz et al. 2011; Löwe 1984; Brauer 1934).

Für die berufliche Entwicklung besonders hervorzuheben ist, dass ab den 1950er-Jahren Diätassistentinnen zunehmend in der Ernährungsberatung aktiv wurden und dies nicht nur in ihrem originären Tätigkeitsfeld der Ernährungstherapie in Kliniken, Sanatorien und Rehakliniken, sondern auch in der außerklinischen Ernährungsprävention (Buchholz 2015). Da jedoch die damalige Ausbildung zur Diätassistentin primär den Arbeitsbereich Klinikküche adressierte, wurde von der Deutschen Gesellschaft für Ernährung (DGE) 1956 das Fortbildungsinstitut für Ernährungsberatung und Diätetik der DGE an der Heinrich-Heine-Universität Düsseldorf (seit 2001 Referat Fortbildung der DGE) gegründet. Dort wurde noch im selben Jahr die Weiterbildung zur Ernährungsberaterin DGE für Diätassistentinnen angeboten, um die beratungstheoretischen und -praktischen Defizite der Ausbildung auszugleichen (Flach 1982).

Zwar war die Bezeichnung Ernährungsberaterin DGE keine landes- oder bundesrechtlich geschützte Berufsbezeichnung wie die der Diätassistentin, dennoch ist festzustellen, dass sich ein Großteil der Diätassistentinnen mit erfolgreichem Bestehen dieser Weiterbildung Ernährungsberaterin nannten und nicht mehr Diätassistentin. Dies änderte sich auch nicht, als der Beruf Diätassistentin 1973 bundesrechtlich geregelt und somit Heilberuf wurde.

---

mindestens den 1970er-Jahren ausschließlich weiblich. Im Jahr 2020 waren 4 % der Berufsgruppenangehörigen männlich (Fuhse et al. 2020). Der erste männliche Ernährungsberater/DGE schloss im Jahr 2000 diese Weiterbildung bei der Deutschen Gesellschaft für Ernährung ab (Buchholz 2009).

Die Weiterbildungen zur Ernährungsberaterin bei der DGE (von 1973–1995 mit dem Abschlusstitel Ernährungsmedizinische Beraterin DGE) galten als normaler Karriereweg und mit dem Bestehen dieser Weiterbildung wurde die Berufsbezeichnung Diätassistentin häufig nicht mehr verwendet (Buchholz 2009). Da die Weiterbildung zur Ernährungsberaterin DGE und Ernährungsmedizinischen Beraterin DGE ausschließlich für Diätassistent*innen möglich war, ist dies aufgrund der einheitlichen und einzig möglichen Grundqualifikation auch nachvollziehbar. Konkurrierende Weiterbildungsangebote und Studiengänge gab es zu jener Zeit nicht – Diätassistent*innen hatten eine Monopolstellung in der Ernährungstherapie und -prävention.[2] Vermutlich ist aufgrund dieser in Westdeutschland etablierten Weiterbildungen für Diätassistent*innen zu erklären, dass Kritik an der Berufsbezeichnung zunächst ausblieb.

Erst in den 1990er-Jahren wurde die Berufsbezeichnung in Frage gestellt. So stimmten bereits 1993 circa 80 % der Mitglieder des Verbandes der Diätassistenten (VDD) für eine neue Berufsbezeichnung (Wienken 1993). Dennoch blieb die Berufsbezeichnung auch mit der Reform des Diätassistentengesetzes 1994 unverändert. Die Diskussion darum verstummte jedoch nicht. Im Jahr 2007 wurde vom VDD neben der grundständigen Akademisierung auch eine neue Berufsbezeichnung politisch gefordert (Ohlrich 2007). Seitens der Politik wurde diesen Forderungen bis heute nicht nachgekommen.

Mittlerweile haben sich als Konsequenz komplexer werdender Arbeitsgebiete von Diätassistent*innen berufsspezifische duale und additive Diätetik-Studiengänge in Deutschland etabliert (Buchholz et al. 2015; Buchholz und Meier 2015) und die Ernährungstherapie wurde für zwei Indikationsbereiche in die Heilmittelrichtlinie aufgenommen (G-BA 2017). Auch diese hervorzuhebenden beruflichen Weiterentwicklungen resultierten nicht in einer neuen Berufsbezeichnung.

▶ Innerhalb der Berufsgruppe wird die Berufsbezeichnung Diätassistent*in abgelehnt und dies nicht nur, weil sie als diskriminierend empfunden wird, sondern v. a., da sie irreführend ist: Patient*innen und Verbraucher*innen erkennen nicht die Kompetenz des einzigen für den Bereich der Ernährungstherapie und -prävention ausgebildeten,

---

[2] Im Jahr 1962 wurde der erste Studiengang „Oecotrophologie" an der Justus-Liebig-Universität Gießen eingerichtet. Ziel des Studiengangs war es, Akademiker*innen für die Ernährungswirtschaft, ernährungs- und hauswirtschaftliche Forschung, für den Unterricht an berufsbildenden Schulen und für den höheren landwirtschaftlichen und hauswirtschaftlichen Dienst auszubilden (Cremer o. J.). Seit 1999 sind auch Absolvent*innen ernährungswissenschaftlicher, oecotrophologischer und vergleichbarer Studiengänge für die Weiterbildung Ernährungsberater*in/DGE zugelassen (Buchholz 2009; Brehme et al. 2011). Im Gegensatz zur Berufsgruppe der Diätassistent*innen ist diese Weiterbildung für Studienabsolvent*innen leistungsrechtlich relevant. Ein Großteil der Absolvent*innen der Weiterbildungen „Ernährungsberater*in/DGE" hat heutzutage einen akademischen Abschluss, da mit der Erhöhung der Ausbildungsdauer zur Diätassistentin/zum Diätassistenten 1994 auch die Anteile für Ernährungsberatung qualitativ und quantitativ aufgewertet wurden.

bundesrechtlich geregelten Heilberufs (Buchholz 2015). Zudem spiegelt die Berufsbezeichnung die gesetzlich verbriefte „eigenverantwortliche Durchführung" ernährungstherapeutischer Maßnahmen auf ärztliche Anordnung und Verordnung nicht wider (DiätAssG 1994).

2.2 Die Ernährungstherapeutin, der Ernährungstherapeut – als zentrale Akteure im G-NCP

Im Jahr 2015 wurde mit der Publikation des „Manual für den German-Nutrition Care Process" erstmalig ein Prozessmodell in der Diätetik in Deutschland mit dem Ziel implementiert, die Ernährungssorge, Ernährungsbetreuung und Ernährungsversorgung (Nutrition Care) in Therapie, Prävention und Gesundheitsförderung zu verbessern. Gleichzeitig verdeutlicht der G-NCP die Komplexität von Ernährungsinterventionen und unterstreicht die zentrale Funktion eigenverantwortlich agierender Therapeut*innen.

Vor diesem Hintergrund sowie der skizzierten Entwicklung des Berufes in den vergangenen circa 130 Jahren halten die Herausgeber es für folgerichtig, in dem hier vorliegenden Buch diese Berufsbezeichnung zu verwenden, obwohl es sich um eine gesetzlich nicht geschützte Berufsbezeichnung handelt.

▶ Mit Ernährungstherapeutin/Ernährungstherapeut meinen wir in erster Linie Diätassistentinnen und Diätassistenten. Gemeint sind zugleich und genauso Absolvent*innen ernährungswissenschaftlicher, oecotrophologischer und vergleichbarer Studiengänge, die mit entsprechender Qualifikation in der Diätetik tätig sind.

Es gibt jedoch einen grundsätzlichen Unterschied in der rechtlichen Einordnung bei der Leistungserbringung (BÄK und KBV 2008). Trotz der antiquierten Berufsbezeichnung handelt es sich bei Diätassistent*innen in Übereinstimmung mit dem Diätassistentengesetz (1994) um eigenverantwortlich handelnde Therapeut*innen in der Ernährungstherapie und -prävention. Weil sie formal keinen bundesrechtlich geregelten Heilberuf darstellen, trifft dies für die Absolvent*innen o. g. Studiengänge nicht zu. Die (eigenverantwortliche) Leistungserbringung muss für den Einzelfall geprüft werden. Dieser rechtliche Unterschied wird auch dadurch verdeutlicht, dass seit April 2025 mit Ausnahme der sogenannten „Leistungserbringer:innen in der Ernährungstherapie", die durch die Arbeitsgemeinschaften der Heilmittelzulassung (ARGEn) festgelegt werden, ausschließlich Diätassistent*innen den elektronische Heilberufeausweis (eHBA) beantragen können (eGBR 2025).

Mit der Verwendung der Bezeichnung Ernährungstherapeut*in wird im Hinblick auf den Patienten- und Verbraucherschutz der Wunsch nach einer grundlegenden Reform des aktuellen Diätassistentengesetzes verbunden. Es besteht nicht nur die dringende Notwendigkeit einer neuen adäquaten Berufsbezeichnung, sondern auch eine an die aktuellen und zukünftigen Bedarfe angepasste, fachliche und inhaltliche Neuausrichtung. Zudem sollte Absolvent*innen vergleichbarer Studiengänge ein Zugang zum gesetzlich reglementierten Heilberuf über Quereinstieg oder die Nachqualifizierung ermöglicht werden.

2.3 Definition Ernährungstherapeutin und Ernährungstherapeut

Die Definition lehnt sich stark an die „Definition of a Dietitian" der European Federation of the Associations of Dietitians (EFAD) an: „Dietitians in Europe are recognized healthcare professionals, educated to at least Bachelor level. Using evidence-based approaches, dietitians work autonomously to empower or support individuals, families, groups and populations to provide or select food which is nutritionally adequate, safe, tasty and sustainable." (EFAD 2024). Diese wurde unter Berücksichtigung der Definition Diätetik (Abschn. 16.1) und nationaler Gegebenheiten wie folgt modifiziert:

▶ Bei einer Ernährungstherapeutin/einem Ernährungstherapeuten handelt es sich um eine für die Ausübung der Diätetik ausgebildete, staatlich anerkannte Person, die ernährungsbezogene Maßnahmen in Therapie, Rehabilitation, Prävention und Gesundheitsförderung bei Einzelpersonen und Gruppen auf der Grundlage wissenschaftlicher Erkenntnisse und prozessgeleiteten Handelns durchführt. Ernährungstherapeuten/Ernährungstherapeutinnen reflektieren wissenschaftliche Erkenntnisse und generieren Wissen sowohl in Bezug auf ihr eigenes professionelles Handeln als auch in Bezug auf ihr spezifisches Handlungsfeld.

Literatur

BÄK und KBV (2008) Bundesärztekammer und Kassenärztliche Bundesvereinigung: Persönliche Leistungserbringung. Möglichkeiten und Grenzen der Delegation ärztlicher Leistungen [29.08.2008]. https://t1p.de/ta70p. Zugegriffen am 07.11.2024

Brauer L (1934) Vorwort. In: Brauer L, Schlayer E, von Soós A (Hrsg) Die Diätassistentin. Beruf und Ausbildung, Bd 9. Paul Hartung Verlag, Hamburg, S 7–11

Brauer L, Schlayer E, von Soós A (1934) Die Diätassistentin. Beruf und Ausbildung, Bd 9. Paul Hartung Verlag, Hamburg

Brehme U, Hülsdünker A, Kreutz J et al (2011) DGE-Zulassungskriterien für die Ernährungsberatung. Mindestanforderungen für Absolventinnen und Absolventen oecotrophologischer und ernährungswissenschaftlicher Studiengänge zur Zertifizierung. Ernahr Umsch 58(10):559–561

Buchholz D (2009) Bestandsaufnahme der Diät- und Ernährungsberatung in Deutschland. Eine quantitative Erhebung in Ernährungsmedizinischen Schwerpunktpraxen BDEM und bei selbstständigen Diätassistenten und Oecotrophologen. [Masterarbeit. Berlin School of Public Health an der Charité]. Berlin

Buchholz D (2015) Diätassistenten und das Handlungsfeld Diät-und Ernährungsberatung: historische Entwicklung, Status quo und Herausforderungen. Verlag Dr, Kovač

Buchholz D, Meier J (2015) Wissen & Handeln: Zur Akademisierung und Professionalisierung der Diätassistenten in Deutschland. Ernahr Umsch 62(5):75–80

Buchholz D, Hoffmann J, Babitsch B (2011) Berufs- und Tätigkeitsfeldanalyse der Diätassistentinnen und Diätassistenten in Deutschland. Ernahr Umsch 58(5):258–264

Buchholz D, Ohlrich S, Valentini L (2015) Akademisierung der Diätetik in Deutschland am Beispiel der Hochschule Neubrandenburg. Aktuel Ernahrungsmed 2015(40):379–383

Cremer H (o.J.) 10 Jahre Institut für Ernährungswissenschaft. [Festschrift]. Institut für Ernährungswissenschaft/Justus-Liebig-Universität, Gießen

DiätAssG (1994) Diätassistentengesetz vom 8. März 1994 (BGBl. I S. 446), das zuletzt durch Artikel 6 des Gesetzes vom 24.

EFAD (2024) EFAD – European Federation of the Association of Dietitians (2024): definition of a dietitian. https://www.efad.org/definition-of-a-dietitian/. Zugegriffen am 07.11.2024

eGBR – Elektronisches Gesundheitsberuferegister. Bezirkregierung Münster. URL: https://www.bezregmuenster.de/de/gesundheit_und_soziales/egbr/index.html. Zugegriffen am 10.06.2025

Flach H (1982) Gründung und Entwicklung des Verbandes Deutscher Diätassistenten. In: Verband der Diätassistenten e.V. (Hrsg) Festschrift. 25 Jahre Verband der Diätassistenten e.V., Düsseldorf, S 31–39

Fuhse K, Buchholz D, Ohlrich-Hahn S (2020) DiätassistentInnen 2020: Berufs-und Tätigkeitsfeldanalyse. Ernähr Umsch 67(12):230–239

G-BA (2017) G-BA – Gemeinsamer Bundesausschuss: Beschluss des Gemeinsamen Bundesausschusses über eine Änderung der Heilmittel-Richtlinie (HeilM-RL): Ernährungstherapie und weitere Änderungen vom 21. September 2017. BAnz AT 23.11.2017 B1

Löwe U (1984) Berufsbild und Berufsfeld der Diätassistenten heute. Ernähr Umsch 31(Sonderheft):79–85

Ohlrich S (2007) Horizontale und vertikale Durchlässigkeit der Ausbildung von Diätassistenten und Änderung des Berufstitels. [Powerpoint Präsentation auf der außerordentlichen Mitgliederversammlung des Verbandes der Diätassistenten] 24. November 2007. Frankfurt

RMBliB (1934) Ministerialblatt des Reichsministers des Inneren: Ausbildung, Prüfung und staatl. Anerkennung von Diätassistenten (Diätassistentinnen) und Diätküchenleitern (Diätküchenleiterinnen) – IV B 385/37/3842 1937

Thoms U (2004) Zwischen Kochtopf und Krankenbett. Diätassistentinnen in Deutschland 1890–1980. Med Gesch u Ges 23:133–163

Wienken E (1993) Ergebnis der Fragebogenaktion „Änderung der Berufsbezeichnung". Diät+Inf 2:54–55

Berufliche Handlungskompetenz und professionelles Handeln in der Diätetik

3

Sabine Ohlrich-Hahn, Lisa Laininger und Daniel Buchholz

Berufliche Handlungskompetenz bildet die Voraussetzung für das professionelle Handeln. Im folgenden Kapitel werden Konzepte und Begrifflichkeiten, die insbesondere im Kontext von beruflicher Handlungskompetenz, professionellem Handeln und gesundheitlicher Versorgung von zentraler Bedeutung sind, betrachtet und mit theoretischen Grundlagen und Hintergründen erläutert.

3.1 Berufliche Handlungskompetenz und professionelles Handeln

Für den Begriff berufliche Handlungskompetenz liegt keine einheitliche Definition vor. Im deutschsprachigen Raum hat sich für Kompetenz die Definition von Weinert durchgesetzt. Demnach sind Kompetenzen „die bei Individuen verfügbaren oder durch sie erlernbaren kognitiven Fähigkeiten und Fertigkeiten, um bestimmte Probleme zu lösen, sowie die damit verbundenen motivationalen, volitionalen und sozialen Bereitschaften und

---

S. Ohlrich-Hahn (✉)
Studiengang Diätetik, Fachbereich Agrarwirtschaft und Lebensmittelwissenschaften,
Hochschule Neubrandenburg – University of Applied Sciences, Neubrandenburg, Deutschland
E-Mail: ohlrich@hs-nb.de

L. Laininger
Erlangen, Deutschland

D. Buchholz
Ausbildungszentrum für Ernährung und Diätetik, Universitätsmedizin der Johannes Gutenberg-Universität, Mainz, Deutschland
E-Mail: daniel.buchholz@unimedizin-mainz.de

© Der/die Autor(en), exklusiv lizenziert an Springer-Verlag GmbH, DE, ein Teil von Springer Nature 2025
D. Buchholz, S. Ohlrich-Hahn (Hrsg.), *Der German-Nutrition Care Prozess*, Berufspraxis: Ernährung, https://doi.org/10.1007/978-3-662-70974-0_3

Fähigkeiten, um die Problemlösungen in variablen Situationen erfolgreich und verantwortungsvoll nutzen zu können" (Weinert 2001). Diese Definition wurde in die nationalen Bildungsstandards des Bundesministeriums für Bildung und Forschung übernommen (Klieme et al. 2003). Das Bundesinstitut für Berufsbildung betont, dass Kompetenz aktuell gefordertes Handeln neu generieren kann und das Bewältigen von Anforderungen beim nichtroutinemäßigen Handeln und Problemlösen ermöglicht (BIBB 2015).

Berufliche Handlungskompetenz in der Diätetik ist folglich die Verbindung von Wissen und Können bei der Bewältigung beruflicher Handlungsanforderungen, um ernährungsbezogene Probleme als Gesundheitsfachberuf/Heilberuf eigenverantwortlich und in hoher Qualität lösen zu können. In diesem Kontext ist hervorzuheben, dass der Gesetzgeber den Beruf Diätassistent/Diätassistentin (Ernährungstherapeut/Ernährungstherapeutin) als eigenverantwortlich handelnden Heilberuf definiert hat (Igl 2010; DiätAssG § 3 1994). Als Heilberuf auf ärztliche Verordnung und Anordnung „eigenverantwortlich" (DiätAssG § 3 1994) tätig zu sein, bedeutet, dass beruflich Handelnde in der Diätetik nicht nur die inhaltliche, sondern auch die juristische Konsequenz für ihr Tun tragen (Igl 2010).

Wie bei vielen Berufsgruppen im Gesundheitswesen, beispielsweise in der Pflege und Therapie, ist das berufliche Handeln in der Diätetik in weiten Teilen, insbesondere in der Ernährungsberatung, nicht standardisierbar (Buchholz 2015; Walkenhorst 2009). Professionstheoretisch betrachtet handelt es sich dabei um sog. professionelles Handeln, welches dadurch gekennzeichnet ist, dass autonom – durch den Betroffenen/die Betroffene selbst – nicht lösbare Probleme stellvertretend durch den Professionellen, also den Ernährungstherapeuten/die Ernährungstherapeutin gelöst werden. Dabei wenden Professionelle universalisierbares Wissen bei gleichzeitiger strikter Bezugnahme auf einen Fall an. Weiterhin zeichnet sich professionelles Handeln durch einen Bezug zur Alltags- und Lebenspraxis aus und ist restituierend, also auf die Heilung oder Verbesserung einer autonom nicht lösbaren Situation (z. B. bei Krankheit), ausgelegt (Buchholz und Meier 2015; Schaeffer 1994). Die Art der Wissensanwendung durch den Professionellen folgt einer Interventionspraxis, in der für grundsätzlich nicht standardisierbare Probleme die dazu nicht standardisierbaren Problemlösungen entwickelt werden müssen, und dies ohne Verlust der Autonomie des/der Betroffenen (vgl. Oevermann 2002).

Die Anwendung von universalisierbarem Wissen (z. B. in Form einer Leitlinie, von Empfehlungen oder beratungstheoretischen Ansätzen) auf einen individuellen Fall setzt zum einen wissenschaftliches Wissen seitens des Professionellen voraus und zum anderen die Fähigkeit, einen individuellen (Patienten) Fall in seiner Gänze zu verstehen (hermeneutisches Fallverstehen). Diese Verschränkung von wissenschaftlichem, standardisierbarem Fachwissen und Fallverständnis wird als doppelte Handlungslogik verstanden (Buchholz und Meier 2015; Lang 2015; Ertl-Schmuck und Fichtmüller 2009) und lässt sich für das Handlungsfeld der Diätetik insbesondere in der Ernährungsberatung feststellen (Lang 2015). Hier gilt es, für ernährungsbezogene Probleme unter Berücksichtigung von wissenschaftlichem Wissen sowie der individuellen Situation der Betroffenen Lösungsstrategien zu entwickeln, die sie dazu befähigen, die indizierten ernährungsbezogenen Maßnahmen selbstständig umzusetzen (Lang 2015; Buchholz 2015; Buchholz und Meier 2015; Diedrichsen 1993).

Der G-NCP stellt die Struktur für das professionelle Handeln von Ernährungstherapeut*innen bereit, indem er Fachwissen des beruflich Handelnden voraussetzt und in jedem einzelnen Prozessschritt die Individualität eines Falles in Prävention und Therapie betont. So kann gewährleistet werden, „das Richtige, zur richtigen Zeit, mit dem richtigen Weg für die richtige Person zu tun, um das bestmögliche Ergebnis zur erzielen" (Lacey und Pritchett 2003).

Die berufliche Handlungskompetenz und das professionelle Handeln in der Diätetik unterliegen verschiedenen Prinzipien und theoretischen Konstrukten, von denen einige im Folgenden zusammenfassend dargestellt werden.

3.2 Prinzipien beruflicher Handlungskompetenz in der Diätetik

Unter beruflicher Handlungskompetenz finden sich folgende Prinzipien, die gemeinsam das professionelle, prozessgeleitete Handeln in der Diätetik prägen.

3.2.1 Therapeutische Eigenverantwortlichkeit

Ernährungstherapeut*innen *können* aufgrund ihrer beruflichen Handlungskompetenz eigenverantwortlich handeln.

▶ Therapeutische Eigenverantwortlichkeit in der Diätetik bedeutet selbstständige Steuerung des G-NCP. Dies umfasst eigenverantwortliches Vorgehen beim Assessment, bei der Diagnostik, bei der Planung, Durchführung und Evaluation von Maßnahmen zur Lösung von Ernährungsproblemen im Rahmen des beruflichen Handelns.

Als reglementierter Beruf ergibt sich für Ernährungstherapeut*innen eine zusätzliche Legitimierung auf Basis gesetzlicher Grundlagen, d. h., sie *dürfen* beruflich eigenverantwortlich handeln. In der Therapie erfolgt eine Beauftragung durch ärztliche Verordnung oder Anordnung. In der Prävention und Gesundheitsförderung ist dies nicht erforderlich. Der Leitfaden Prävention (GKV 2023) legt jedoch eine definierte Anbieterqualifikation fest, die durch den reglementierten Berufsabschluss erreicht wird.

Die therapeutische Eigenverantwortlichkeit in der Diätetik lässt sich aus dem Ausbildungsziel § 3 im Gesetz über den Beruf des Diätassistenten und der Diätassistentin (Ernährungstherapeut*in) (DiätAssG § 3 1994) ableiten.

„Die Ausbildung soll entsprechend der Aufgabenstellung des Berufs insbesondere die Kenntnisse, Fähigkeiten und Fertigkeiten vermitteln, die zur eigenverantwortlichen Durchführung diättherapeutischer und ernährungsmedizinischer Maßnahmen auf ärztliche Anordnung oder im Rahmen ärztlicher Verordnung … befähigen sowie dazu, bei der Prävention und Therapie von Krankheiten mitzuwirken und ernährungstherapeutische Beratungen und Schulungen durchzuführen." (DiätAssG § 3 1994)

Igl (2010) führt aus, dass ärztlicherseits der Anlass für diätetische Maßnahmen gegeben wird, Diätassistenten und Diätassistentinnen diese Maßnahmen jedoch aufgrund ihrer Fachlichkeit allein oder in Kooperation mit Ärzt*innen definieren und durchführen. „Eigenverantwortlich" bedeutet, die inhaltliche und rechtliche Verantwortung für das Handeln zu tragen. Im Gegensatz dazu bezieht sich „eigenständig" nur auf die Ausführung der Aufgabe, diese wird jedoch rechtlich nicht hauptverantwortlich wahrgenommen (Igl 2010). Eigenverantwortlichkeit ist damit höher anzusiedeln als Eigenständigkeit. Räss-Hunziker (2016) verwendet den Begriff „therapeutische Eigenständigkeit". Die Autorin beschreibt, dass der Problemlösungsprozess so gestaltet wird, dass die „notwendigen Tätigkeiten selbstständig und eigenverantwortlich durchgeführt werden können oder Weisungsbefugnis gegenüber Dritten besteht" (Räss-Hunziker 2016). Weil im Sinne des o. g. Verständnisses der Begriff therapeutische Eigenständigkeit und seine Definition nicht kongruent sind, findet er im G-NCP keine Anwendung.

▶ Im G-NCP wird stets von therapeutischer Eigenverantwortlichkeit in der Diätetik gesprochen.

3.2.2 Therapeutische Entscheidungsfindung – Clinical Decision Making

Clinical Decision Making beschreibt als übergreifendes Konzept in der Medizin die Fähigkeit, Probleme von Patient*innen mehrdimensional zu betrachten und zu beurteilen, um die am besten geeignete therapeutische Intervention herauszufiltern (Vo et al. 2020). Ernährungstherapie gilt als Kernaufgabe in der Diätetik, deshalb wird für die Übertragung ins Deutsche der Begriff therapeutische Entscheidungsfindung gewählt und wie folgt definiert.

▶ Therapeutische Entscheidungsfindung in der Diätetik ist die Fähigkeit, Ernährungsprobleme von Nutzenden mehrdimensional zu beurteilen, um zu deren Lösung die am besten geeignete Ernährungsintervention ableiten zu können.

Dabei müssen Ernährungstherapeut*innen eigenverantwortlich Entscheidungen in komplexen gesundheitlichen Versorgungssituationen treffen. Diese Entscheidungen fußen auf fachlichem Wissen, aber auch auf Fähigkeiten, die ein Bewusstmachen und daraus resultierend die Planbarkeit und Begründbarkeit des Vorgehens und deren kritische Reflexion ermöglichen.

▶ Therapeutische Entscheidungsfindungen sind gemäß dieser Definition im gesamten Feld der Diätetik erforderlich. Sie betreffen nicht nur die Ernährungstherapie, sondern ebenso die ernährungsbezogene Prävention und Gesundheitsförderung.

3.2.3 Therapeutische Entscheidung

Für den im englischsprachigen Raum gebräuchlichen Begriff *Clinical Judgement* lassen sich zwei Bedeutungen ableiten.

(1) Übersetzt mit „klinisches *Urteilsvermögen*" stellt er den kognitiven Ansatz dar, um therapeutische Entscheidungen treffen zu können und wird als kontextabhängige Abwägung von Evidenz mit therapeutischer Intuition und Erfahrung (im Sinne von Praxisweisheit) verstanden (Vo et al. 2020).
(2) Übersetzt mit „klinisches *Urteil*" stellt er zugleich das Ergebnis der therapeutischen Entscheidungsfindung dar (Alfaro-Lefevre 2020) und kann demzufolge als *therapeutische Entscheidung* bezeichnet werden.

Für den G-NCP wird folgende Definition verwendet.

▶ Eine therapeutische Entscheidung in der Diätetik stellt das Ergebnis der therapeutischen Entscheidungsfindung dar. Sie basiert auf dem Urteilsvermögen von Ernährungstherapeut*innen.

Therapeutische Entscheidungen betreffen den gesamten G-NCP. Sie sind jedoch besonders für die Schritte Ernährungsassessment sowie Planung und Durchführung der Ernährungsintervention relevant (Goodman et al. 2018; Charney und Peterson 2013). Urteilsvermögen und therapeutische Entscheidung sind nicht nur abhängig vom Fachwissen und den beruflichen Erfahrungen von Therapeut*innen, sondern weisen auch einen starken Bezug zum Kontext (wie z. B. Setting, Rahmenbedingungen) auf, in dem sich die Beziehung von Nutzenden und Therapeut*innen vollzieht. Das wird durch das G-NCP-Modell visualisiert.

3.2.4 Partizipative Entscheidungsfindung – Shared Decision Making

Patientenorientierung sowie Stärkung der Patientenautonomie und Patientenrechte sind Kennzeichen eines modernen Gesundheitssystems. Partizipation betont die aktive Rolle der Patient*innen bei der Entscheidungsfindung und läutete das Ende des sog. paternalistischen Entscheidungsmodells ein. Dieses Modell ging davon aus, dass Ärzt*innen am besten wissen, was für ihre Patient*innen das Beste ist (Elwyn 2016). Anfänglich für ärztliche Berufe diskutiert, hat der partizipative Ansatz mittlerweile Eingang in alle therapeutischen Berufe gefunden und gilt vollumfänglich auch für die Diätetik.

▶ Partizipation bildet ein Grundprinzip bei der therapeutische Entscheidungsfindung in der Diätetik, auch wenn sie sich nicht in allen Fällen anwenden lässt.

Dabei wird nicht mehr nur ausschließlich auf das klinische Problem der Nutzenden eingegangen, sondern es werden auch deren individuelle Wünsche, Überlegungen, Präferenzen aber auch Fähigkeiten mit einbezogen (Hanum und Findyartini 2020). Partizipative Entscheidungsfindung geht von informierten Patient*innen aus und ermöglicht in aufeinander aufbauenden Handlungsschritten einen *Informed Consent* (Härter 2019). Patient*innen und Therapeut*innen agieren im Entscheidungsprozess partnerschaftlich (Elwyn 2016). Die partizipative Entscheidungsfindung prägt den therapeutischen Aushandlungsprozess mit den Nutzenden u. a. bei der Ableitung von operationalisierten Zielen und darauf abgestimmter Maßnahmen (siehe auch Abschn. 5.4.4). Angestrebt wird nicht Compliance als williges Befolgen der ärztlichen/therapeutischen Vorgabe, sondern Adhärenz, als Einhalten der von Patient*innen und Therapeut*innen gemeinsam festgelegten Therapieziele.

3.3 Evidenzbasierte diätetische Praxis – Evidence-based Dietetics Practice

Berufliche Handlungskompetenz zeigt sich beim Vorgehen gemäß der evidenzbasierten diätetischen Praxis.

▶ Evidenzbasierte diätetische Praxis bedeutet, Fragen zu stellen, um systematisch Forschungsergebnisse zu finden und sich mit der Gültigkeit, Anwendbarkeit und Bedeutung dieser Evidenz auseinanderzusetzen. Ernährungstherapeut*innen wägen evidenzbasierte Informationen mit ihrem Fachwissen und ihrer therapeutischen Erfahrung (Urteilsvermögen) sowie mit den individuellen Werten und Umständen des Nutzenden oder der Gemeinschaft ab, um die therapeutische Entscheidungsfindung in der Diätetik zu steuern (MacLellan und Thirsk 2010) (Übersetzung aus dem Englischen).

Diese Definition, herausgegeben von der International Confederation of Dietetic Associations (ICDA), lehnt sich an das Verständnis von evidenzbasierter Medizin (IQWIG 2014; Guyatt et al. 1992) an und wird uneingeschränkt für den G-NCP übernommen. Sie verweist explizit auf das der beruflichen Handlungskompetenz zugrunde liegende Ur-

3 Berufliche Handlungskompetenz und professionelles Handeln in der Diätetik

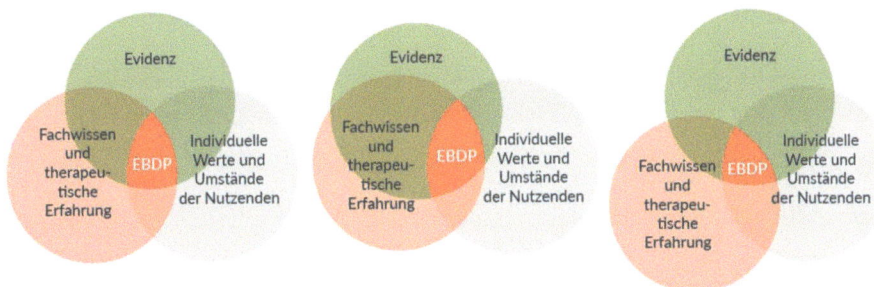

Abb. 3.1 Variable Entscheidungsfindung gemäß evidenzbasierter diätetischer Praxis (EBDP)

teilsvermögen *(Judgement)* und die daraus resultierende Entscheidungsfindung *(Decision Making)*, bei der im Sinne der Partizipation die individuellen Bedingungen und Werte der Nutzenden einbezogen werden. Das wird auch im englischen Originaltext erkennbar.

> „Evidence-based Dietetics Practice is about asking questions, systematically finding research evidence, and addressing the validity, applicability and importance of that evidence. This evidence-based information is then combined with the dietitian's expertise and judgement and the client's or community's unique values and circumstances to guide decision-making in dietetics." (MacLellan und Thirsk 2010).

Bei der therapeutischen Entscheidungsfindung gemäß evidenzbasierter diätetischer Praxis (EBDP) finden die drei Anteile Evidenz, Fachwissen und therapeutische Erfahrung sowie individuelle Werte und Umstände der Nutzenden stets Anwendung, können aber variabel gewichtet werden (siehe Abb. 3.1).

Evidenzbasierte diätetische Praxis (EBDP)

EBDP gilt als Maßstab für professionelles Handeln in der Diätetik und liegt dem G-NCP zugrunde. Der G-NCP beschreibt in seinen Prozessschritten, wie Ernährungstherapeut*innen bei der Lösung von Ernährungsproblemen vorgehen. Aufgezeigt werden:

- Welche therapeutischen Entscheidungen zu treffen sind
- Wie sie getroffen werden
- Welche Vorgehensweise daraus resultiert, um zu einem Ergebnis (Outcome) zu kommen
- Wie dessen Erreichung evaluiert und reflektiert wird

3.4 Kognitive Prozesse in der beruflichen Handlungskompetenz

Darunter werden gedankliche Vorgänge und gedankliche Leistungen zusammengefasst, die die berufliche Handlungskompetenz kennzeichnen und ermöglichen.

3.4.1 Clinical Reasoning

Der Begriff *Clinical Reasoning* (CR) stammt aus dem anglo-amerikanischen Sprachraum, in dem er seit Jahrzehnten genutzt wird. Insbesondere seit den 1990er-Jahren gibt es Publikationen zu seiner Anwendung für unterschiedliche Gesundheitsberufe (Higgs et al. 2019). In Deutschland fand CR in den 2000er-Jahren Eingang in die theoretische Fundierung von Ausbildungskonzepten der therapeutischen Gesundheitsberufe, beginnend in der Physiotherapie (Klemme und Siegmann 2015). Bei der Erstbeschreibung des G-NCP wurde er thematisiert (VDD 2015). Weniger gebräuchlich sind die synonym verwendeten Bezeichnungen therapeutisches Reasoning oder Professional Reasoning. Zu beachten ist, dass der Begriffsteil „clinical" nicht im Sinne des klinischen Settings zu verstehen ist, sondern allgemein für den medizinisch-therapeutischen Bereich gilt. „Reasoning" lässt sich mit Argumentation, Schlussfolgerung, Beweisführung übersetzen. CR wurde von den Gesundheitsberufen als Begriff im englischen Original übernommen (Klemme und Siegmann 2015). Mittlerweile ist er unter dieser Bezeichnung fest etabliert und wird auch für die Diätetik verwendet.

▶ Clinical Reasoning umfasst Denkprozesse, die das Handeln von Ernährungstherapeut*innen in der beruflichen Praxis leiten, wodurch zum einen therapeutische Entscheidungen herbeigeführt und zum anderen berufliche Handlungssituationen reflektiert werden können.

Nach Turpin und Higgs stellt CR eine kontextabhängige Art des Denkens und dadurch herbeigeführte Entscheidungen dar, die das Handeln in der beruflichen Praxis leiten. Genutzt werden Kerndimensionen des Praxiswissens, des logischen Denkens sowie der Metakognition und das Zurückgreifen auf diese Fähigkeiten in beruflichen Anforderungssituationen (Turpin und Higgs 2017). Zudem wird betont, dass es nicht „das eine CR-Modell" gibt, das am besten abbildet, was CR im Kontext verschiedener Berufe und Anforderungssituationen ausmacht (Higgs et al. 2019). Vielmehr gibt es auch im G-NCP unterschiedliche CR-Strategien, mit denen sich Denkprozesse analysieren, imaginieren und beschreiben lassen, die zur therapeutischen Entscheidungsfindung führen und damit eine Problemlösung und deren Reflexion ermöglichen. In der Literatur werden CR und Entscheidungsfindung (*Decision Making*) häufiger synonym verwendet.

▶ Im G-NCP entspricht Clinical Reasoning dem Gesamtprozess des Denkens bei der Bewältigung beruflicher Anforderungen, während die Entscheidungsfindung als Ergebnis dieser Denkprozesse gesehen wird.

3.4.2 Kritisches Denken – Critical Thinking

Critical Thinking (CT) ist als selbstgesteuertes, selbstdisziplinierendes, selbstüberwachtes und selbstkorrigierendes Denken zu verstehen. Beim CT verbessern Denkende die Qualität ihres Denkens, indem sie die Sachverhalte gekonnt analysieren, bewerten und rekonstruieren (Foundation for Critical Thinking 2007).

▶ Critical Thinking beschreibt als feststehender Begriff eine definierte Art des Denkens, die von einer umgangssprachlichen Verwendung abgegrenzt werden muss. Der G-NCP verwendet den Begriff Kritisches Denken gemäß der Definition der Foundation for Critical Thinking.

CT stellt neben CR ein kognitives Rahmenkonstrukt für das prozessgeleitete Handeln in der Diätetik dar (Goodman et al. 2018; Swan et al. 2017). Es führt zu einem Urteil, welches auf Interpretation, Bewertung, Analyse und Erklärung von Überlegungen beruht (Williams 2018). Kritisches Denken unterscheidet sich erheblich vom klinischen, rein wissenschaftsbasierten Denken durch Überprüfen und Hinterfragen von Wissen und Entscheidungen im Hinblick auf implizite Voreingenommenheit und kognitive Dissonanz[1] (Berg et al. 2023). Daraus resultiert folgendes Begriffsverständnis.

▶ Kritisches Denken objektiviert therapeutische Entscheidungen in der Diätetik und ermöglicht deren Reflexion. Das Verlassen der eigenen Perspektive und die Einhaltung einer kritischen Distanz zu den eigenen Bewertungen befähigt Ernährungstherapeut*innen, mögliche Fehler zu erkennen, Routinen zu hinterfragen und Alternativen ableiten zu können.

3.4.3 Gemeinsamkeiten und Abgrenzung von Clinical Reasoning und Critical Thinking

Clinical Reasoning und Critical Thinking (Kritisches Denken) weisen viele Überschneidungen auf. Beide Ansätze gehen von der engen Verbindung von Kognition (Prozesse, die sich mit der Aufnahme von Informationen, deren Verarbeitung und Speicherung = „Hardware" unseres Denkens) und Wissen (Fachwissen, prozedurales Wissen, persönliches Wissen = „Software" unseres Denkens) aus (Williams 2018), denen die *Metakognition* als zentrales Element übergeordnet ist (siehe Abb. 3.2).

Abb. 3.2 Metakognition als übergeordnetes Element von Kognition und Wissen

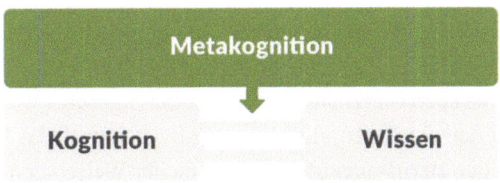

---

[1] „Ungutes oder unangenehmes Gefühl", weil Konflikte zwischen unterschiedlichen kognitiven Elementen, z. B. Gedanken, Einstellungen, Wünsche, bestehen bzw. entstehen können.

Tab. 3.1 Reasoning-Formen (Modifiziert nach Klemme und Siegmann 2015, S. 50)

Reasoning-Form	Beschreibung
Scientific Reasoning Sonderform: diagnostisches Reasoning	Durch fachliche/sachliche Informationen bestimmtes Denken Zielt auf das Erkennen von pathologischen Mechanismen, Funktionseinschränkungen und Behinderungen ab
Konditionales Reasoning	Geleitet durch das therapeutische Vorstellungsvermögen wird zukunftsgerichtet über das erwartbare Behandlungsergebnis für eine bestimmte Person unter Einbeziehung der Kontextbedingungen (umweltbezogene und personenbezogene Förderfaktoren und Barrieren) nachgedacht
Ethisches Reasoning	Durch Einstellungen, Haltungen, Normen und Werte bestimmtes Denken, führt zu Entscheidungen bzgl. moralischer oder ethischer Dilemmata
Pragmatisches Reasoning	Sachliches, anwendungsbezogenes Denken, das insbesondere auf die institutionellen und/oder gesundheitssystemischen Rahmenbedingungen der Intervention gerichtet ist
Interaktives Reasoning	Durch Gefühle, Wahrnehmungen und Beobachtungen auf der Beziehungsebene zwischen Therapeut*in und Zielperson geleitetes Denken

Bei der Metakognition beobachten Therapeut*innen sich selbst bei einer Denkaufgabe. Metakognition ist die Fähigkeit, über das eigene Denken und die eigenen Gefühle nachzudenken und erlaubt bis zu einem gewissen Grad eine Vorhersage über das, was andere denken und fühlen (Eichbaum 2014). Vereinfacht wird vom Denken über das Denken oder auch vom sog. lauten Denken gesprochen (Williams 2018). Wenn Ernährungstherapeut*innen Metakognition gezielt und bewusst in beruflichen Handlungssituationen einsetzen, ist zu erwarten, dass sie komplexen beruflichen Herausforderungen besser gewachsen sind.

Im Vergleich zum Kritischen Denken bezieht CR den Kontext der aktuellen beruflichen Handlungssituation stärker ein, in dem sich Therapeut*in und Nutzende gerade gemeinsam befinden. Es lenkt das Kritische Denken auf konkrete berufliche Handlungssituationen. Daraus lassen sich die in Tab. 3.1 aufgeführten Reasoning-Formen ableiten.

▶ **Hinweis** Beispiele für die Anwendung von Reasoning-Formen finden sich in den jeweiligen Kapiteln zu den G-NCP-Schritten.

Das prozessgeleitete Vorgehen gemäß G-NCP liefert die Struktur, anhand derer Ernährungstherapeut*innen unter Nutzung und Anwendung von CR-Strategien und CT eine Reflexion ihres Handelns vornehmen können. Die Reflexion kann sowohl als Selbstreflexion als auch innerhalb von Teams durchgeführt werden. Voraussetzung ist, dass Begrifflichkeiten existieren, mit denen sich das berufliche Handeln so beschreiben lässt, dass es von allen Berufsangehörigen in gleicher Weise verstanden wird.

3.5 Ausprägungen beruflicher Handlungskompetenz

Berufliche Handlungskompetenz wird in einer darauf ausgerichteten Ausbildung oder einem Studium erworben. Sie entwickelt sich mit zunehmender Berufserfahrung weiter. Das Bewusstmachen von Denkstrukturen, -vorgängen und -algorithmen unterstützt Selbststeuerung und Selbstreflexion auf dem Weg von Anfänger*innen (Noviz*innen) zu Expert*innen und lässt erkennen, was Expert*innen zu Expert*innen macht (Charney und Peterson 2013).

Der G-NCP lässt das Vorgehen transparent werden. Der Prozess legt die oft implizit ablaufenden Teilaspekte offen und ermöglicht, diese und die dabei ablaufenden Denkvorgänge zu erkennen und in Worte zu fassen. In der Ausbildung, aber auch in der Fort- und Weiterbildung können mit Hilfe eines hinterlegten Prozesses Denkvorgänge von Lehrenden so initiiert und gesteuert werden, dass sie von den Lernenden bewusst erlernt und in Anforderungssituationen angewendet werden können. Noviz*innen werden damit in die Lage versetzt, komplexe Anforderungssituationen besser und frühzeitiger zu bewältigen. Alle Berufsangehörigen erhalten ein Vokabular, um zu beschreiben, was sie warum und wie tun. Das wiederum versetzt sie in die Lage, das eigene professionelle Handeln analytisch zu betrachten, zu begründen, bewusst zu gestalten und so ihre Expertise immer weiter zu vervollkommnen. Zugleich wird der interprofessionelle Austausch gefördert (VDD 2015).

Dabei nehmen Fähigkeiten im Clinical Reasoning verknüpft mit denen des kritischen Denkens eine Schlüsselrolle beim Erlernen und bei der Ausprägung beruflicher Handlungskompetenz ein.

3.5.1 Das Modell der Pattern Recognition

Pattern Recognition lässt sich mit Mustererkennung übersetzen und stellt ein Modell für das nichtanalytische Reasoning dar (Köster und Klemme 2015). Bei Expert*innen verlaufen Denkprozesse überwiegend schnell und intuitiv. Sie verfügen über umfangreiches Fach- und Methodenwissen und orientieren sich an beruflichen Erfahrungen. Daraus entwickelt sich eine sog. therapeutische Intuition, sowohl bezogen auf einzelne Personen als auch auf Erfolge bei der Wirksamkeit ihres therapeutischen Vorgehens (Beushausen et al. 2020; Klemme und Siegmann 2015). Das versetzt sie in die Lage, in beruflichen Handlungssituationen Entscheidungen auf Basis weniger Informationen schnell treffen zu können. Abb. 3.3 zeigt den Zusammenhang: Zuerst ermöglicht Wissen das Ausführen beruflicher Handlungen, dadurch kommt es zum Anwachsen von Erfahrungen, die wiederum zu Verbesserungen im beruflichen Handeln beitragen. Zugleich entwickelt sich eine therapeutische Intuition, die erlaubt, Entscheidungen im beruflichen Handeln schnell(er) treffen zu können.

Nach dem Modell der Pattern Recognition werden neue Situationen/Fälle mit bereits erlebten abgeglichen, wobei über bestimmte Schlüsselinformationen und deren Verknüpfung das Wiedererkennen von ähnlichen Merkmalen (= Muster) möglich wird. Das er-

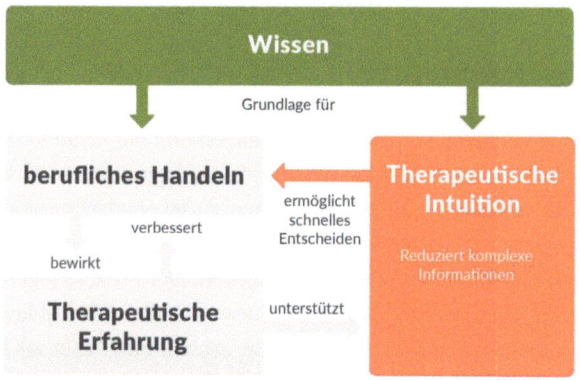

Abb. 3.3 Zusammenhang zwischen Ausprägung und Nutzung von therapeutischer Intuition

laubt, schnell zu einer Entscheidung zu kommen, also beispielsweise eine Diagnose zu stellen und/oder zur Problemlösung eine als erfolgreich abgespeicherte therapeutische Maßnahme einzusetzen (Higgs und Jones 2019). Ohne Metakognition und kritisches Denken bestünde allerdings die Gefahr vorschnellen Urteilens und des Erstarrens in Routine. Deshalb zeichnet Expert*innen zugleich die Fähigkeit zur Reflexion und damit zum kritischen Hinterfragen des eigenen Handelns aus.

3.5.2 Das Modell des hypothetisch-deduktives Reasonings

Das hypothetisch-deduktive Reasoning zählt nicht zu den in Tab. 3.1 genannten Reasoning-Formen, sondern stellt ein übergeordnetes Modell dar. Es wird auch als analytisches Reasoning bezeichnet (Köster und Klemme 2015). Als kognitive Strategie zielt es darauf ab, durch analytische Denkprozesse zu einer angemessenen therapeutischen Entscheidung zu kommen. Es ist in der Medizin fest etabliert (Köster und Klemme 2015). Die Bildung von Hypothesen und deren Überprüfung (Bestätigung oder Verwerfen) mittels einer systematischen und gezielten Sammlung von Daten über die Nutzenden und durchzuführender Tests und Untersuchungen zu deren Ermittlung stehen im Mittelpunkt. So kommt es zu einer Ansammlung von Informationen, welche zu einander in Beziehung gesetzt werden, wodurch das Wissen über die Nutzenden stetig zunimmt. Die Hypothesen werden auf dieser Basis spezifischer, je weiter der Prozess voranschreitet (Klemme und Siegmann 2015). Leitend für die Ableitung von Hypothesen sind das Erkennen und Sammeln sog. Schlüsselinformationen („cues"). Letztlich führt eine „gute" Sammlung reliabler und valider Schlüsselinformationen zur therapeutischen Entscheidung (Rogers 1983). Diese Vorgehensweise leitet beispielsweise die Vorgehensweise beim Ernährungsassessment (siehe Abschn. 5.1.9).

Tab. 3.2 Arbeitsschritte des hypothetisch-deduktiven Reasonings

Bezeichnung des Arbeitsschrittes	Beschreibung
1 *Pre-assessment Image* Vorüberlegungen und erste Erwartungen vor Beginn des Assessments	Beurteilung der zum Zeitpunkt der Überweisung/Beauftragung vorliegenden Informationen, Ableiten von Erwartungen, bevor es zum ersten Kontakt mit dem Nutzenden kommt. Dies wird durch Vorerfahrungen beeinflusst und erfolgt häufig unbewusst. Eine Bewusstmachung hilft, Verzerrungen oder Vorurteile aufzudecken
2 *Cue Acquisition* Sammeln von Schlüsselinformationen	Aufbauend auf den ersten Daten Überlegungen anstellen, welche weiteren Informationen/Daten erforderlich sind, und welche Wege/Quellen/Assessmentinstrumente genutzt werden können, um sie zu gewinnen – Ziel ist, Schlüsselinformationen (*Cues*) zu gewinnen
3 *Hypothesis Generation* Generieren von Hypothesen	Die gewonnenen Daten und Informationen werden zueinander in Beziehung gesetzt (geclustert), daraus werden Hypothesen abgeleitet. Auf deren Basis wird die Datenermittlung weiter spezifiziert und konkretisiert fortgesetzt
4 *Cue Interpretation* Interpretation der Schlüsselinformationen	Die Datenbasis für Schlüsselinformationen wächst weiter an, die Daten werden strukturiert und dabei den Hypothesen zugeordnet. Sie können konkurrierende Hypothesen entweder stützen (verifizieren) oder ausschließen (falsifizieren)
5 *Hypothesis Evaluation* Überprüfung der Hypothesen	Es kommt zum Abwägen der Hypothesen. Die am besten durch bestätigende Daten gestützten Hypothesen werden ausgewählt. Falsifizierte Hypothesen entfallen und werden nicht weiter verfolgt
6 *Diagnosis* Abschließendes Ergebnis	Der Prozess endet, wenn eine ausreichende Anzahl valider und reliabler Daten vorliegt. Auf Basis der am besten bestätigten Hypothese lässt sich das jeweilige Ernährungsproblem identifizieren. So sind die Voraussetzungen gegeben, eine Ernährungsdiagnose zu stellen und darauf folgend die Intervention zu planen

Rogers (1983) hat den Weg zur Diagnosestellung in 6 Arbeitsschritte unterteilt, eine Strategie, die insbesondere Noviz*innen befähigt, die Komplexität einer Aufgabenstellung Schritt für Schritt zu erfassen (Higgs und Jones 2019). In Anlehnung an Klemme und Siegmann (2015), die diese Schritte für die Physiotherapie ins Deutsche übertragen haben, fanden sie Eingang in das G-NCP-Manual (VDD 2015). In Tab. 3.2 werden sie weiter ergänzt und präzisiert.

Abb. 3.4 zeigt die Verknüpfung der 6 Schritte. Der Reasoning-Prozess kann allein von einem Therapeuten/einer Therapeutin oder im therapeutischen Team vollzogen werden. Der Übergang zwischen den Arbeitsschritten erfolgt fließend, Schritte 3–5 werden mehrfach wiederholt, bevor der Prozess mit Schritt 6 abgeschlossen werden kann. Wenn sich Noviz*innen zu Expert*innen entwickeln, laufen die einzelnen Schritte automatisierter ab. Mit zunehmender Erfahrung und v. a. in vertrauten Situationen nimmt das explizite

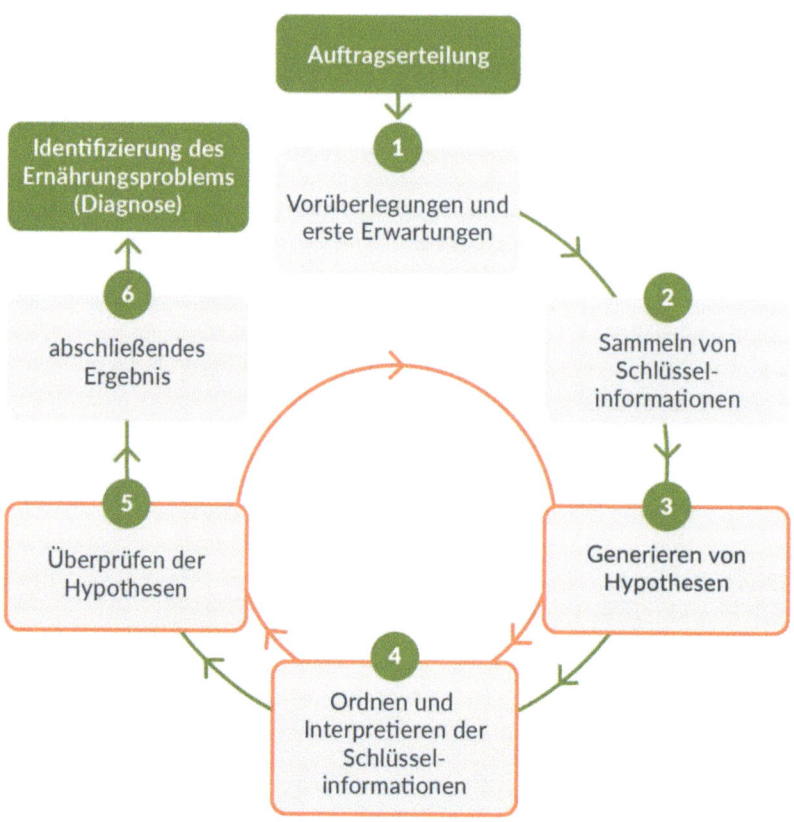

Abb. 3.4 Verknüpfung der Arbeitsschritte beim hypothetisch-deduktiven Reasoning

Hypothesentesten ab und wird durch die Mustererkennung (Pattern Recognition) ersetzt (Higgs und Jones 2019). Sehr schwierige und komplexe Situationen erfordern jedoch auch von Expert*innen ein langsames und eher analytisches Vorgehen.

3.5.3 Bedeutung von Hypothesen

Bei Hypothesen handelt es sich um zunächst unbewiesene Annahmen, die durch Überlegungen zustande kommen. Das Imaginieren von Hypothesen ist eine zutiefst menschliche Eigenschaft, da immer nach einer Erklärung für etwas gesucht wird. Zugleich wird angestrebt, diese Erklärung plausibel und gültig zu machen, was den „Forschungsdrang" zur Überprüfung von Hypothesen in Gang setzt.

Dies gilt auch für alle beruflichen Handlungssituationen, in denen therapeutische Entscheidungen zu treffen sind, und kommt im G-NCP immer wieder zum Tragen. Das Generieren von Hypothesen und deren Überprüfung wird beim Identifizieren von Ernährungsproblemen angewendet, es kommt aber auch bei der Interventionsplanung, bei der Priorisierung von Maßnahmen oder deren Abwägungen zum Einsatz. Hypothesenbildung ist auch ein hilfreiches Mittel, wenn es darum geht, realistische therapeutische Ziele abzuleiten oder mögliche Reaktionen der Nutzenden gedanklich vorwegzunehmen. Das kann im Rahmen von konditionalem, ethischen oder pragmatischen Reasoning erfolgen. Beispielhaft dafür sind zukunftsgerichteten „Was-wäre-wenn-" oder „Wenn-dann-Denkschritte". Bei der gedanklichen Ausgestaltung greifen die Therapeut*innen auf alle verfügbaren Informationen zurück, deren Abwägung zur Ableitung der am besten geeigneten Handlungsstrategie beiträgt.

Literatur

Alfaro-Lefevre R (2020) Critical thinking, clinical reasoning and clinical judgment: a practical approach. Elsevier Health Sciences, Stuart, Florida

Berg C, Philipp R, Taff SD (2023) Scoping review of critical thinking literature in healthcare education. Occupational therapy. Health Care 37(3):18–39

Beushausen U, Clausen-Söhngen M, Fox-Boyer A et al (2020) Therapeutische Entscheidungsfindung in der Sprachtherapie: Grundlagen und 15 Fallbeispiele. Ernst Reinhardt Verlag, München

BIBB (2015) Definition und Kontextualisierung des Kompetenzbegriffes [Online]. Bundesinstitut für Berufsbildung. https://www.bibb.de/de/8570.php. Zugegriffen am 03.10.2024

Buchholz D (2015) Diätassistenten und das Handlungsfeld Diät- und Ernährungsberatung: historische Entwicklung, Status quo und Herausforderungen. Verlag Dr, Kovač

Buchholz D, Meier J (2015) Wissen & Handeln: Zur Akademisierung und Professionalisierung der Diätassistenten in Deutschland. Ernahrungs-Umschau 62(5):75–80

Charney P, Peterson SJ (2013) Practice paper of the academy of nutrition and dietetics abstract: critical thinking skills in nutrition assessment and diagnosis. J Acad Nutr Diet 113:1545

DiätAssG § 3 (1994) Gesetz über den Beruf der Diätassistentin und des Diätassistenten (Artikel 1 des Gesetzes über den Beruf der Diätassistentin und des Diätassistenten und zur Änderung verschiedener Gesetze über den Zugang zu anderen Heilberufen) (Diätassistentengesetz – DiätAssG) § 3 [Online]. Bundesministerium der Justiz. https://www.gesetze-im-internet.de/di_tassg_1994/__3.html. Zugegriffen am 12.01.2025

Diedrichsen I (1993) Ernährungsberatung. Psychologische Basiskonzepte, Hogrefe, Göttingen

Eichbaum QG (2014) Thinking about thinking and emotion: the metacognitive approach to the medical humanities that integrates the humanities with the basic and clinical sciences. Perm J 18(4):64–75

Elwyn G (2016) The three talk model of shared decision making. In: Elwyn G, Edwards A, Thompson R (Hrsg) Shared decision making in health care: achieving evidence-based patient choice. Oxford University Press

Ertl-Schmuck R, Fichtmüller F (2009) Pflegedidaktik als Disziplin: eine systematische Einführung. Beltz Juventa, Weinheim

Foundation for Critical Thinking (Hrsg) (2007) Defining Critical Thinking [Online]. https://www.criticalthinking.org/pages/defining-critical-thinking/766. Zugegriffen am 12.02.2023

GKV (2023) Leitfaden Prävention [Online]. GKV-Spitzenverband. https://gkv-spitzenverband.de/krankenversicherung/praevention_selbsthilfe_beratung/praevention_und_bgf/leitfaden_praevention/leitfaden_praevention.jsp. Zugegriffen am 11.10.2024

Goodman EM, Redmond J, Elia D et al (2018) Assessing clinical judgment and critical thinking skills in a group of experienced integrative and functional nutrition registered dietitian nutritionists. J Acad Nutr Diet 118(2346–55):e4

Guyatt G, Cairns J, Churchill D et al (1992) Evidence-based medicine: a new approach to teaching the practice of medicine. JAMA 268(17):2420–2425

Hanum C, Findyartini A (2020) Interprofessional shared decision-making: a literature review. J Pendidik Kedokt Indonesia: The Ind J Med Educ 9(1):81–94

Härter M (2019) Partizipative Entscheidungsfindung (PEF) [Online]. https://dorsch.hogrefe.com/stichwort/partizipative-entscheidungsfindung-pef. Zugegriffen am 02.10.2024

Higgs J, Jones M (2019) Multiple spaces of choice, engagement and influence in clinical decision making. Clinical reasoning in the health professions. Elsevier Edinburgh, London u.a.

Higgs J, Jensen GM, Loftus S et al (2019) Clinical reasoning in the health professions. Elsevier Edinburgh, London u.a.

Igl G (2010) Öffentlich-rechtliche Regulierung nichtärztlicher Gesundheitsfachberufe auf den Gebieten der Diätetik, der Medizintechnik, der Orthoptik und der Pharmazie. Urban & Vogel, München

IQWIG (2014) Allgemeine Methoden [Online]. Institut für Qualität und Wirtschaftlichkeit im Gesundheitswesen (IQWiG). https://www.iqwig.de/methoden/allgemeine-methoden-entwurf-fuer-version-42.pdf. Zugegriffen am 08.11.2024

Klemme B, Siegmann G (2015) Clinical reasoning. Therapeutische Denkprozesse lernen, 2., überarb. u. erw. Aufl. Georg Thieme, New York/Stuttgart

Klieme E, Avenarius H, Blum W et al (2003) Zur Entwicklung nationaler Bildungsstandards. BMBF/Eine Expertise, Bonn/Berlin

Köster J, Klemme B (2015) Nicht analytisches Reasoning. In: Klemme B, Siegmann. Clinical reasoning. Therapeutische Denkprozesse lernen, 2. überarb. u. erw. Aufl. Georg Thieme, Stuttgart/New York

Lacey K, Pritchett E (2003) Nutrition care process and model: ADA adopts road map to quality care and outcomes management. J Acad Nutr Diet 103:1061

Lang C (2015) Diätassistenten auf dem Weg zur Profession. Begründungslinien einer professionsspezifischen Interaktionslogik. Wissenschaftlicher Verlag, Berlin

MacLellan D, Thirsk J (2010) Final report of the international confederation of dietetic associations (ICDA) evidence-based practice working group, Bangkok. International Confederation of Dietetic Associations (ICDA), Bangkok

Oevermann U (2002) Professionalisierungsbedüftigkeit und Professionalisiertheit pädagogischen Handelns. In: Kraul M, Marotzki W, Schweppe C (Hrsg) Biographie und profession. Verlag Julius Klinkhardt, Bad Heilbrunn/Obb

Räss-Hunziker A (2016) Die ernährungstherapeutische Diagnose. In: Rufener A, Jent S (Hrsg) Der Ernährungstherapeutische Prozess. Hogrefe AG, Göttingen

Rogers JC (1983) Eleanor Clarke Slagle Lectureship – 1983; clinical reasoning: the ethics, science, and art. Am J Occup Ther 37(9):601–616

Schaeffer D (1994) Zur Professionalsierbarkeit von Public Health und Pflege. In: Schaeffer D, Moers M, Rosenbrock R (Hrsg) Public Health und Pflege. Zwei neue gesundheitswissenschaftliche Disziplinen. Edition Sigma, Berlin

Swan WI, Vivanti A, Hakel-Smith NA et al (2017) Nutrition care process and model update: toward realizing people-centered care and outcomes management. J Acad Nutr Diet 117:2003–2014

Turpin M, Higgs J (2017) Clinical reasoning and evidence-based practice. Evidence-based practice: across the health professions, Elsevier Chatswood, S 364–83

VDD (2015) Verband der Diätassistenten – Deutscher Bundesverband e.V. VDD-Leitlinie für die Ernährungstherapie und das prozessgeleitete Handeln in der Diätetik Bd 1. Manual für den German-Nutrition Care Process (G-NCP). Pabst Science Publisher, Lengerich

Vo R, Smith M, Patton N (2020) A model of the multidimensional nature of experienced dietitian clinical decision-making in the acute care setting. J Hum Nutr Diet 33(4):614–623

Walkenhorst U (2009) Kompetenzentwicklung im Gesundheits- und Sozialbereich. UVW, Webler. Bielefeld

Weinert F (2001) Vergleichende Leistungsmessung in Schulen – eine umstrittene Selbstverständlichkeit, Leistungsmessungen in Schulen. Weinert, FE. Weinheim/Basel

Williams KJ (2018) Reflection, insight, and critical thinking in nutrition diagnostics graduates. Lindenwood University. St. Charles

Teil II

Theorie des German-Nutrition Care Prozess

Der German-Nutrition Care Prozess (G-NCP)

4

Sabine Ohlrich-Hahn, Robert Renter, Lisa Laininger
und Daniel Buchholz

Im folgenden Kapitel wird der German-Nutrition Care Prozess als Modell für das Handeln in der Ernährungstherapie und -prävention dargestellt. Ausgehend von der Definition und Beschreibung des G-NCP wird das G-NCP-Modell definiert und grundlegend erläutert. Dies beinhaltet auch die Klärung zentraler Begriffe und Konzepte, die dem G-NCP unterliegen, wie Ernährungsintervention, Ernährungsproblem und Prozessindikatoren. Ebenso wird auf die Wirksamkeit von Ernährungsinterventionen eingegangen und die Dokumentation als übergeordnete Aufgabe sowohl unter formalen Aspekten als auch praxisbezogen dargestellt.

S. Ohlrich-Hahn (✉)
Studiengang Diätetik, Fachbereich Agrarwirtschaft und Lebensmittelwissenschaften, Hochschule Neubrandenburg – University of Applied Sciences, Neubrandenburg, Deutschland
E-Mail: ohlrich@hs-nb.de

R. Renter
Sidekick Health Germany GmbH, Hamburg, Deutschland
E-Mail: robert.renter@sidekickhealth.com

L. Laininger
Erlangen, Deutschland

D. Buchholz
Ausbildungszentrum für Ernährung und Diätetik, Universitätsmedizin der Johannes Gutenberg-Universität, Mainz, Deutschland
E-Mail: daniel.buchholz@unimedizin-mainz.de

© Der/die Autor(en), exklusiv lizenziert an Springer-Verlag GmbH, DE, ein Teil von Springer Nature 2025
D. Buchholz, S. Ohlrich-Hahn (Hrsg.), *Der German-Nutrition Care Prozess*, Berufspraxis: Ernährung, https://doi.org/10.1007/978-3-662-70974-0_4

4.1 G-NCP – Definition und Aufbau

Der G-NCP stellt eine Struktur bereit, um professionelles Handeln in der Prävention und Therapie ernährungsbeeinflussbarer Erkrankungen adressatengerecht anzuwenden und transparent abzubilden.

4.1.1 Definition G-NCP

▶ Der G-NCP dient der systematischen Problemlösung und wird von Ernährungstherapeut*innen angewendet, um mittels kritischem Denken Entscheidungen treffen zu können, die es ermöglichen, ernährungsbezogene Probleme qualitätskontrolliert zu lösen und damit zu einer sicheren, effektiven und hochwertigen gesundheitlichen Versorgung beizutragen.

Der German-Nutrition Care Prozess wurde 2015 erstpubliziert und hat sich seitdem in Deutschland etabliert (Buchholz und Ohlrich-Hahn 2022). Der G-NCP weist Parallelen zu allen anderen diätetischen Prozessmodellen auf, die international zur Anwendung kommen (Buchholz et al. 2018). Vergleichbarkeit besteht auch zum Pflegeprozess (Herdman et al 2025; Fiechter und Meier 1991) und zu den Prozessmodellen anderer therapeutischer Berufe, z. B. zum ergotherapeutischen Prozess (Kranz 2015), was Anknüpfungspunkte in der Zusammenarbeit ermöglicht. Der G-NCP stellt eine optimale Versorgung sicher und bildet die Basis für die intra- und interprofessionelle Zusammenarbeit. Er stärkt die Akzeptanz und das Verständnis für die Ernährungsintervention bei anderen Berufsgruppen und verbessert die Zusammenarbeit in der gesundheitlichen Versorgung zum Wohle der Bevölkerung. Zugleich wird er in Ausbildung und Lehre von Ernährungstherapeut*innen didaktisch genutzt.

4.1.2 Das Prozessmodell

Das Prozessmodell 2025 (Abb. 4.1) visualisiert Aufbau und Struktur des G-NCP. Unter Beibehaltung des grundsätzlichen Aufbaus wurden die Form- und Farbgestaltung modernisiert sowie eine geringfügige Modifizierung vorgenommen. Dabei fanden internationale Entwicklungen und nationale Erfahrungen Berücksichtigung.

Die therapeutische Beziehung zwischen der beruflich handelnden Person (Ernährungstherapeut*in) und den Nutzenden steht im Mittelpunkt (Abschn. 4.2.3). Es folgt ein Ring, der auf die notwendigen beruflichen Voraussetzungen verweist, die für die Ausgestaltung der therapeutischen Beziehung in allen Prozessschritten handlungsleitend sind. Darum herum sind im Uhrzeigersinn die fünf Prozessschritte aufgeführt (siehe Kap. 5). Der äu-

4 Der German-Nutrition Care Prozess (G-NCP)

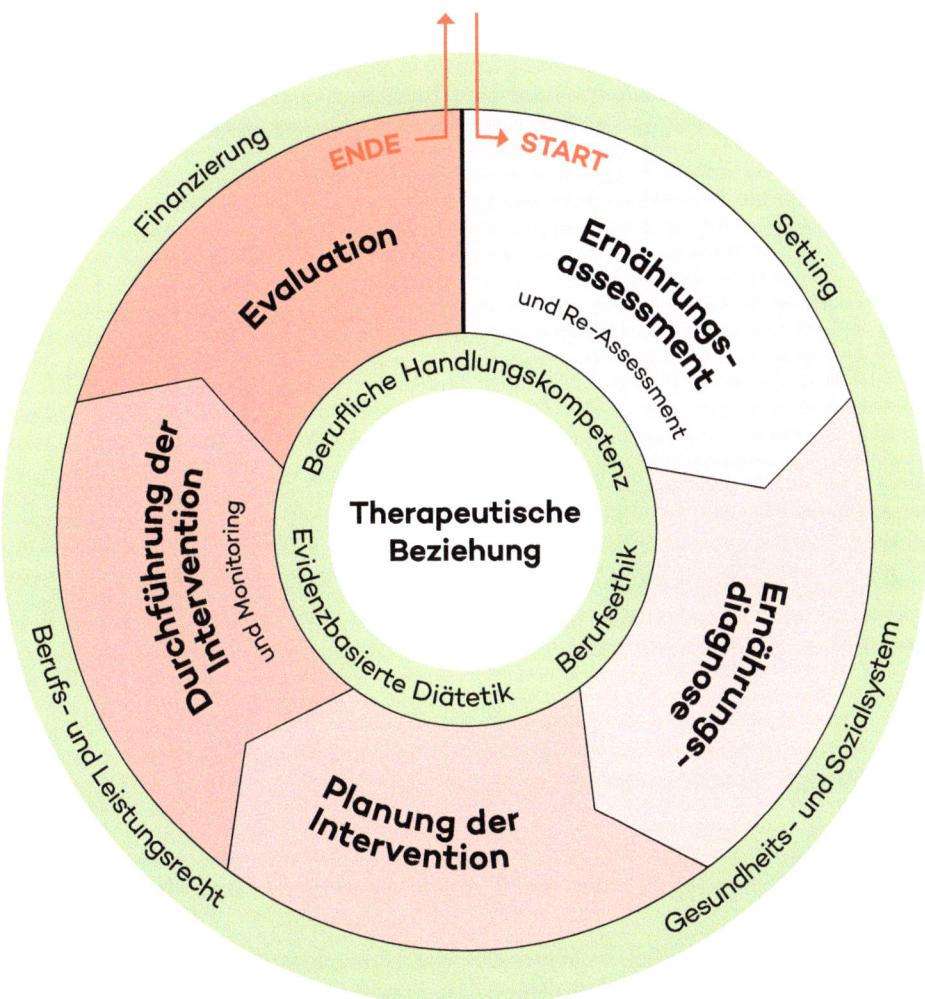

Abb. 4.1 Das G-NCP-Modell 2025 (alle Rechte liegen beim VDD, der Abdruck erfolgt mit freundlicher Genehmigung)

ßere Ring verweist auf die Rahmenbedingungen, unter denen die Prozessschritte ablaufen. Als berufliche Voraussetzung werden die spezifische diätetische Handlungskompetenz und die evidenzbasierte Diätetik in Kap. 3 näher beleuchtet.

4.1.3 Berufsethik

Eine Berufsethik, in der moralische Fragen der Diätetik im Zusammenhang mit der Berufsausübung betrachtet werden, wurde bisher speziell für Deutschland nicht entwickelt. Allerdings ergeben sich ethische Aspekte für die Berufsausübung aus dem International Code of Ethics, der vom Weltverband der Diätetik-Verbände, der International Confederation of Dietetic Associations (ICDA o. J.), entwickelt wurde und sich sehr stark an den medizinethischen Prinzipien (Beauchamp und Childress 2019) orientiert. Dieser Code of Ethics wurde im Jahr 2008 von der European Federation of the Associations of Dietitians (EFAD 2008) übernommen und ist somit für alle Mitgliedsverbände bindend. Er kann um landesspezifische ethische Prinzipien erweitert werden. Das „EFAD-Professional Practice Committee" hat im Jahr 2022 weitere ethische Empfehlungen für die berufliche Praxis veröffentlicht, die bisher nicht im International Code of Ethics adressiert sind. Diese betreffen gesundheitliche Ungleichheit, Diversität, Forschung, Digitalisierung, künstliche Intelligenz, Genetik und die Ernährung am Lebensende (EFAD 2022). Auch wenn der International Code of Ethics und die die ethischen Empfehlungen von EFAD für den Berufsverband der Diätassistenten(VDD) und folglich dessen Mitglieder bindend sind, wurden zusätzlich ethische Prinzipien in die Berufsrichtlinien des VDD aufgenommen (VDD 2025), aus denen Konsequenzen für das berufliche Handeln ableitbar sind. Umweltethische Aspekte werden in der 2025 aktualisieren Fassung der VDD-Berufsrichtlinien nun ebenfalls berücksichtigt. Zudem sind die Themen Ernährung und Umwelt auch im Planetary-Health-Konzept der EAT-Lancet-Kommission (Willet ea al 2019) und in den neuen lebensmittelbezogenen Ernährungsempfehlungen der DGE (DGE 2024) verankert.

▶ **Hinweis** Der Code of Ethics, das Supplement und weitere Informationen zu *Ethics and Good Practice* sind auf der Webseite der European Federation of the Associations of Dietitians (EFAD) abrufbar.

4.2 Ernährungsintervention und therapeutische Beziehung

Der G-NCP verfolgt das Ziel, ernährungsbezogene Probleme qualitätskontrolliert und sicher zu lösen. Dies erfolgt durch Ernährungsintervention, die Ernährungstherapeut*innen in therapeutischer Beziehung personalisiert für die Nutzenden und geleitet durch die Struktur des G-NCP eigenverantwortlich durchführen (Rozga et al. 2020). Wie bei jeder medizinischen Intervention kann ein Erfolg der Intervention nicht garantiert werden.

4.2.1 Ernährungsintervention

Anspruch der Ernährungsintervention ist es, eine bestmögliche ernährungsbezogene Versorgung der Nutzenden zu gewährleisten, also „das Richtige zur richtigen Zeit, mit dem richtigen Weg, für die richtige Person zu tun, um das bestmögliche Ergebnis zu erzielen"

Tab. 4.1 Interventionsstrategie, Interventionsform und Interventionslogik mit Beispielen

Bezeichnung	Erläuterung	Beispiele
Interventionsstrategie	Beschreibt den grundsätzlichen Ansatz, an dem sich die Intervention ausrichtet	kausal oder symptomatisch verhaltens- oder verhältnisbezogen edukativ oder verhaltenstherapeutisch
Interventionsform	Ergibt sich aus der Strategie, ermöglicht das Systematisieren von Interventionsmaßnahmen	orale Ernährung künstliche Ernährung Ernährungskommunikation
Interventionslogik	Bildet den theoretischen Bezugsrahmen für die ernährungskommunikativen Maßnahmen zur Umsetzung der Interventionsform	Ernährungsinformation Ernährungsaufklärung Ernährungsedukation Ernährungsberatung

(Lacey und Pritchett 2003). Die Ableitung der Definition findet sich in Abschn. 16.4. Weitere Ausführungen erfolgen in Abschn. 5.4, in dem der Prozessschritt „Durchführung der Ernährungsintervention" ausführlich dargestellt wird.

▶ Im G-NCP werden unter Ernährungsintervention alle Formen strukturierten und definierten diätetischen Handelns von Ernährungstherapeut*innen verstanden. Eine Ernährungsintervention kann therapeutisch oder präventiv ausgerichtet sein und erfolgt durch unterschiedliche Interventionsstrategien, Interventionsformen und -logiken, die jeweils variabel für die Nutzenden ausgewählt werden (Tab. 4.1).

4.2.2 Ziele der Ernährungsintervention

Zur Verbesserung des Ernährungs- und Gesundheitszustandes zielt die Ernährungsintervention v. a. auf eine Verhaltensänderung der Nutzenden ab und richtet sich damit in erster Linie direkt an die Nutzenden bzw. deren Angehörige oder Bezugspersonen. Sie sichert Handlungsfähigkeit, Autonomie und Teilhabe der Nutzenden bzw. unterstützt deren Wiederherstellung. Sie ist ausgerichtet auf Ziele, die ernährungstherapeutisch erreichbar sind. Die Ernährungsintervention beeinflusst das häusliche Umfeld, sie kann aber auch das pflegerische Umfeld, die Verhältnisse und institutionellen Rahmenbedingungen betreffen. In diesem Fall werden andere beteiligte Akteur*innen des Gesundheitswesens (z. B. Pflegende) oder der Gemeinschaftsverpflegung adressiert.

4.2.3 Therapeutische Beziehung

Eine professionelle therapeutische Beziehung zwischen Ernährungstherapeut*in und Nutzenden ist Grundvoraussetzung für das Gelingen jeder Ernährungsintervention. Das ist unabhängig davon, ob es sich um eine gesundheitsfördernde, präventive, therapeutische, rehabilitative oder palliative Intervention handelt. Der Begriff therapeutische Beziehung wird unabhängig vom Setting und leistungsrechtlichen Aspekten angewendet, d. h., er ist auch im Kontext der Gesundheitsförderung und Prävention gültig.

Der Begriff Nutzende steht für die jeweilige(n) Zielperson(en) in der therapeutischen Beziehung. Er wird bei der Beschreibung des G-NCP genderneutral und unabhängig von der jeweils settingbezogenen Rolle (Patient/Klient/Kunde, Einzelperson oder Gruppe) verwendet. In konkreten Fallsituationen der beruflichen Praxis oder Fallbeispielen im Rahmen der Lehre findet die jeweils zutreffende Rolle Verwendung.

Ernährungsintervention ist vergleichbar mit jeder anderen Therapieform. Sie findet nicht an einem Objekt, sondern am Subjekt Mensch statt und ist, soweit möglich, auf dessen Mitwirkung angewiesen (Maio 2020; Lang 2015). Die therapeutische Beziehung sichert die dafür unabdingbare Vertrauensbasis. Sie achtet und sichert die Patientenautonomie, bewahrt aber zugleich die professionelle Distanz. Menschen, die eine Ernährungsintervention benötigen, befinden sich in einer besonderen Situation. Sie nehmen Hilfe in Anspruch, was eine Abhängigkeit erzeugen kann, die ihre Wahlfreiheit und Autonomie einschränkt (Maio 2020; Lang 2015). Wie das G-NCP-Modell visualisiert, agieren Ernährungstherapeut*innen in ihrer therapeutischen Beziehung zu den Nutzenden bei der Ausführung aller Prozessschritte evidenzbasiert auf Basis ihrer beruflichen Handlungskompetenz und unter Berücksichtigung berufsethischer Aspekte.

4.3 Ernährungsprobleme lösen

Mittels prozessgeleiteten Vorgehens nach G-NCP identifizieren Ernährungstherapeut*innen personbezogene Ernährungsprobleme und führen Interventionen zu deren Lösung durch. Im Hinblick auf die Schwerpunkte der beruflichen Tätigkeit von Ernährungstherapeut*innen wird hier vorrangig auf personbezogene Ernährungsprobleme eingegangen. Eine Übertragung auf institutionelle Ernährungsprobleme ist jedoch gegeben, denn Ernährungsprobleme können auch auf der Ebene von Institutionen auftreten, z. B. ein ernährungsphysiologisch unzureichendes Speisenangebot in der Kantine. Dann werden anstelle einer betroffenen Person die Verantwortlichen dieser Institution adressiert.

4.3.1 Das Ernährungsproblem

Bei einem Problem handelt es sich um eine schwierige, noch ungelöste Aufgabe (Edelmann und Wittmann 2013) oder um ein Hindernis, welches überwunden werden muss, um ein bestimmtes Vorhaben umsetzen zu können. Dabei kann die von dem Problem betroffene/mit dem Problem konfrontierte Person nicht auf vorgegebene Regeln und standardisierte Muster zur Problemlösung zurückgreifen (Edelmann und Wittmann 2013). Sie benötigt daher Hilfestellung und Unterstützung. Bei Ernährungsproblemen handelt es sich demnach um schwierige, ungelöste Aufgaben von Nutzenden, die mit ihrer Ernährung zusammenhängen und unmittelbar oder mittelbar zu gesundheitlichen Konsequenzen führen.

▶ Ein Ernährungsproblem stellt eine Situation mit Ernährungsbezug dar, die eine Person ohne professionelle Unterstützung nicht mit eigenem Ernährungshandeln überwinden kann.

4.3.2 Ernährungsproblem und Dimensionen von Ernährung

In Anlehnung an Barlösius (2011) weist Ernährung drei unterschiedliche Dimensionen auf.

- Die physiologische Dimension betriff den Körper und seinen speziellen Nährstoffbedarf.
- Die psychologische Dimension betrifft Gedanken, Gefühle und Emotionen, die Menschen beim Essen leiten.
- Die soziologische Dimension umfasst Normen und Werte der Gemeinschaft, die mit der Ernährung verknüpft sind.

Feststellbar sind Ernährungsprobleme in allen drei Dimensionen, vordergründig jedoch auf der Ebene der physiologischen Dimension, wenn der individuelle Energie- und Nährstoffbedarf nicht der aktuellen Situation entsprechend bedarfs- und bedürfnisgerecht gedeckt wird oder sichergestellt ist. Das führt zu (messbaren) Veränderungen des Ernährungszustandes, die wiederum zu gesundheitlichen Beeinträchtigungen führen können.

Bei einem Ernährungsproblem entsteht/besteht aus ernährungstherapeutischer Sicht ein Missverhältnis zwischen Aufnahme von Energie/Nährstoffen/Flüssigkeit und dem aktuell bestehenden Bedarf bzw. den Bedürfnissen, wofür sich unterschiedliche Einflussfaktoren objektivieren lassen (Abb. 4.2, oberer Teil). Zugleich ist dies mit einer Situation verknüpft, bei der sich die Person selbst nicht bedarfsdeckend ernährt bzw. ernähren kann, was durch unterschiedlichste Gründe zustande kommen kann (unterer Teil der Abb. 4.2). Bezogen auf jedes Ernährungsproblem ergibt sich daraus ein variables Bedingungsgefüge.

Deshalb können Ernährungsprobleme nie ausschließlich auf Ebene der physiologischen Dimension betrachtet werden, sondern müssen immer auch die psychologischen und sozialen Dimensionen der Ernährung einbeziehen. Das findet in allen Prozessschritten des G-NCP Berücksichtigung.

▶ Ernährungsprobleme sind an den Lebensalltag der Betroffenen gebunden und müssen im Hinblick auf diesen gelöst werden. Zur Identifikation eines Ernährungsproblems oder eines Risikos für ein Ernährungsproblem wird Soll und Ist der Nahrungsaufnahme sowie Energie- und Nährstoffaufnahme beurteilt. Zugleich muss eine umfangreiche Analyse des Ernährungs- und Gesundheitszustandes, der aktuellen Lebenssituation sowie des Lebensumfeldes vorgenommen werden. Die Erfassung erfolgt über die ICF-Komponenten des biopsychosozialen Modells (Abschn. 17.2). In der Ernährungsdiagnose werden alle Aspekte über das PESR-Statement (Problem, Etiology [Ursache], Symptome, Ressourcen) zusammengeführt (siehe Abschn. 5.2).

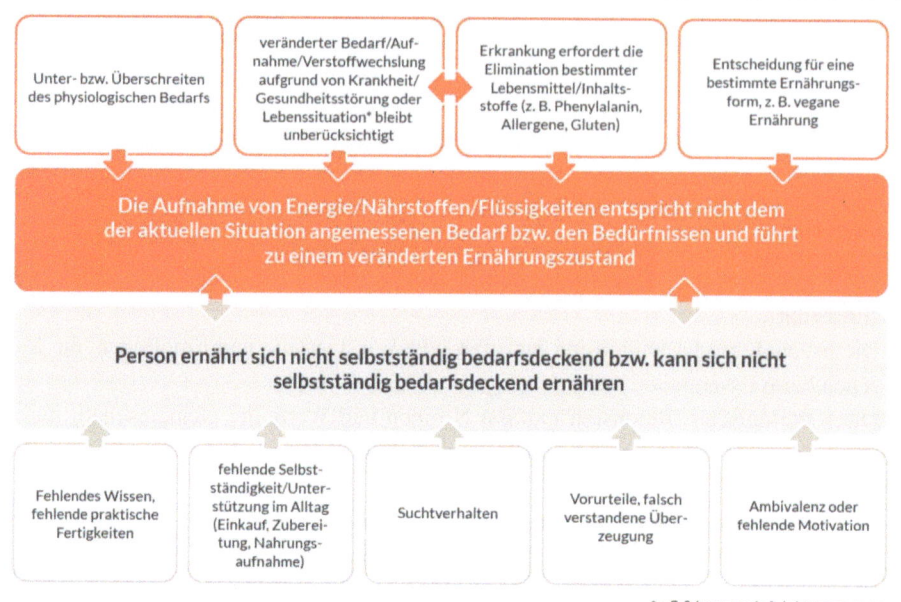

Abb. 4.2 Entstehung von Ernährungsproblemen

Wie Räss-Hunziker (2016) betont, beschreibt das Ernährungsproblem nicht die Veränderung des Ernährungs- oder Gesundheitszustandes, sondern die Veränderungen eines oder mehrerer ernährungsbezogener Faktoren, die diesen bestimmen bzw. beeinflussen. Bei der Identifizierung eines Ernährungsproblems ist zu prüfen, ob dieses durch Ernährungsintervention lösbar bzw. beeinflussbar ist (AND 2021). Nur dann kann es im Rahmen des G-NCP behandelt werden (siehe hierzu auch Abschn. 5.1.5).

> **Beispiel**
>
> Das Ernährungsproblem ist nicht ein erhöhter BMI von 32 kg/m², sondern es besteht in der zu hohen Energieaufnahme.
>
> Das Ernährungsproblem einer zu hohen Energieaufnahme kann gelöst werden, wenn Betroffene durch geeignete Interventionsmaßnahmen in die Lage versetzt werden, energiereiche durch energieärmere Lebensmittel auszutauschen oder eine geregelte Mahlzeitengestaltung mit weniger Snackepisoden zu praktizieren oder beispielsweise die Auslöser für die zu hohe Aufnahme von Schokolade in bestimmten Situationen zu reduzieren oder eliminieren. ◄

Ernährungsprobleme können entstehen, wenn

- Betroffene ambivalent sind. Sie erkennen Risiken eines Verhaltens, fühlen sich aber aus verschiedenen Gründen zu diesem Verhalten hingezogen (Miller und Rollnick 2012).
- Betroffene nicht oder nur unzureichend motiviert sind (fehlende Absicht, Fähigkeit oder Bereitschaft zu einer Verhaltensänderung) (Miller und Rollnick 2012), um z. B. ein problematisches Ernährungsverhalten und die daraus resultierenden Risiken zu erkennen, zu akzeptieren und letztlich zu verändern.
- Betroffene überfordert sind oder sich überfordert fühlen, zwischen unterschiedlichen Ernährungsweisen (z. B. in Bezug auf die Lebensmittelauswahl) zu entscheiden.
- Betroffenen Mittel und Wege für die Problemlösung fehlen (z. B. Wissen, praktische Fertigkeiten, Verhaltensalternativen).

Die strukturierte Vorgehensweise gemäß G-NCP stellt sicher, dass Ernährungsprobleme erkannt und zur deren Lösung passgenaue Maßnahmen ausgewählt und umgesetzt werden. Diese Maßnahmen befähigen die Nutzenden oder das Umfeld zu einem Ernährungshandeln, bei dem die Aufnahme von Nahrung bzw. die Zufuhr von Energie und Nährstoffen auf die individuelle Situation adaptiert und sichergestellt wird.

4.4 Prozessindikatoren

Prozessindikatoren[1] ergeben sich aus messbaren Daten der Nutzenden. Werte müssen zu bestimmten Zeitpunkten des G-NCP wiederkehrend messbar erfasst, beurteilt und dokumentiert werden. Dies trifft auf alle Prozessschritte des G-NCP zu (siehe Kap. 5).

4.4.1 Begriffsklärung Prozessindikator

Der aus dem Lateinischen stammenden Begriff Indikator bedeutet „Anzeiger" für eine bestimmte Situation, ein Merkmal, ein Ereignis oder einen Umstand, mit dessen Hilfe Schlussfolgerungen gezogen werden können. Ob ein Merkmal zum Indikator wird, ergibt sich aus dem Vergleich mit einem definierten Normwert oder Normzustand. Daraus ergibt sich nachfolgende Definition:

▶ Prozessindikatoren im G-NCP sind messbare Daten von Nutzenden, die Ernährungstherapeut*innen durch Vergleich mit einem definierten Kriterium gemäß evidenzbasierter diätetischer Praxis im Prozessverlauf den jeweiligen Status der/des Nutzenden anzeigen und leitend für therapeutische Entscheidungen werden.

---

[1] Im G-NCP-Manual (VDD 2015) wird der Begriff Nutrition-Care-Indikatoren verwendet. Er wird durch den Begriff Prozessindikatoren ersetzt.

Wenn Werte mit einem Vergleichskriterium abgeglichen werden, ergibt sich entweder eine Abweichung oder nicht. Jeder im Prozessverlauf gemessene oder in eine messbare Form überführte Wert kann somit therapeutisch beurteilt werden. Erst daraus resultiert der Prozessindikator und liefert Ernährungstherapeut*innen wichtige Informationen für ihr weiteres Vorgehen. Um zu entscheiden, ob Werte Aussagen als Prozessindikator zulassen, müssen sie folgende Kriterien (Jent und Zahnd 2023) erfüllen.

Diese Werte

- sind durch Ernährungsintervention beeinflussbar,
- ändern sich im üblichen Zeitrahmen der Intervention,
- können von Ernährungstherapeut*innen zumindest teilweise mit eigenen Erhebungsinstrumenten und/oder unabhängig von anderen Professionen erhoben werden,
- sind Ernährungstherapeut*innen grundsätzlich zugänglich.

4.4.2 Vergleichskriterien zur Ableitung von Prozessindikatoren

Die gemessenen Werte werden je nach Prozessschritt mit einem definierten Kriterium verglichen, damit eine Beurteilung durch Ernährungstherapeut*innen ermöglicht wird.

▶ Vergleichskriterien[2] sind Referenzwerte oder Zielwerte, die eine evidenzbasierte Beurteilung von gemessenen Werten ermöglichen.

Wichtig ist, dass nicht die gemessenen Werte an sich, sondern erst deren Vergleich mit einem Kriterium und dessen therapeutische Beurteilung zu Prozessindikatoren führen. Auf der Basis von Prozessindikatoren werden therapeutische Entscheidungen getroffen. Dies zeigt Abb. 4.3.

4.4.3 Prozessindikatoren im Prozessverlauf

In allen Prozessschritten des G-NCP sind therapeutische Entscheidungen zu treffen. Dabei nehmen die Prozessindikatoren in Abhängigkeit vom Prozessschritt eine unterschiedliche Rolle ein.

Ernährungsassessment (I)
Prozessindikatoren ergeben sich aus dem Vergleich zwischen Messwert und einem definierten Referenzwert als Vergleichskriterium. Sie zeigen an,

---

[2] Im G-NCP-Manual (VDD 2015) wird der Begriff Nutrition-Care-Kriterien verwendet. Er wird durch den Begriff Vergleichskriterien ersetzt.

4 Der German-Nutrition Care Prozess (G-NCP)

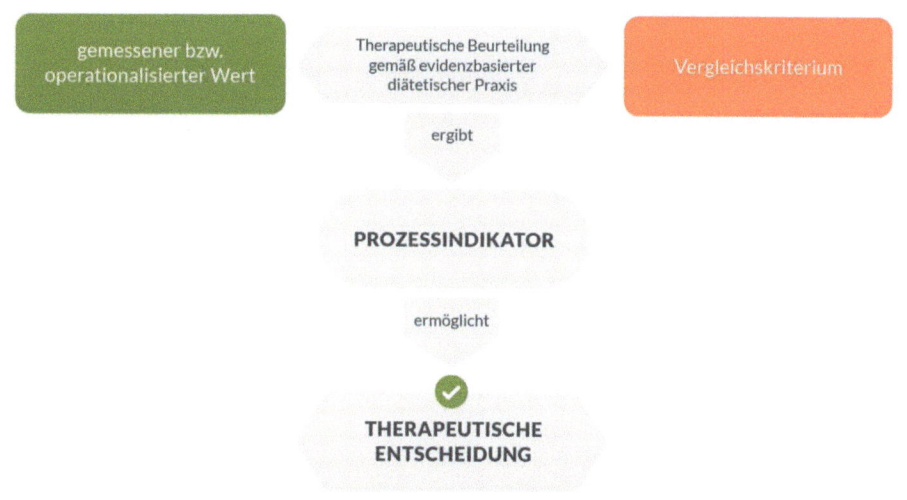

Abb. 4.3 Ableitung von Prozessindikatoren

a) welche Werte einen Bedarf für Ernährungsintervention erkennen lassen. Diese liefern Schlüsselinformationen für die Identifizierung von Ernährungsproblemen, oder
b) welche Werte der Nutzenden sich im sog. grünen Bereich befinden, also nicht interventionsbedürftig, jedoch ggf. kontrollbedürftig sind.

In Abschn. 5.1.9 wird dargestellt, wie Datenermittlung, Gruppierung und Clusterung sowie Analyse und Interpretation ineinandergreifen, um erstmalig Prozessindikatoren zu gewinnen, die den weiteren Verlauf des G-NCP beeinflussen und zu seiner Steuerung herangezogen werden.

Ernährungsdiagnose (II)
Interventionsbedürftige Prozessindikatoren weisen auf ein Ernährungsproblem hin. Sie werden dem jeweiligen PESR-Statement als Symptom (S) zugeordnet und liefern somit den Beweis für das Ernährungsproblem.

Planung der Ernährungsintervention (III)
Von den interventionsbedürftigen Prozessindikatoren werden die therapeutischen Zielwerte abgeleitet. Ernährungstherapeut*innen entscheiden, inwieweit sich der Zielwert durch die Intervention dem Referenzwert annähern sollte. Davon ausgehend werden im Zuge der Durchführung der Ernährungsintervention, wenn möglich, partizipativ operationalisierte Nutzerziele ausgehandelt. Abb. 4.4 fasst die Bedeutung der Prozessindikatoren für diese drei Prozessschritte zusammen.

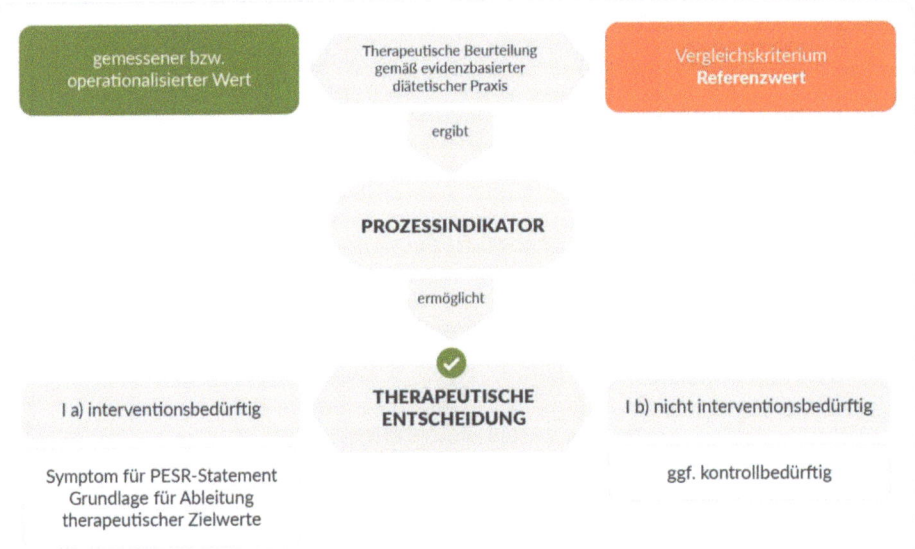

Abb. 4.4 Rolle der Prozessindikatoren vom Ernährungsassessment bis zur Planung der Intervention

Durchführung der Ernährungsintervention (IV)
Im interventionsbegleitenden Monitoring wird geprüft, ob sich die Werte der Nutzenden in Richtung des gewünschten/vereinbarten Ziels verändern, daraus resultiert die Entscheidung, ob die Intervention so fortgesetzt oder ggf. angepasst wird.

Wenn sich bei Prozessindikatoren, die zunächst als nicht interventionsbedürftig eingestuft wurden, eine neue Ausgangslage ergibt, die therapeutisch Berücksichtigung finden muss, ist ein Re-Assessment vorzunehmen (Abb. 4.5).

Evaluation (V)
Mit Prozessindikatoren lassen sich Aussagen zum Outcome treffen. Sie ergeben sich aus dem Vergleich zwischen Messwert und therapeutischem Zielwert, das zeigt Abb. 4.6. Sie zeigen damit an, ob …

- der Zielwert erreicht wurde und die Intervention erfolgreich war oder
- der Zielwert nicht oder nur zum Teil erreicht wurde. In diesem Fall müssen die Gründe dafür ermittelt werden, was wiederum zu Handlungskonsequenzen für Ernährungstherapeut*innen führen kann.

▶ Das für die Beurteilung eines Messwertes heranzuziehende Vergleichskriterium ändert sich im Verlauf des G-NCP. Für Ernährungsassessment bzw. Re-Assessment, Ernährungsdiagnose und Planung der Intervention wird ein definierter Referenzwert herangezogen. Für Monitoring und Evaluation erfolgt der Vergleich mit den im Planungsschritt festgelegten bzw. (wenn möglich) mit den Nutzenden ausgehandelten individuellen Zielwerten. Entspricht der individuelle Zielwert nicht

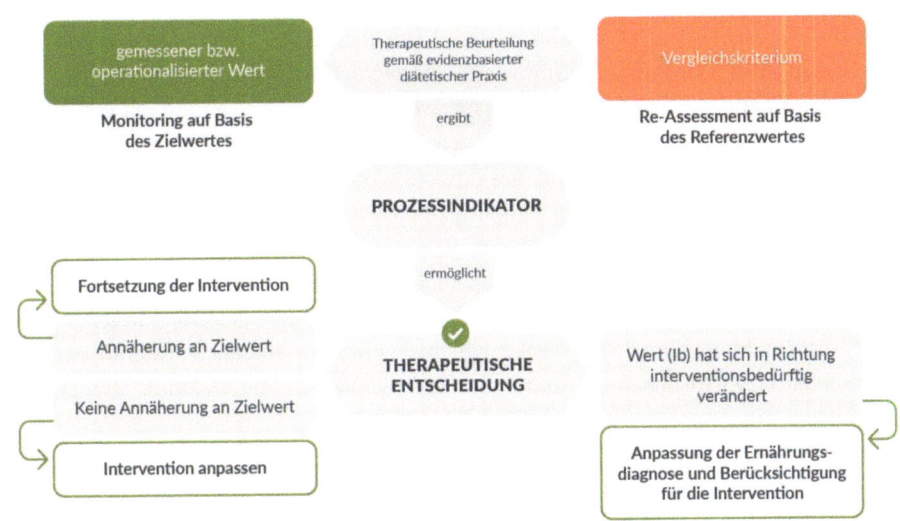

Abb. 4.5 Rolle der Prozessindikatoren für Monitoring und Re-Assessment

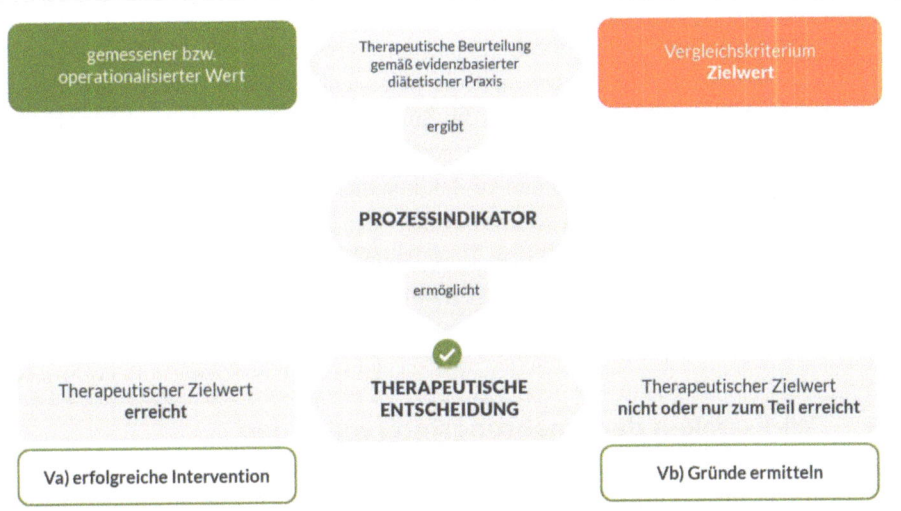

Abb. 4.6 Rolle der Prozessindikatoren bei der Evaluation

dem Referenzwert, ist zusätzlich ein Vergleich mit dem Referenzwert sinnvoll, um weitere Schritte argumentieren zu können.

Folgendes Beispiel zeigt, dass ein gemessener Wert erst durch die therapeutische Beurteilung zum Prozessindikator wird, aus dem sich Konsequenzen für das weitere Vorgehen und damit therapeutische Entscheidungen ableiten lassen.

Ein BMI von 32 kg/m² zeigt bei einer 42-jährigen Person mit kardiovaskulärem Risiko im Vergleich mit den Referenzwerten der WHO Adipositas Grad 1 und damit Interventionsbedarf an. Der BMI 32 kg/m² wird als Symptom für das Ernährungsproblem einer überhöhten Energieaufnahme herangezogen, wenn diese, erfasst mit einem Ernährungsprotokoll o. ä., bestätigt ist. In der Planung wird ein Ziel-BMI bzw. Zielgewicht festgelegt und bei der Evaluation überprüft, ob dies erreicht wurde.

Ein BMI von 32 kg/m² bei einer 78-jährigen onkologischen Patientin, bei der in Kürze eine Antitumortherapie beginnen soll, gilt auch als Adipositas Grad 1, ergibt in diesem Fall aber keinen Interventionsbedarf für eine Gewichtsreduktion. Der BMI wird nicht als therapiebedürftig eingestuft. Es wird kein Gewichtsziel geplant, das Gewicht jedoch überwacht, um ein Mangelernährungsrisiko ggf. rechtzeitig zu erkennen. Kommt es zu unerwünschter Gewichtsabnahme, muss dies für die weitere Intervention Berücksichtigung finden.

4.4.4 Einordnen von Prozessindikatoren

Um Ernährungsprobleme zu erkennen und ihrer Lösung zuführen zu können, ist die ganzheitliche Betrachtung der Nutzenden bedeutsam. Deshalb beruhen Entscheidungen zum therapeutischen Vorgehen nicht ausschließlich auf Prozessindikatoren. Zur Ableitung der Interventionsform oder Interventionslogik und daraus resultierenden Methoden und Maßnahmen werden auch die Ursachen und die personenbezogenen oder Umweltfaktoren (siehe ICF, Abschn. 17.2) herangezogen. Im Sinne der Ergebnisqualität und zur Beurteilung der Wirksamkeit ist es jedoch wichtig, Ausgangslage und Fortschritte der Nutzenden (= Outcome) belegbar zu erfassen und zu dokumentieren. Ohne Messwerte bleiben Aussagen über den Ausgangszustand von Nutzenden oder über die durch die Intervention erreichten Veränderungen ohne Beleg bzw. Beweiskraft und hätten letztlich nur den Stellenwert einer Behauptung. Deshalb haben Prozessindikatoren im G-NCP eine herausgestellte Bedeutung.

4.5 Wirksamkeit der Ernährungsinterventionen

Ernährungstherapeut*innen verbessern durch die von ihnen durchgeführte Ernährungsintervention gesundheitliche Outcomes. Sie leisten einen entscheidenden Beitrag zur gesundheitlichen Versorgung und können die Wirksamkeit der Ernährungsintervention aufzeigen, indem sie das Outcome strukturiert erfassen, dokumentieren und kommunizieren. Das trägt zu einem höheren Stellenwert von ernährungsbezogener Prävention und Ernährungstherapie im Gesundheitssystem bei.

Wenn Ernährungstherapeut*innen nachweisen, dass durch ihre Tätigkeit bestehende Ernährungsprobleme gelöst oder verbessert wurden, lässt sich ein Beitrag zur Verbesserung der gesundheitlichen Situation (Vanherle et al. 2018), d. h. zu einer gesünderen

Bevölkerung, aufzeigen. Zugleich ergibt sich eine Stärkung des beruflichen Selbstverständnisses und der eigenen Rolle, indem Ernährungstherapeut*innen erkennen und benennen können, wie erfolgreich und essenziell ihre Tätigkeit ist, was genau zu deren Erfolg geführt hat, ggf. aber auch, worin Misserfolge begründet sein können (Jent und Tedde 2023).

▶ Wirksamkeitsnachweise stärken den Stellenwert der Diätetik im Gesundheitssystem. Das ist verbunden sowohl mit einer Stärkung der Berufsgruppe als Ganzes als auch der/des einzelnen Ernährungstherapeut*in.

Cochrane (Greenhalgh 2004; Cochrane 1972) definiert die Wirksamkeit in der evidenzbasierten Medizin nach:

- *Efficacy* – Wirkungsvermögen unter idealen Bedingungen.
- *Effectiveness* – Wirksamkeit, d. h. tatsächlicher Nutzen im klinischen Alltag.
- *Efficiency* – Kosteneffizienz, also Effekt in Relation zu den Kosten.

Vanherle et al. (2018) übertragen diese Kategorien auf diätetische Interventionen und präzisieren, dass das Wirkungsvermögen (*Efficacy*) v. a. auf Studien und Forschungsergebnissen beruht und nachweist, ob eine diätetische Intervention funktionieren kann. Die Wirksamkeit (*Effectiveness*) klärt, ob diätetische Interventionen auch im Alltag der Nutzenden die gewünschten Ergebnisse bringen und kann aus Routinedaten von Praktikern abgeleitet werden. Die Wirtschaftlichkeit (*Efficiency oder Cost-Effectiveness*) beurteilt die Wirkung einer diätetischen Intervention im Vergleich zu ihren direkten und indirekten Kosten und ist ebenso ein wichtiger Maßstab, an dem sich die Diätetik messen lassen muss (Vanherle et al. 2018). Genau dafür ist es erforderlich, dass Daten (Indikatoren) mit einer vergleichbaren Vorgehensweise und dem gleichen Verständnis von Begrifflichkeiten ermittelt sowie systematisch erfasst und ausgewertet werden.

Sowohl für Forschungszwecke als auch die zusammenfassende Beurteilung des Nutzens bietet der G-NCP eine wichtige Voraussetzung. Jent und Tedde (2023) betonen, dass Wirksamkeitsnachweise besser vorgenommen werden können, wenn der G-NCP flächendeckend implementiert und zusätzlich durch eine gemeinsame Terminologie (Kap. 17) ergänzt wird. International steht Deutschland hier noch am Anfang, weil der G-NCP als einheitliches Prozessmodell vergleichsweise spät eingeführt wurde und die Einführung einer gemeinsamen Terminologie noch bevorsteht. Zum Vergleich: In den USA, wo sich Anfänge des prozessgeleiteten Handelns schon vor etwa 50 Jahren etablierten, werden Forschung und systematische Wirkungsnachweise inzwischen als immanente Aufgabe der Berufsgruppe angesehen und eingefordert (Swan et al. 2017). Hilfreich dabei war und ist sicherlich auch die vor längerer Zeit durchgeführte Akademisierung der in der Diätetik agierenden Fachpersonen in den USA.

Im NCP, dem amerikanischen Prozessmodell, findet der Begriff Outcomes Management System Verwendung (AND 2021; Lacey und Pritchett 2003).

▶ Das Outcomes Management System steht außerhalb des Prozesses, bedient sich aber der in individuellen Prozessverläufen gewonnenen Daten. Diese werden gesammelt, unter bestimmten Maßgaben analysiert und zusammengeführt, um die Effektivität und Effizienz von Ernährungsintervention beurteilen zu können (AND 2021, 2013).

Der Begriff Outcomes Management System wird im G-NCP-Modell 2025 nicht (mehr) aufgeführt. Das heißt aber nicht, dass ein Outcomemanagement nicht stattfindet. Wenn der G-NCP implementiert ist oder im Rahmen von Studien zur Anwendung kommt, können Ergebnisse aus Outcomeevaluationen zusammengefasst und für Wirksamkeitsnachweise genutzt werden. Das wiederum wird wichtig, um den Stellenwert der Ernährungsintervention gegenüber Politik, Kostenträgern und im Rahmen der Qualitätssicherung nachzuweisen (AND 2013).

▶ Damit übergeordnete Wirksamkeitsnachweise perspektivisch auch in Deutschland umfassender erbracht werden können, muss das Hauptaugenmerk neben der Implementierung des G-NCP mit seinen Prozessschritten zugleich auf das Generieren von Daten für eine systematische Outcomeevaluation gerichtet werden.

4.6 Dokumentation

Die Dokumentation ist eine übergeordnete Aufgabe und ergibt sich als gesetzliche Verpflichtung in der gesundheitlichen Versorgung. Sie resultiert aus dem Behandlungsvertrag, der im Bürgerlichen Gesetzbuch (BGB) § 630a–h geregelt ist und somit aus den rechtlichen Rahmenbedingungen.

4.6.1 Rechtliche Rahmenbedingungen

Für die Dokumentation sind die Patientenrechte bindend (BMG 2024), deshalb gelten die gesetzlichen Vorgaben aus dem BGB. Zugleich muss der Datenschutz-Grundverordnung (DSGVO) (EU 2016), die EU-weit einheitlich den Umgang mit personenbezogenen Daten regelt, sowie dem Bundesdatenschutzgesetz (BDSG-neu) (Bundestag und Bundesrat 2017/2024) Rechnung getragen werden.

Patientenrechte
Patientenrechte sind Rechte von Bürgerinnen und Bürgern, die sich aus dem Behandlungsverhältnis gemäß BGB ergeben und damit bindend für Ärzte und Ärztinnen und Angehörige therapeutischer Berufe sind (Bundestag und Bundesrat 2017/2024). Geregelt ist, dass Patient*innen Anspruch auf eine angemessene und

> verständliche Aufklärung und Beratung sowie auf eine ausreichende und zweckmäßige Behandlung nach den anerkannten Regeln der Kunst haben, wobei diagnostische und therapeutische Maßnahmen mit ihnen abzustimmen sind. *In der Patientenakte müssen Behandelnde wichtige Umstände und Unterlagen dokumentieren.* Den Patient*innen ist auf Verlangen Einsicht zu gewähren.

Die Pflicht zur Dokumentation betrifft damit:

a) Den Träger des Behandlungsverhältnisses (Partner im Behandlungsvertrag): Unabhängig davon, ob es sich um eine Institution (z. B. Krankenhaus) oder eine natürliche Person (z. B. niedergelassene Therapeutin/niedergelassener Therapeut) handelt, müssen die Voraussetzungen für eine angemessene und den gesetzlichen Vorgaben entsprechende Dokumentation geschaffen sowie deren Durchführung gesichert und geregelt werden.
b) Jeden Angehörigen eines reglementierten Gesundheitsberufes: Als sog. Berufspflicht ist sie in den berufsständischen Regularien (z. B. Berufsordnungen der Ärztekammern, Berufsrichtlinien des VDD) verankert. Die „Rahmenvereinbarung zur Qualitätssicherung in der Ernährungsberatung/-therapie und Ernährungsbildung in Deutschland" verweist auf die Dokumentation als Teilbereich der Qualitätssicherung. Es lässt sich dabei eine Übertragbarkeit auf Absolvent*innen vergleichbarer ernährungsbezogener Studiengänge, die nicht als reglementierte Gesundheitsberufe gelten, ableiten.

4.6.2 Elektronische Patientenakte: ePA für alle

Im Zuge der Digitalisierung des Gesundheitswesens wird die elektronische Dokumentation für die gesundheitliche Versorgung üblicher Standard. Mit der Telematikinfrastruktur (TI) (gematik 2024) wurden in Deutschland die Voraussetzungen geschaffen, ab dem 15. Januar 2025 bundesweit über die elektronische Patientenakte (ePA für alle) sämtliche Unterlagen zu einer Person zentral und an einem sicheren Ort speichern zu können. Ab 1. Januar 2026 erfolgt nach § 360 Absatz 8 SGB V der verpflichtende Anschluss aller Heilmittelerbringer*innen an die TI. Nur die Versicherten selbst und die Behandelnden, d. h. zugriffsberechtigte Heilberufe und Institutionen, können diese Daten abrufen. Patient*innen können der Anlage ihrer ePA widersprechen (Opt-Out-Regelung).

▶ **Tipp** Die Homepage der gematik (Nationale Agentur für Digitale Medizin) stellt umfangreiche Erläuterungen inkl. Erklärvideos zur Verfügung. Auch die Kassenärztliche Bundesvereinigung hat unter der Rubrik Service für die Praxis wichtige Informationen zur TI (digitale Praxis) zusammengestellt.

Eine Zugriffsberechtigung auf die ePA für alle setzt den elektronischen Heilberufsausweis (eHBA) voraus, der bundesweit zentral durch das elektronische Gesundheitsberuferegister (eGBR) herausgegeben wird. Das eGBR ist bei der Bezirksregierung Münster in Nordrhein-Westfalen angesiedelt. Es arbeitet mit verschiedenen Behörden und Organisationen im ganzen Bundesgebiet zusammen, die die für den eHBA notwendige Berufserlaubnis bestätigen können. Zudem gibt das eGBR elektronische Institutionsausweise zur Authentifizierung für Leistungserbringerinstitutionen ohne eigene Körperschaften heraus. Diese Karten werden jedoch nur an Praxen oder Institutionen vergeben, denen schon eine Person mit eHBA angehört.

▶ Seit 30.04.2025 können Diätassistent*innen (als gesetzlich reglementierter Heilberuf) den elektronischen Heilberufeausweis beantragen.

4.6.3 Elektronische Patientenakte vs. Patientenakte

Die ePA für alle ist von der Behandlungsdokumentation der Behandelnden in einer zentralen Patientenakte in Praxisverwaltungssystemen (PVS) oder Krankenhausinformationssystemen (KIS) zu unterscheiden (Abb. 4.7).

▶ Die ePA für alle ersetzt nicht die herkömmliche, ggf. noch auf Karteikarten o. ä. geführte, zentrale Patientenakte. Die Dokumentationspflicht bleibt unangetastet (Kassenärztliche Bundesvereinigung 2024).

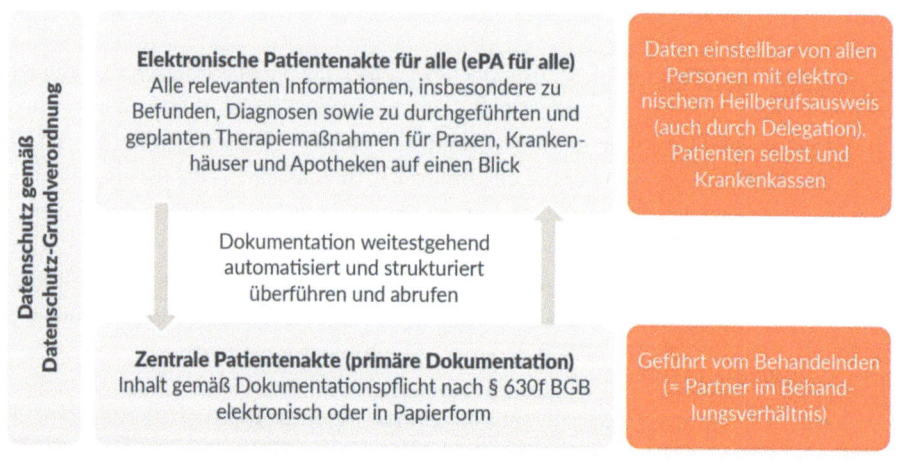

Abb. 4.7 Aufgaben und Beziehungen von elektronischer und zentraler Patientenakte

Die ePA für alle ist die Akte, in die „von allen" (Behandelnde, Krankenkassen, Patient*innen selbst) Daten eingepflegt werden (müssen), es sei denn, die/der Versicherte widerspricht. Die zentrale Patientenakte dagegen wird als primäre Dokumentation durch die behandelnde Institution (z. B. Praxis/Krankenhaus) oder von niedergelassenen Ärzt*innen/Therapeut*innen geführt. Darin können ausschließlich autorisierte Fachkräfte Eintragungen vornehmen.

Für die Behandlungsdokumentation in der zentralen Patientenakte kommen unterschiedliche Softwareprogramme zur Anwendung. Zu deren Ausgestaltung werden die Entscheidungen vor Ort getroffen, beispielsweise wer in welchem Umfang Daten einstellen bzw. abrufen kann (Autorisierung) oder wie die entsprechenden Eingabefelder angelegt werden. Ernährungstherapeut*innen sollten sich in ihrem jeweiligen Arbeitsumfeld in diese Prozesse einbringen und die notwendigen Voraussetzungen schaffen, die das Abbilden ihrer Tätigkeiten (= Dokumentation) ermöglicht und ihnen den Zugriff auf die Daten sichert, die für die Prozessschritte des G-NCP erforderlich sind. Ernährungstherapeut*innen, die selbstständig arbeiten, sollten sich rückversichern, dass die von ihnen zur Dokumentation genutzte Software den gesetzlichen Anforderungen entspricht und manipulationssicher ist.

4.6.4 Formale Vorgaben

Die Dokumentationspflicht für Behandelnde und deren formalen Vorgaben sind in § 630f BGB verankert. Die Dokumentation muss für Dritte nachvollziehbar sein und in unmittelbarem zeitlichen Zusammenhang mit der Behandlung erfolgen. Sie muss wesentliche Maßnahmen und deren Ergebnisse inkl. Einwilligungen und Aufklärungen aufzeichnen. Die Form ist nicht vorgeschrieben, sie kann unter Einhaltung der gesetzlichen Rahmenbedingungen in Papierform oder elektronisch erfolgen. Die Dokumentation muss 10 Jahre aufbewahrt werden. Alle Berichtigungen und Änderungen müssen kenntlich sein und bleiben, es ist beispielsweise nicht zulässig, Passagen zu überschreiben oder zu schwärzen.

> **Zitat § 630f BGB – Dokumentation der Behandlung**
> (1). Der Behandelnde ist verpflichtet, zum Zweck der Dokumentation in unmittelbarem zeitlichen Zusammenhang mit der Behandlung eine Patientenakte in Papierform oder elektronisch zu führen. Berichtigungen und Änderungen von Eintragungen in der Patientenakte sind nur zulässig, wenn neben dem ursprünglichen Inhalt erkennbar bleibt, wann sie vorgenommen worden sind. Dies ist auch für elektronisch geführte Patientenakten sicherzustellen.

> (2). Der Behandelnde ist verpflichtet, in der Patientenakte sämtliche aus fachlicher Sicht für die derzeitige und künftige Behandlung wesentlichen Maßnahmen und deren Ergebnisse aufzuzeichnen, insbesondere die Anamnese, Diagnosen, Untersuchungen, Untersuchungsergebnisse, Befunde, Therapien und ihre Wirkungen, Eingriffe und ihre Wirkungen, Einwilligungen und Aufklärungen. Arztbriefe sind in die Patientenakte aufzunehmen.
>
> (3). Der Behandelnde hat die Patientenakte für die Dauer von 10 Jahren nach Abschluss der Behandlung aufzubewahren, soweit nicht nach anderen Vorschriften andere Aufbewahrungsfristen bestehen.

4.6.5 Aufgaben und Zweck der Dokumentation

Dokumentation in der gesundheitlichen Versorgung findet in zweierlei Hinsicht statt.

1. Als individuelle Dokumentation (Patientenakte) bildet sie ab, welche Maßnahmen bei einem konkreten Fall für die Person durchgeführt wurden und es werden die dafür relevanten Daten erfasst. Anhand dieser Dokumentation können Angehörige medizinischer Berufe nachweisen, dass sie ihre Aufgaben sorgfältig und ordnungsgemäß erfüllt haben.
2. Als Dokumentation für die Abrechnung von Leistungen im stationären und ambulanten Bereich erfüllt sie v. a. betriebswirtschaftliche Zwecke.

Punkt 2, die Dokumentation zur betriebswirtschaftlichen Erfassung, erfolgt gemäß den leistungsrechtlichen Vorgaben. Das ist nicht Gegenstand dieses Kapitels.

▶ Eine fehlende, uneindeutige oder unvollständige Dokumentation wird immer zu Lasten der/des Dokumentationspflichtigen ausgelegt, sollte es beispielsweise zu einem Rechtsstreit kommen. Es wird dann davon ausgegangen, dass eine nicht dokumentierte Maßnahme nicht erfolgt ist. Je nach Arbeitssituation kann sich die Dokumentationspflicht für Ernährungstherapeut*innen aus der selbstständigen Tätigkeit oder im Rahmen einer Delegation ergeben.

4.6.6 Dokumentation im G-NCP

Die Dokumentationspflicht besteht unabhängig vom G-NCP. Die (schrittweise) Einführung des G-NCP sollte genutzt werden, um die bisherige Form der Dokumentation kritisch zu hinterfragen und ggf. anzupassen. Das Setting und die jeweiligen Rahmenbedingen für den G-NCP sind so variabel, dass keine expliziten Vorgaben für die Art und Weise der

4 Der German-Nutrition Care Prozess (G-NCP)

Dokumentation gemacht werden können. Festlegungen zur Dokumentation setzen immer eine sorgfältige Analyse der konkreten Anforderungen und Bedingungen vor Ort voraus.

▶ **Hinweis** Die Dokumentation sollte ...

- unter Verwendung des G-NCP-Wordings erfolgen,
- alle G-NCP-Schritte abbilden,
- innerhalb einer Institution einheitlich erfolgen, insbesondere wenn mehrere Ernährungstherapeut*innen in einer Akte dokumentieren,
- nur Abkürzungen verwenden, die entweder allgemein verständlich sind oder deren Bedeutung hinterlegt ist.

Die Klärung folgender Fragen kann dafür hilfreich sein:

- Welche Dokumentationsinhalte ergeben sich aus dem Betreuungssetting?
- Welche Möglichkeiten der Dokumentation sind vor Ort gegeben?
- In welchem Umfang und wie kann die Dokumentation des G-NCP in die bestehende Softwareanwendung eingebunden werden?
- Wie kann die Dokumentation sorgfältig, aber zugleich unter Berücksichtigung der zur Verfügung stehenden Zeit realisiert werden?
- Wie kann die Dokumentation die gegenseitige Vertretung von Ernährungstherapeut*innen sicherstellen?
- Wer soll berufsübergreifend Zugriff auf die Dokumentation haben?
- Wie kann die Dokumentation zugleich alle erforderlichen Informationen für Rückmeldungen an Überweisende oder für die Überleitung in ein anderes Betreuungssetting sichern?
- Wie kann perspektivisch ein Transfer in die ePA für alle sichergestellt werden?

Je nach Ergebnis dieser Analyse sind Entscheidungen für die konkrete Abwicklung der Dokumentation und deren Inhalte zu treffen und umzusetzen. In stationären Einrichtungen sollte so viel wie möglich in der zentralen Patientenakte dokumentiert werden. Damit wird nachweisbar, welche Leistungen Ernährungstherapeut*innen für die Patient*innen einer Einrichtung erbringen, gleichzeitig wird der Zugriff aller beteiligten Ernährungstherapeut*innen gesichert. Bei persönlichen oder teambezogenen Aufzeichnungen außerhalb der zentralen Patientenakte handelt es sich um eine „rechtliche Grauzone", die vermieden werden sollte.

▶ Es ist geplant, dass die ePA für alle bis 2027 vollumfänglich für alle Beteiligten zur Verfügung steht. Wenn Veränderungen in der primären Dokumentation vorgenommen werden, sollte bereits die Überführbarkeit in die ePA Berücksichtigung finden. Das wird v. a. über die Software (Krankenhausinformationssystem oder Praxisverwaltungssystem) geschehen. Deshalb ist es für Ernährungstherapeut*innen wichtig, sich rechtzeitig zu informieren und in diese Prozesse einzubringen.

4.6.7 Dokumentationsinhalte

Ausgehend von der Vorgabe im § 630f BGB, dass die Dokumentation wesentliche Maßnahmen und deren Ergebnisse aufzeigen soll, sind folgende Dokumentationsinhalte wichtig, wobei deren Ausgestaltung je nach konkretem Betreuungssetting variabel sein wird.

- Stammdaten des/der Nutzenden, i. d. R. Name, Geburtsdatum, Anschrift und Erreichbarkeit (ggf. als Behandlungsnummer oder Patientencode).
- Überweisungs- oder Zuweisungsgrund, ggf. mit ärztlicher Diagnose/ärztlichem Auftrag, Dokumente zur Aufklärung und Einwilligung.
- Wesentliche Assessmentergebnisse, ggf. unter Nennung der Assessmentinstrumente, wenn zutreffend auch Ergebnisse des Re-Assessments.
- Ernährungsdiagnose (PESR-Statements).
- Interventionsziele und therapeutische Zielwerte unter Berücksichtigung von Aushandlungsprozessen mit den Nutzenden; den Ernährungsinterventionsplan ggf. als Extradokument hinterlegen.
- Verlaufsdokumentation der Interventionseinheiten als Kurzprotokoll (Datum, Zeit, Inhalt und durchgeführte Maßnahmen, getroffene Festlegungen oder Vereinbarungen, Monitoringergebnisse, Erreichen/Nichterreichen von Teilzielen, besondere Vorkommnisse etc.).
- Ergebnisse der Outcomeevaluation.
- Weiterführende Empfehlungen für Transfer und Nachhaltigkeit der Ernährungsintervention.

Aus diesen Dokumentationsinhalten kann sich ein beträchtlicher Schreib- und damit Zeitaufwand ergeben. Es bietet sich an, als Dokumentationshilfen Formblätter und Textbausteine (idealerweise eingebunden in die zentrale Patientenakte) zu entwickeln bzw. zu nutzen. Einige Musterformulare sind beispielsweise schon als Serviceleistungen für Mitglieder des VDD bzw. anderer Verbände erhältlich. Auch in Teams oder innerhalb von Netzwerken kann an deren Erstellung gearbeitet werden. Obwohl zunächst ein Mehraufwand für die Entwicklung entsteht, wird es sich im Arbeitsalltag „auszahlen", weil die konkrete Dokumentationsarbeit deutlich schneller erledigt werden kann.

Bei der Auflistung der Maßnahmen im Zuge der Durchführung der Intervention sollte daran gedacht werden, diese und die dabei eingesetzten Methoden möglichst genau zu benennen, weil sich daraus Rückschlüsse auf die Wirksamkeit der Ernährungsintervention (Abschn. 4.5) ergeben können. Nur wenn bekannt und hinterlegt ist, was genau im Rahmen der Ernährungsintervention getan wurde, lassen sich Kausalitäten feststellen, z. B. dass das Outcome mit dem Einsatz einer bestimmten Maßnahme verknüpft ist.

> ▶ **Hinweis** Im Zuge der Digitalisierung (ePA für alle) sind sog. KBV-Basisprofile (KBV o. J.) entstanden, die als gemeinsame Basis von unterschiedlichen Berufsgruppen genutzt werden und sich durch Wiederverwendbarkeit auszeichnen.

Auch wenn für die Tätigkeit von Ernährungstherapeut*innen noch keine speziellen KBV-Basisprofile vorhanden sind, können bestehende Basisprofile als Anregung für die Gestaltung der Dokumentation genutzt werden.

4.6.8 Abschlussbericht

Mit dem Abschlussbericht geben Ernährungstherapeut*innen eine Rückmeldung über ihre Arbeit mit den Nutzenden und deren Ergebnisse, entweder

a) an zu- oder überweisende Ärzt*innen oder
b) im Zuge der Überleitung in ein anderes Betreuungssetting an andere Ernährungstherapeut*innen bzw. andere Berufsgruppen oder Institutionen.

Für das ärztliche Personal ist der sog. Arztbrief gesetzlich vorgeschrieben, für Ernährungstherapeut*innen gibt es derartige Vorgaben nicht. Gerade im ambulanten Bereich ist das Verfassen eines Abschlussberichtes als berufliche Selbstverpflichtung bereits übliche gelebte Praxis. In interprofessionellen Teams kann ein Abschlussbericht auch in mündlicher Form, z. B. im Rahmen von Fallkonferenzen, erfolgen. Dabei sollte abgestimmt werden, was in den Arztbrief übernommen werden kann.

▶ Der Abschlussbericht stellt für Ernährungstherapeut*innen ein wichtiges Instrument dar, um das professionelle Arbeiten in der Ernährungstherapie oder ernährungsbezogenen Prävention zu belegen.

Deshalb sollte dem Abschlussbericht viel Sorgfalt gewidmet werden. Darin werden die wichtigsten Eckpunkte gemäß den G-NCP-Schritten noch einmal zusammengefasst. Wurden für die Dokumentation bereits Textbausteine erstellt, lassen sich diese zugleich für den Abschlussbericht nutzen. Ergänzend können Hinweise für die weitere Überwachung o. ä. eingebracht werden.
Empfehlungen für den grundsätzlichen Aufbau:

- Angaben zur Therapeut*in (Name, Qualifikation, Anschrift, Erreichbarkeit, Institution oder Praxis),
- Eingangs-, Abschluss- und Grußformel,
- Patientenstammdaten, ggf. Grund der Zu- oder Überweisung, Zeitraum der Therapie von – bis,
- Auflistung der Tätigkeiten anhand der G-NCP-Schritte,
- Zusammenfassung der Ergebnisse (Outcome),
- Empfehlungen für die weitere Therapie zum Transfer und zur Nachhaltigkeit der Ernährungsintervention bzw. Überwachung.

Literatur

AND (2013) In: Academy of Nutrition and Dietetics (Hrsg) International Dietetics & Nutrition Terminology (IDNT), Chicago

AND (2021) In: Academy of Nutrition and Dietetics (Hrsg) Definition of Terms List [Online]. https://www.eatrightpro.org/-/media/files/eatrightpro/practice/academy-definition-of-terms-list-feb-2021.pdf?rev=b41f51f329164c74875208836b70bcdb&hash=08BFC8F25A618EC96090FA59CFD87BC4. Zugegriffen am 13.10.2024

Barlösius E (2011) Soziologie des Essens. Eine sozial- und kulturwissenschaftliche Einführung in die Ernährungsforschung. Juventa, Weinheim/München

Beauchamp TL, Childress JF (2019) Principles of biomedical ethics. 8th revised edition. Oxford University Press Inc, New York

BMG (2024) Patientenrechte, Bundesministerium für Gesundheit (BMG) [Online]. https://www.bundesgesundheitsministerium.de/themen/praevention/patientenrechte/patientenrechte.html. Zugegriffen am 17.11.2024

Buchholz D, Ohlrich-Hahn S (2022) Der German-Nutrition Care Prozess (G-NCP) mit besonderem Fokus auf die Ernährungsberatung: Update 2022. Ernahr Umsch 69(12):M668–MM76

Buchholz D, Kolm A, Vanherle K et al (2018) Process models in dietetic care. A comparison between models in Europe. Ernahr Umsch 65(9):154–163

Bundestag B (2017/2024) Bundestag, Bundesrat (2017/2024) Bundesdatenschutzgesetz (BDSG). „Bundesdatenschutzgesetz vom 30. Juni 2017 (BGBl. I S. 2097), das zuletzt durch Artikel 7 des Gesetzes vom 6. Mai 2024 (BGBl. 2024 I Nr. 149) geändert worden ist". [Online]. https://www.gesetze-im-internet.de/bdsg_2018/BDSG.pdf. Zugegriffen am 17.06.2024

Cochrane AL (1972) Effectiveness and efficiency: Random reflections on health services. Nuffield Trust Siehe auch: https://www.nuffieldtrust.org.uk/research/effectiveness-and-efficiency-random-reflections-on-healthservices

DGE (2024) 16. Dreiländertagung der DGE, ÖGE und SGE: Neue lebensmittelbezogene Ernährungsempfehlungen für Deutschland, Österreich und die Schweiz [Online]. Ernahr Umsch. https://www.ernaehrungs-umschau.de/print-artikel/15-10-2024-neue-lebensmittelbezogene-ernaehrungsempfehlungen-fuer-deutschland-oesterreich-und-die-schweiz/. Zugegriffen am 08.01.2025

Edelmann W, Wittmann S (2013) Lernpsychologie, 7. Aufl. Beltz, Weinheim/Basel (zit. in Rufener A, Jent S (2016) Der Ernährungstherapeutische Prozess Hogrefe AG)

EFAD (2008) Ethics and good practice [Online]. European Federation of the Association of Dietitians (EFAD). https://www.efad.org/ethics-and-good-practice/. Zugegriffen am 08.01.2025

EFAD (2022) Supplementary document to the current International Code of Ethics. https://www.efad.org/ethics-and-good-practice/. Zugegriffen am 08.01.2025

EU (2016) Europäische Parlament und Rat der Europäischen Union [Online]. Europäische Parlament und Rat der Europäischen Union (2016) Verordnung (EU) 2016/679 des Europäischen Parlaments und des Rates vom 27. April 2016 zum Schutz natürlicher Personen bei der Verarbeitung personenbezogener Daten, zum freien Datenverkehr und zur Aufhebung der Richtlinie 95/46/EG (Datenschutz-Grundverordnung). Amtsblatt der Europäischen Union L119/1–88. https://eur-lex.europa.eu/legal-content/DE/TXT/PDF/?uri=CELEX:32016R0679. Zugegriffen am 17.11.2024

Fiechter V, Meier M (1991) Pflegeplanung: eine Anleitung für die Praxis. Recom, Fritzlar

gematik (2024) Nationale Agentur für Digitale Medizin. Die Telematikinfrastruktur Auf dem Weg nach vorn [Online]. gematik GmbH 2024. https://www.gematik.de/telematikinfrastruktur. Zugegriffen am 17.11.2024

Greenhalgh T (2004) Effectiveness and efficiency: random reflections on health services. BMJ 328(7438):529

Herdmann TH, Kamitsuru S, Takao Lopes C et al (2025). NANDA-I-Pflegediagnosen und Klassifikationen 2024-2026. Thieme, Stuttgart

ICDA (o.J.) International Confederation of Dietetic Associations. https://internationaldietetics.org/standards/#:~:text=around%20the%20world.-,International%20Code%20of%20Ethics,Collaborating%20with%20others. Zugegriffen am 19.01.2025

Jent S, Tedde G (2023) Outcomes Management: Wirksamkeitsnachweis in der Ernährungsberatung und -therapie. Ernahr Umsch 70(2):94–104

Jent S, Zahnd MN (2023) Outcomes Management in der täglichen Praxis der Ernährungsberatung und -therapie. Ernahr Umsch 70(2):124–131

Kassenärztliche Bundesvereinigung (2024) Kassenärztliche Bundesvereinigung. Anwendungen der TI – Elektronische Patientenakte [Online]. https://www.kbv.de/html/epa.php. Zugegriffen am 22.11.2024

Kassenärztliche Bundesvereinigung (o.J.) KBV-Basisprofile. [Online]. https://mio.kbv.de/display/BASE1X0/KBV-Basis-Profile. Zugegriffen am 22.11.2024

Kranz F (2015) Therapie MIT system – Ergotherapeutische Prozessmodelle. ergopraxis 8(10):12–13

Lacey K, Pritchett E (2003) Nutrition care process and model: ADA adopts road map to quality care and outcomes management. J Acad Nutr Diet 103:1061

Lang C (2015) Diätassistenten auf dem Weg zur Profession. Begründungslinien einer professionsspezifischen Interaktionslogik. Wissenschaftlicher Verlag, Berlin

Maio G (2020) Eine gute Beziehung ist Bedingung für eine erfolgreiche Therapie (pdf) [Online]. https://www.thieme-connect.de/products/ejournals/pdf/10.1055/a-0975-0442.pdf. Zugegriffen am 17.11.2024

Miller W R, Rollnick S (2012) Motivational interviewing: helping people change. Guilford press, New York

Räss-Hunziker A (2016) Die ernährungstherapeutische Diagnose. In: Rufener A, Jent S (Hrsg) Der Ernährungstherapeutische Prozess. Hogrefe AG, Göttingen

Rozga M et al. (2020) Advancements in Personalized Nutrition Technologies: Guiding Principles for Registered Dietitian Nutritionists. Journal of the Academy of Nutrition and Dietetics 120(6):1074–1085

Swan WI, Vivanti A, Hakel-Smith NA et al (2017) Nutrition care process and model update: toward realizing people-centered care and outcomes management. J Acad Nutr Diet 117:2003–2014

Vanherle K, Werkman A, Baete E et al (2018) Proposed standard model and consistent terminology for monitoring and outcome evaluation in different dietetic care settings: results from the EU-sponsored IMPECD project. Clin Nutr 37(6):2206–2216

VDD (2015) Verband der Diätassistenten – Deutscher Bundesverband e.V. VDD-Leitlinie für die Ernährungstherapie und das prozessgeleitete Handeln in der Diätetik Band 1. Manual für den German-Nutrition Care Process (G-NCP). Pabst Science Publisher, Lengerich

VDD (2025) Wie arbeiten Diätassistenten? [Online]. Verband der Diätassistenten -Deutscher Bundesverband e.V. (VDD). https://www.vdd.de/diaetassistenten/wie-arbeiten-diaetassistenten/?key=1-10&cHash=3f7e24eab3b58a3765159bbf2face6c0. Zugegriffen am 03.08.2025

Willett W, Rockström J, Loken B et al (2019) Food in the anthropocene: the EAT – Lancet Commission on healthy diets from sustainable food systems. The Lancet 393(10170):447–492

Die Prozessschritte des German-Nutrition Care Prozess

5

Sabine Ohlrich-Hahn, Robert Renter und Daniel Buchholz

Der G-NCP besteht aus den 5 Prozessschritten: Ernährungsassessment – Ernährungsdiagnose – Planung der Ernährungsintervention – Durchführung der Ernährungsintervention – Evaluation. Begleitend zur Durchführung der Ernährungsintervention finden das Re-Assessment und das Monitoring statt. Jeder Schritt bildet für sich gesehen definierte Handlungssituationen ab und strukturiert das Vorgehen. Durch die logische Abfolge aller 5 Schritte und deren Verknüpfung lassen sich komplexe und hochkomplexe Anforderungssituationen in der Diätetik bewältigen. Das folgende Kapitel umfasst die theoretischen Grundlagen der Prozessschritte und gibt Beispiele für den Anwendungstransfer in die berufliche Praxis.

S. Ohlrich-Hahn (✉)
Studiengang Diätetik, Fachbereich Agrarwirtschaft und Lebensmittelwissenschaften,
Hochschule Neubrandenburg - University of Applied Sciences, Neubrandenburg, Deutschland
E-Mail: ohlrich@hs-nb.de

R. Renter
Sidekick Health Germany GmbH, Hamburg, Deutschland
E-Mail: robert.renter@sidekickhealth.com

D. Buchholz
Ausbildungszentrum für Ernährung und Diätetik, Universitätsmedizin der Johannes Gutenberg-Universität, Mainz, Deutschland
E-Mail: daniel.buchholz@unimedizin-mainz.de

© Der/die Autor(en), exklusiv lizenziert an Springer-Verlag GmbH, DE, ein Teil von Springer Nature 2025
D. Buchholz, S. Ohlrich-Hahn (Hrsg.), *Der German-Nutrition Care Prozess*, Berufspraxis: Ernährung, https://doi.org/10.1007/978-3-662-70974-0_5

5.1 Ernährungsassessment

Das Wichtigste auf einen Blick
Aufgabe und Ziel
Das Ernährungsassessment ist eine *systematische Sammlung, Analyse und Bewertung von Informationen*, die darauf abzielt:

- *Ernährungsprobleme* zu identifizieren,
- die Ursachen und das *Ausmaß* dieser Probleme zu erfassen und damit
- eine fundierte Basis für die weiteren Schritte im G-NCP zu schaffen.

Es bildet die Grundlage für die *therapeutische Entscheidung*, ob und in welchem Umfang eine Ernährungsintervention notwendig und möglich ist.
Vorgehen
Beim Ernährungsassessment sind die Datenermittlung, deren Systematisierung, Analyse und Bewertung kontinuierlich miteinander verzahnt. Das Setting und die Begrenzung der zur Verfügung stehenden Zeit erfordert je nach Situation variable adressatengerechte Vorgehensweisen. Es geht darum, genau die Daten zu erhalten, die für die umfassende therapeutische Beurteilung der Situation erforderlich sind.

a) *Daten sammeln*, d. h. Erfassung von
   - objektiven Daten: direkt messbare Werte wie Körpergröße, Gewicht, Laborwerte, Muskelkraft, Taillen- und Hüftumfang, und
   - subjektiven Daten: Angaben der Nutzenden zum Ernährungsverhalten, Appetit, Wohlbefinden (oft durch Skalen oder Fragebögen quantifiziert), 24-h-Recall.

   Für die eigene Erhebung werden Assessmentinstrumente unter Einhaltung international gültiger Messstandards verwendet. Ernährungsprotokolle und Häufigkeitsprotokolle sind wichtige Werkzeuge, auch wenn sie durch subjektive Verfälschungen beeinflusst werden können. Darüber hinaus werden Daten anderer Berufsgruppen, z. B. ärztliche Diagnostik, Pflegediagnostik oder logopädische Befunde, genutzt.
b) *Daten gruppieren und clustern,* d. h., sortieren und systematisieren sowie zueinander in Beziehung setzen.
c) *Daten nach den Prinzipien der evidenzbasierten diätetischen Praxis bewerten.*
   Die Daten werden unter Berücksichtigung des individuellen Kontextes mit Referenz- oder Normwerten (Vergleichskriterien) verglichen. Das führt zu *Prozessindikatoren*, die den Status der Person anzeigen und leitend für den weiteren Prozessverlauf werden.

Zusammenfassen und Strukturieren der Assessmentdaten
Für die Dokumentation und den interdisziplinären Austausch werden die relevanten Daten nach den Komponenten des biopsychosozialen Modells der Internationalen Klassi-

fikation der Funktionsfähigkeit, Behinderung und Gesundheit (ICF) strukturiert. Das ermöglicht eine ganzheitliche Sicht auf die Person und ihr Ernährungsproblem.

Re-Assessment

Das Re-Assessment findet interventionsbegleitend statt. Ergibt die Überprüfung der therapeutischen Situation eine veränderte Ausgangslage, wird die Anpassung der Ernährungsdiagnosen notwendig.

Clinical Reasoning und Kritisches Denken

Das Ernährungsassessment erfordert *spezifische therapeutische Denkprozesse* und eine ständige Reflexion. Kritisches Denken verhindert vorschnelle Schlussfolgerungen. Zu klären sind:

- Welche Daten sind für den aktuellen Kontext relevant?
- Sind die Daten ausreichend?
- Können Fehler bei der Datenerhebung ausgeschlossen werden?
- Wurden die richtigen Vergleichskriterien herangezogen?

5.1.1 Begriffsklärung

Das Ernährungsassessment (Abb. 5.1) ist der 1. von 5 Schritten im G-NCP. Es wird wie folgt definiert:

▶ Das Ernährungsassessment ist die systematische Erhebung, Sammlung, Gruppierung, Analyse und Bewertung von Informationen durch Ernährungstherapeut*innen, um Aussagen über den Ernährungszustand sowie die Art und Ursachen von Ernährungsproblemen einer Person oder einer Gruppe treffen zu können.

In patientennahen Situationen dient das Ernährungsassessment zugleich dem Aufbau einer therapeutischen Beziehung (siehe Abschn. 4.2.3).

International finden sich verschiedene Definitionen für das Ernährungsassessment, die sinngemäß weitgehend identisch sind. Als Schritt in den unterschiedlichen diätetischen Prozessmodellen, z. B. Nutrition Care Process der Academy of Nutrition and Dietetic (AND 2021) oder Process for Nutrition and Dietetic Practice der British Dietetic Association (BDA 2020), wird es wie der gesamte Prozess als eigenständige Aufgabe von Ernährungstherapeut*innen gesehen und dient zum Auffinden von Ernährungsproblemen. Es wird vom Assessment anderer Professionen (z. B. ärztliches Assessment, Pflegeassessment) abgegrenzt, jedoch zugleich auf die interprofessionelle Zusammenarbeit hingewiesen. Dies gilt auch für das Ernährungsassessment innerhalb des G-NCP. Die Terminologie der Deutschen Gesellschaft für Ernährungsmedizin (DGEM) (Valentini et al. 2013) sieht das Ernährungsassessment als multidisziplinäre Aufgabe, in der Terminologie der European Society for Clinical Nutrition and Metabolism (ESPEN) (Cede-

Abb. 5.1 Übersicht Prozessschritte - Schritt 1: Ernährungsassessment

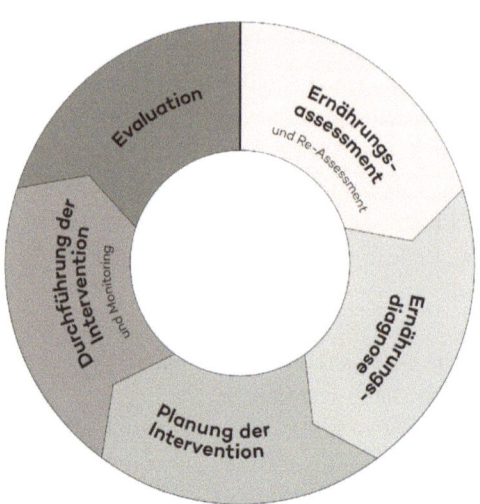

rholm et al. 2019) wird es primär als ärztliche Aufgabe beschrieben, bei der andere Berufsgruppen hinzugezogen werden. Beide Gesellschaften betonen, dass das Ernährungsassessment insbesondere der Identifizierung von Mangelernährung dient. Diese Fokussierung trifft auf den G-NCP nicht zu.

Als erster Schritt des G-NCP stellt das Ernährungsassessment eine in sich geschlossene, komplexe therapeutische Situation dar, für deren Planung, Durchführung und Abschluss therapeutische Entscheidungen zu treffen sind. Das heißt, es gibt nicht das eine Assessment, vielmehr muss das Assessment in Bezug auf die Besonderheiten der therapeutischen Situation und ausgehend von den zu Prozessbeginn vorliegenden Informationen und einer vorausschauenden Antizipierung mittels Clinical Reasoning geplant, vorbereitet und durchgeführt werden. Zum Abschluss steht die Entscheidung, ob der G-NCP mit dem nächsten Schritt, der Ernährungsdiagnose, fortgesetzt wird.

In diesem Prozessschritt werden nicht nur Daten erhoben, sondern diese auch bewertet und beurteilt, um identifizieren zu können, ob und welches Ernährungsproblem vorliegt, wo dessen Ursachen liegen, und zu entscheiden, ob es durch Ernährungstherapeut*innen lösbar ist. Die Ernährungsanamnese stellt lediglich eine mögliche Form der Erhebung von Daten mit direktem Ernährungsbezug dar. Sie wird im G-NCP nur als Teil des Assessments und damit eher als Assessmentinstrument (z. B. in Form eines Formulars, eines Interviews o. ä.) betrachtet. Das Ernährungsassessment selbst gestaltet sich sehr viel umfangreicher.

▶ Ernährungsassessment ist damit die weitaus treffendere Bezeichnung als der bisher im deutschsprachigen Raum noch häufig verwendete Begriff „Ernährungsanamnese".

Im G-NCP wird das Ernährungsassessment als eigenverantwortliche Aufgabe von Ernährungstherapeut*innen verstanden und ist auf das Identifizieren von Ernährungsproblemen ausgerichtet. Es findet variabel in allen Betreuungssettings immer als erster Prozessschritt statt, wenn der entsprechende Anlass gegeben ist. Ernährungsprobleme können unabhängig, aber auch in Verbindung mit einer Mangelernährung auftreten.

> **Ernährungsassessment – Screening auf Mangelernährung**
> Gemäß ESPEN-Terminologie (Cederholm et al. 2017) stellt das Screening auf Mangelernährung ein schnelles Verfahren dar, das unter Anwendung validierter Screening-Tools Personen mit einem möglichen ernährungsbedingten Risiko auffindet (Cederholm et al. 2019). Generell gibt es fließende Übergänge zwischen Screening und Diagnostik der Mangelernährung. Validierte Tools, wie die Kriterien der Global Leadership of Malnutrition (GLIM) (Cederholm et al. 2019), das Mini Nutritional Assessment – Long Form (MNA-LF) (Vellas et al. 2006) oder das Patient-Generated Subjective Global Assessment Short Form (PG-SGA SF) (Erickson et al. 2019; Abbott et al. 2016), verbinden das Screening mit Elementen des Assessments. Eine trennscharfe Abgrenzung ist unter Praxisbedingungen daher eher nicht möglich und sinnvoll, auch wenn genau genommen erst ein positives Screeningergebnis den Anlass zur Durchführung eines umfangreichen Ernährungsassessments, inklusive der Diagnostik einer Mangelernährung darstellt.

5.1.2 Datenerhebung und Assessmentinstrumente

Professionelle Quellen für relevante Informationen können unterschiedlicher Natur sein. Um eine möglichst allumfassende Erhebung zu gewährleisten, setzen Ernährungstherapeut*innen unterschiedliche Methoden, Techniken und Instrumente ein, Tab. 5.1 zeigt eine Auswahl. Bereits im Assessment muss in Richtung Monitoring und Evaluation vorausgedacht werden. Nur wenn im Assessment messbare Ausgangswerte ermittelt werden, lässt sich deren beabsichtigte Veränderung durch die Intervention im Rahmen von Monitoring und Evaluation aufzeigen und beweisen. Deshalb kommen bestimmte Methoden, Techniken und Instrumente dann erneut zum Einsatz.

Tab. 5.1 Methoden, Techniken und Instrumente, die im Ernährungsassessment zum Einsatz kommen

Übernahme von Daten aus der medizinischen Dokumentation/Akte	Durchführung eigener Messungen und Erhebungen	Ermittlung von Informationen, die Nutzende beschreiben und deren Operationalisierung z. B. durch (validierte) Erhebungsinstrumente	Interviewartige Abfragen	Narrative Gesprächssituationen
→ Medizinische Diagnose(n) → Laborwerte → Ergebnisse klinischer Tests → Medikation	→ Größe, Gewicht Taillenumfang → Bioelektrische Impendanzanalyse → Handkraft → Indirekte Kalorimetrie → Muskelkraft und -funktion	→ gesundheitsbezogene Lebensqualität → Wohlbefinden → Schmerzen → Zuversicht → Stuhlverhalten und -qualität → Ernährungswissen	→ Familiäre und soziale Situation → Ernährungsanamnese → Einnahme von Medikamenten → 24-h-Recall	→ Offene Fragen, die Nutzende anregen, frei über ihr Ernährungsverhalten, Einstellungen, Wünsche und Ziele zu erzählen → Erfassung und Deutung dieser Aussagen
		Ernährungsprotokolle (pro-, retrospektiv, Mischformen, Wiegeprotokoll, ...) Food Frequency Questionnaire		
Beobachtung des/der Nutzenden (nonverbale Signale) und deren Deutung				

▶ Die Bezeichnung Assessmentinstrumente wurde gewählt, weil der Einsatz hier erstmalig erfolgt. Das heißt nicht, dass der Einsatz auf das Ernährungsassessment beschränkt bleibt. Einzelne Instrumente kommen beim Monitoring und bei der Outcomeevaluation erneut zum Einsatz.

Neben der eigenen Erhebung wird auch auf Daten und Befunde zurückgegriffen, die durch andere Professionen ermittelt wurden. Unabdingbar sind beispielsweise Laborwerte aus der ärztlichen Diagnostik. Insbesondere im klinischen und geriatrischen Bereich können für die Beurteilung der Ausgangssituation auch Daten aus der Pflegediagnostik, z. B. der Barthel-Index (Mahoney und Barthel 1965), hilfreich sein. Deshalb sind ein interdisziplinärer Austausch mit allen an der Behandlung beteiligten professionellen Akteur*innen und ein umfassender Zugriff auf die (digitale) Patientenakte zwingende Voraussetzung für ein gutes Ernährungsassessment. Kohlenberg-Müller et al. (2019) betonen, dass auch die Erfassung verhaltensbezogener Komponenten stattfinden muss, um Informationen für die Gestaltung einer effektiven Intervention ableiten zu können Dies wird besonders im ambulanten Bereich oder in der Rehabilitation, aber auch im Bereich Prävention und Gesundheitsförderung bedeutsam.

Im Ernährungsassessment ergeben sich unterschiedliche Daten. Zum einem werden Daten erfasst, die direkt messbar sind. Sie werden auch als objektive Daten bezeichnet, weil sie nicht von der persönlichen Sichtweise der Nutzenden geprägt sind. Beispiele sind Größe, Gewicht oder Messergebnisse aus der bioelektrischen Impedanzanalyse (BIA). Zum anderen werden Daten durch Rückschlüsse auf Aussagen der Nutzenden erhoben, die individuell unterschiedlich geprägt sein können und deshalb als subjektive Daten bezeichnet werden. Um deren Beurteilung und Vergleichbarkeit zu ermöglichen, müssen sie objektiviert oder operationalisiert werden. Dazu kann auf bereits etablierte oder validierte Assessmentinstrumente zurückgegriffen werden. Skalen zur Objektivierung subjektiver Aussagen, beispielsweise zum Appetit oder zur Zuversicht, lassen sich aber auch selbst erstellen. In der Praxissituation muss entschieden werden, welche dieser Instrumente jeweils praktikabel und geeignet sind.

▶ Objektive Daten sind direkt messbar, subjektive Daten resultieren aus Aussagen/Angaben der Nutzenden, sie müssen operationalisiert werden.

Tab. 5.2 zeigt Beispiele für Assessmentinstrumente, die objektive Daten erfassen (linke Spalte) oder mit deren Hilfe sich subjektive Aussagen in einen messbaren Wert überführen lassen (rechte Spalte). Idealerweise sollten möglichst viele Assessmentdaten

Tab. 5.2 Beispiele für Assessmentinstrumente zur Ermittlung objektiver und subjektiver Daten

Assessmentinstrumente zur Ermittlung objektiver Daten		Assessmentinstrumente zur Operationalisierung bzw. Objektivierung subjektiver Daten	
Ermöglichen die Messung von	Beispiele	Ermöglichen die Beurteilung von	Beispiele
Körperzusammensetzung	Bioelektrische Impedanzanalyse	Stuhlbeschaffenheit	Bristol Stool Scale[b]
Hautfaltendicke	Caliper-Zange	Wohlbefinden	WHO Wellbeing 5[c] Personal-Wellbeing-Index (PWI)[d]
Ruheenergieumsatz	Indirekte Kalorimetrie	Einschränkungen in der Aktivität, Selbstversorgung und Selbstbestimmung in der Onkologie	Karnofsky-Index[e] Eastern Cooperative Oncology Group Performance Scale (ECOG PF)[f]
Größe, Gewicht	Stadiometer, Waage		
Bauch- bzw. Taillenumfang, Oberarmumfang, Wadenumfang	Maßband	Schmerzen, Appetit, Zuversicht, Ernährungswissen	Fragebögen mit selbst erstellten Skalen, z. B. visuelle Analogskalen, numerische oder verbale Ratingskalen
Muskelkraft und -funktion	Handkraftdynamometer 4-m-Ganggeschwindigkeitstest[a] Aufstehtest[a]		
		Ernährungsqualität	Healthy-Eating-Index[g]

Quellen: [a] Willkomm 2013; [b] Lewis und Heaton 1997; [c] Topp et al. 2015 [d] Cummins et al. 2003; [e] Karnofsky und Burchenal 1949; [f] Oken et al. 1982; [g] von Rusten et al. 2009

quantifizierbar erfasst werden, um eine umfassende Beurteilung der Ausgangssituation zu ermöglichen und perspektivisch durch Ernährungsintervention erreichte Veränderungen aufzeigen zu können.

5.1.3 Gütekriterien für Assessmentinstrumente

Messinstrumente und Erhebungsverfahren zur qualitätsgesicherten und verlässlichen Datenerhebung setzen die Einhaltung von Gütekriterien voraus. Das gilt in Abhängigkeit vom Setting und der jeweiligen Anforderungssituation auch für Assessmentinstrumente und erhält eine herausgestellte Bedeutung, wenn der G-NCP im Rahmen klinischer Studien zur Anwendung kommt. Abb. 5.2 zeigt eine Übersicht. Nicht jedes eingesetzte Instrument muss dabei allen Gütekriterien entsprechen.

Beispiel

Ein Ernährungsprotokoll oder Food Frequency Questionnaire (FFQ) kann durch Nutzende aufgrund des Phänomens der „geheimen Moral" (Thiersch 1990) oder sozialen Erwünschtheit subjektiv beeinflusst werden, woraus beispielsweise Over- oder Underreporting resultieren. Damit ist es den Gütekriterien gemäß nicht objektiv und unverfälschbar. Aber durch den variablen Einsatz von Protokollmethoden, z. B. einer Kombination von FFQ, prospektiven Protokollen und/oder einem 24 h-Recall, können Widersprüche aufgedeckt werden. Durch unterschiedliche Vordrucke und Anleitungen zum Ausfüllen lässt sich sicherstellen, dass Ernährungsprotokolle den Anforderungen unterschiedlicher Personengruppen gerecht werden, also die Gütekriterien Fairness und Zumutbarkeit erfüllen. ◄

▶ Die geheime Moral der Beratung (Thiersch 1990) besteht darin, dass institutionalisierte Beratung implizit Anforderungen an die Personen stellt, die diese Beratung in Anspruch nehmen, um Hilfe zu erhalten. Das hat zur Folge, dass diese Personen ihr Verhalten daran ausrichten. Kurz: Patient*innen verhalten sich, wie sie meinen, dass es von Therapeut*innen erwartet wird, und Therapeut*innen stellen implizit Erwartungen an Patient*innen.

Bei der Planung des Assessments ist auf die Erfüllung dieser Gütekriterien in ihrer Gesamtheit zu achten. Durch die gezielte Kombination aller in der jeweiligen Assessmentsituation zur Anwendung kommenden Assessmentinstrumente, Techniken und Methoden können die Stärken und Schwächen der einzelnen Erhebungstools Berücksichtigung finden und ermöglichen in der Gesamtheit ein zuverlässiges Ergebnis des Ernährungsassessment. Neben der Auswahl der geeigneten Instrumente ist auch auf deren standardisierte

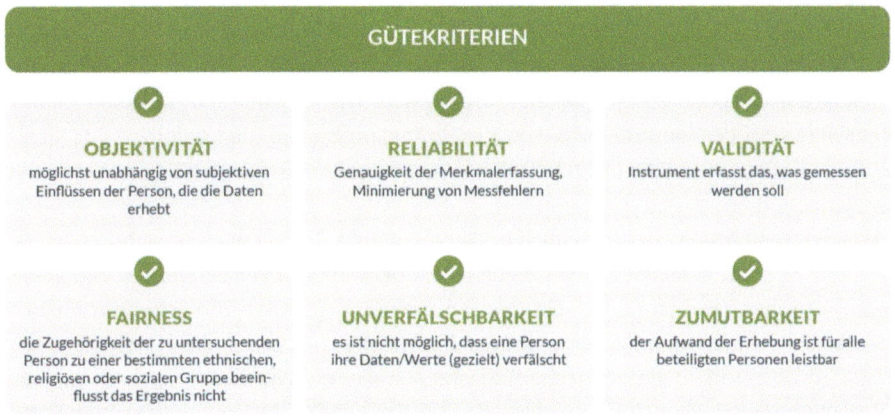

Abb. 5.2 Gütekriterien für Assessmentinstrumente, Auswahl (nach Gollwitzer und Jäger 2014)

Handhabung zu achten. Nur so können eingesetzte Instrumente auch zuverlässige (reliable) Ergebnisse liefern und ermöglichen einen Vergleich zwischen Nutzenden oder über unterschiedliche Therapeut*innen hinweg. Beispielsweise sollte das Körpergewicht mit einer geeichten Waage, zur gleichen Tageszeit, mit leichter Bekleidung und entleerter Blase ermittelt oder Vorgaben der Gerätehersteller z. B. bei der BIA-Messung genau befolgt werden.

▶ **Hinweis** Detaillierte Ausführungen zur standardisierten Erhebung und Interpretation der Messergebnisse sind u. a. in der *VDD-Leitlinie Band 2: Grundlagen zu Körpergröße, Körpergewicht, Körperzusammensetzung und Handkraft bei Erwachsenen* (VDD 2017) oder im *Dietetic Pocket Guide* (Wierdsma et al. 2017) zu finden.

5.1.4 Vor- und Nachbereitung des Ernährungsassessments

Um im Ernährungsassessment zielgerichtet und effektiv vorgehen zu können, ist dessen Planung unabdingbar. Ernährungstherapeut*innen setzen sich auf der Basis ihrer beruflichen Handlungskompetenz (Kap. 3) mit der zu erwartenden Situation auseinander. Das Ziel besteht darin, die fach- und fallspezifischen Aspekte zu erfassen und bei der Auswahl der Methoden, Techniken und Instrumente für das Assessment zu berücksichtigen. Auf dieser Basis kann die Durchführung des Ernährungsassessments angemessen erfolgen. Zugleich spielt auch die Selbstreflexion eine wichtige Rolle. Dabei müssen alle therapeutischen Entscheidungen im Ernährungsassessment überprüft und kritisch hinterfragt werden. Fehlende oder unvollständige Daten und Informationen sowie Fehler bei der Datenerhebung ebenso aber auch Fehlinterpretationen, z. B. durch falsche Vergleichskriterien oder einen falschen Bezugsrahmen, können zu falschen Schlussfolgerungen bei der Identifikation von Ernährungsproblemen und damit zu falschen Ernährungsdiagnosen führen (VDD 2015). Das würde eine Gefahr für den gesamten Prozess darstellen.

Für Außenstehende sind Planungsüberlegungen und Reflexion nicht sichtbar. Sie werden durch hypothesengeleitetes Vorgehen bzw. über die Pattern Recognition und generell durch kritisches Denken (siehe Abschn. 3.3 bzw. 3.4) geprägt. Sie erfordern einen angemessenen Zeitaufwand. Mit wachsender Berufserfahrung fallen die Überlegungen und daraus resultierende therapeutische Entscheidungen üblicherweise leichter („practise makes perfect hypothesis") (Hentschker und Mennicken 2018). Die gedanklichen Schritte werden dann sofort miteinander verknüpft, sodass sie sehr schnell und fast „automatisiert" ablaufen (siehe auch Abschn. 5.1.9 und 3.5). Neue, komplizierte und multidimensionale Fallsituationen werden auch für Expert*innen, allein schon aus Gründen der therapeutischen Sorgfalt, immer mit einem erhöhten Zeitaufwand einhergehen.

5.1.5 Ergebnis des Ernährungsassessments

Am Ende des Ernährungsassessments steht zunächst die kritische Reflexion, ob die gesammelten Daten ausreichend und vollständig sind, um den Ernährungszustand sowie Art und Ursachen von Ernährungsproblemen beurteilen zu können. Wenn das der Fall ist, treffen Ernährungstherapeut*innen auf Basis der Prozessindikatoren (Abschn. 4.4) und mit Hilfe der folgenden 2 Fragen eine therapeutische Entscheidung.

1. Liegt (mindestens) ein Ernährungsproblem vor?
2. Kann dieses Ernährungsproblem durch Intervention von Ernährungstherapeut*innen eigenverantwortlich gelöst werden?

Wie Abb. 5.3 darstellt, kann diese Entscheidung zu unterschiedlichen Schlussfolgerungen führen, je nachdem, ob diese Fragen mit ja oder nein beantwortet werden.

a) Das Ernährungsproblem bzw. die Ernährungsprobleme der Nutzenden konnten identifiziert werden und lassen sich durch eine Ernährungsintervention lösen. Der G-NCP wird fortgesetzt.
b) Es ließen sich keine Ernährungsprobleme identifizieren. Der G-NCP endet und wird nicht fortgesetzt.

5 Die Prozessschritte des German-Nutrition Care Prozess

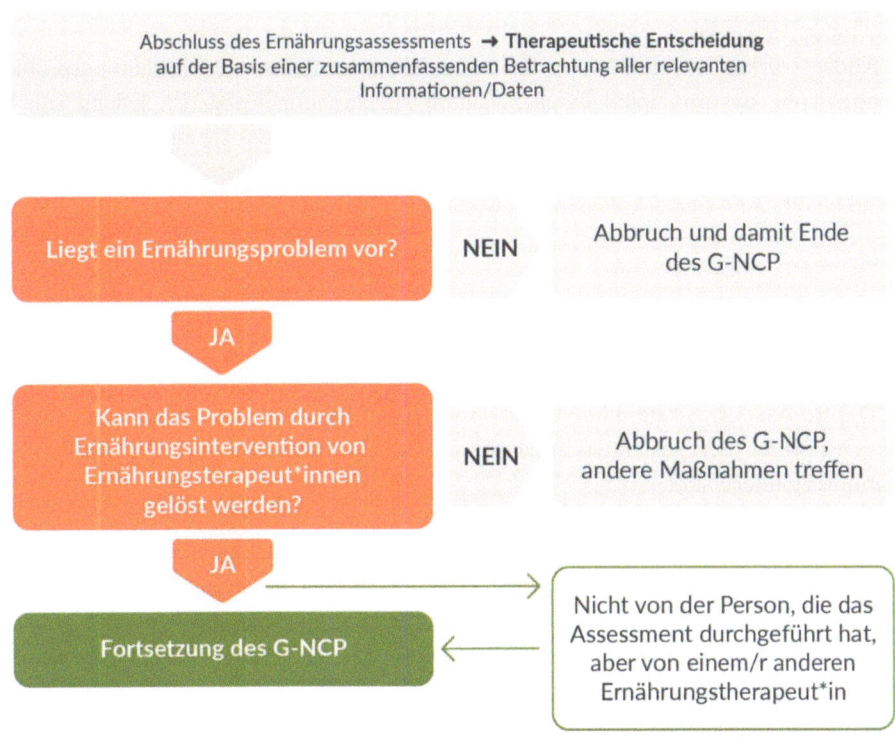

Abb. 5.3 Algorithmus der therapeutischen Entscheidung zum Ergebnis des Ernährungsassessments

Dies kann auftreten, wenn Nutzende die Ernährungstherapie zur Bestätigung/Kontrolle aufsuchen. Erweist sich, dass sie schon eine hohe Selbstkompetenz in Bezug auf ihre Ernährung besitzen, und untermauern die Prozessindikatoren, dass sie alles richtig machen, liegt kein Ernährungsproblem vor. Es fehlt der Anlass für eine Intervention. In diesem Fall reichen oft eine Bestätigung und Ermutigung, alles so beizubehalten, und der Prozess endet.

c) Es wurde (mindestens) ein Ernährungsproblem erkannt, dieses kann jedoch durch Ernährungstherapeut*innen in dieser Situation nicht gelöst werden. Der G-NCP wird an dieser Stelle abgebrochen, es müssen andere Maßnahmen eingeleitet werden.

Letzteres kann in verschiedener Hinsicht vorkommen. Beispielsweise zum einen, dass zwar Ernährungsprobleme identifiziert wurden, der/die Nutzende jedoch die Behandlung durch Ernährungstherapeut*innen verweigert, sodass diese nicht tätig werden können. Das muss dokumentiert und an die überweisende Stelle rückgemeldet werden. Zum anderen, dass durch das Assessment eine Essstörung erkannt wird. Für die Bestätigung dieser Diagnose und Therapieklärung sind Ernährungstherapeut*innen in der Regel nicht ausreichend qualifiziert. Deshalb wird zunächst an Psychotherapeut*innen oder an Fachärzt*innen verwiesen.

Anders verhält es sich, wenn Ernährungstherapeut*innen ein Ernährungsproblem identifizieren, das prinzipiell durch Ernährungsintervention lösbar ist, jedoch von Ernährungstherapeut*innen hohes Spezialwissen verlangt, über das sie als Person nicht verfügen, z. B. im Bereich der Allergologie oder Pädiatrie. In diesem Fall wird an entsprechend qualifizierte Berufskolleg*innen weitergeleitet. Der G-NCP endet dabei nicht, sondern wird von der übernehmenden Person weitergeführt.

5.1.6 Ernährungsassessment und Re-Assessment

▶ Das Re-Assessment stellt im Verlauf des G-NCP eine Feedbackschleife dar, womit auf das Überprüfen der gestellten Ernährungsdiagnose/n abgezielt wird. Es findet interventionsbegleitend statt.

Ein in regelmäßigen Abständen vorgenommenes Re-Assessment überprüft, ob die Ernährungsprobleme unverändert bestehen, eine Veränderung aufgetreten ist oder neue Ernährungsprobleme hinzugekommen sind (AND 2013). Als Konsequenz erfolgt ggf. eine Änderung der bestehenden Ernährungsdiagnosen, was nachfolgend zu einer Anpassung der Interventionsplanung führt und Auswirkungen auf die weiteren Prozessschritte hat.

Im Ernährungsassessment findet eine initiale Erfassung und Beurteilung der Daten der Nutzenden statt, woraus sich die Prozessindikatoren (Abschn. 4.4) ergeben. Im Verlauf der Behandlung können sich jedoch Bedingungen ändern. Aspekte können wegfallen oder hinzukommen. Deshalb muss interventionsbegleitend in regelmäßigen Abständen ein Re-Assessment durchgeführt werden. Es könnte beispielsweise der Fall eintreten, dass sich beim initialen Assessment bestimmte Messwerte noch im Normbereich befanden, sich inzwischen jedoch verschlechtert haben. Oder im Zuge der erwünschten Reduzierung der Energieaufnahme könnte es zu einer Unterdeckung des Bedarfs an bestimmten Mikronährstoffen gekommen sein. Beide Fälle hätten eine veränderte therapeutische Situation und eine Anpassung der Ernährungsdiagnose mit Konsequenzen für die weitere Durchführung der Intervention zur Folge.

Besonders bedeutsam ist das Re-Assessment bei einer Änderung des Settings, z. B. Überleitung vom stationären in den ambulanten Bereich unter Fortsetzung des G-NCP. Für die weitere erfolgreiche Intervention muss eine umfassende erneute Bestandsaufnahme erfolgen, bei der zum einen zusätzliche Daten erhoben und beurteilt werden, die für die Akutsituation in der Klinik (noch) nicht relevant waren, aus denen sich aber wichtige Informationen ergeben, beispielsweise zu den Bedingungen im häuslichen Umfeld.

Eine interventionsbegleitende Überprüfung und Beurteilung von Daten finden sowohl beim Re-Assessment als auch beim Monitoring statt. Es kommen dabei die gleichen Methoden, Tools und Instrumente zum Einsatz. Der Blickwinkel, aus dem die Daten beurteilt werden, ist jedoch unterschiedlich. Es ist nicht Aufgabe des Re-Assessments, zu überprüfen, ob sich im Verlauf der Intervention einzelne Messwerte bereits verbessert haben Das obliegt dem Monitoring.

5.1.7 Ernährungsassessment und Praxisbedingungen

Unter Praxisbedingungen steht für das Ernährungsassessment oft nur eine begrenzte Zeit zur Verfügung. Auch verlangt das Setting – Akutklinik, Rehaklinik, Pflegeeinrichtung, ambulante oder digitale Ernährungstherapie eine angepasste Vorgehensweise. Es ist nicht notwendig, so viele Daten zu ermitteln wie möglich, sondern es geht darum, genau die Daten zu erheben, die für die aktuelle Situation im jeweiligen Setting relevant sind, um therapeutische Entscheidungen treffen zu können. Aufgrund ihrer fachlichen Expertise können Ernährungstherapeut*innen ableiten, welche Daten sie benötigen, um z. B. den Ernährungszustand und das Ernährungsverhalten zu beurteilen. Zudem erwerben sie umfangreiche berufliche Erfahrungen zu Erkrankungsmustern und Ernährungsproblemen, die in ihrem Arbeitsbereich immer wieder auftreten. Das versetzt sie in die Lage, Assessmentdaten sehr fokussiert zu erheben. Grundsätzlich wird sich das Assessment je nach Anlass in einer klinischen Akutsituation von dem in einer Rehabilitationsklinik oder in der ambulanten Ernährungstherapie unterscheiden, lässt sich je nach Bereich aber in einem gewissen Umfang standardisieren. So werden in vielen Fällen Formulare, Vordrucke oder digitale Tools eingesetzt und es haben sich bestimmte Routinen etabliert.

> **Anpassung des Ernährungsassessments unter Praxisbedingungen**
>
> Weil Körpergewicht und Körpergröße ein grundsätzliches Beurteilungsmerkmal für den Ernährungszustand und eine Bezugsgröße für die Kalkulation des Energiebedarfs bilden, werden sie üblicherweise immer erhoben. Aber es gibt Daten, die nur in bestimmten Situationen erforderlich sind. Werden beispielsweise Personen mit Herz-Kreislauf-Erkrankungen betreut, wird zur Risikoabschätzung der Taillenumfang wichtig, jedoch üblicherweise nicht im Mangelernährungsassessment. Angaben zum häuslichen Ernährungsverhalten können in einer klinischen Akutsituation weniger, dafür besonders in einer ambulanten Betreuungssituation sehr bedeutsam sein. ◀

Es obliegt den Ernährungstherapeut*innen, zu entscheiden, welche Assessmentdaten für die antizipierte Interventionssituation sowie das Setting jeweils bedeutsam und wichtig werden und mit einem vertretbaren Aufwand sowohl von den Nutzenden als auch von den Therapeut*innen erhoben werden können. Sowohl der Planung des Assessments als auch der kritischen Reflexion dessen Durchführung liegen umfangreiche Überlegungen zugrunde. Tab. 5.3 zeigt eine Auflistung mit Fragen, die diese Überlegungen und daraus resultierende Entscheidungen für die Planung der jeweiligen Assessmentsituation leiten können. Daraus wiederum ergeben sich Fragen für die kritische Reflexion.

Tab. 5.3 Hilfreiche Fragen zur Planung und Reflexion von Assessmentsituationen

Leitfragen für die Planung des Assessments	Fragen für die kritische Reflexion
Welche therapeutische Situation ist zu erwarten? Worin besteht mein therapeutischer Auftrag?	Habe ich die therapeutische Situation und meinen therapeutischen Auftrag richtig bewertet und berücksichtigt?
Welche Daten haben einen Einfluss auf den Ernährungs- bzw. Gesundheitsstatus in der vorliegenden therapeutischen Situation? – Welche Daten sind geeignet, den Ausgangsstatus der Person zu bestimmen und den therapeutischen Bedarf abzuleiten? – Welche Daten sind geeignet, um den Erfolg der Intervention messen zu können?	Lassen sich auf dieser Basis Standards für das Assessment entwickeln, die künftige Assessmentsituationen erleichtern können?
Welche Daten/Informationen sind in der konkreten Assessmentsituation erforderlich? Kann ich beim Assessment auf einen fachlichen oder institutionellen Standard zurückgreifen? Welche Daten sind bereits vorhanden? Lässt sich auf der Grundlage dieser Daten auf die Erhebung weiterer notwendiger Daten schließen? Lassen sich bestimmte Datenerhebungen so organisieren, dass die Assessmentzeit, die gemeinsam mit den Nutzenden zur Verfügung steht, entlastet wird?	Habe ich alle Daten umfassend ermittelt, auch solche, die zunächst nicht unmittelbar relevant erschienen? Habe ich die richtigen Vergleichskriterien herangezogen, um Prozessindikatoren zu benennen? Ist mein Fachwissen diesbezüglich auf dem aktuellen Stand? Ergeben sich Daten, die für die Ernährungsdiagnose nicht herangezogen werden, aber im weiteren Prozessverlauf überwacht werden sollten? Konnte ich die mit der/dem Nutzenden für das Assessment zur Verfügung stehende Zeit optimal nutzen?
Welche Erhebungsmethoden und -techniken sind geeignet? Welche Assessmentinstrumente stehen zur Verfügung? Welche müssen wie eingesetzt werden, um Daten reliabel zu erheben?	Bin ich bei der Datenerhebung standardisiert vorgegangen? Habe ich Instrumente eingesetzt, die subjektive Aussagen der/des Nutzenden ausreichend operationalisieren, um sie messbar und vergleichbar zu machen? Habe ich Erhebungstools so kombiniert, dass ihre impliziten Schwächen (z. B. bei Ernährungsprotokollen) relativiert werden?
Mit welchen Mitteln kann ich eine therapeutische Beziehung aufbauen? Welche Informationen benötige ich dafür? Was will ich von mir mitteilen?	Wie ist die Anbahnung der therapeutischen Beziehung gelungen?
Können Fehler oder Störfaktoren auftreten und wie lassen sich diese umgehen oder minimieren?	Kann ich Fehler bei der Datenerhebung ausschließen? Insgesamt: Gibt es Erkenntnisse, die ich für künftige Assessmentsituationen nutzen kann?

5.1.8 Datenstruktur für das Ernährungsassessment

Um eine ganzheitliche Betrachtung der Person zu ermöglichen und die Assessmentdaten für den weiteren Prozessverlauf besser nutzbar zu machen, ist eine Strukturierung und Kategorisierung hilfreich. Der G-NCP empfiehlt dafür die Nutzung des biopsychosozialen Modells der Internationalen Klassifikation der Funktionsfähigkeit, Behinderung und Gesundheit (ICF) der Weltgesundheitsorganisation (WHO und DIMDI 2005). Eine ausführliche Beschreibung findet sich in Abschn. 17.2.

> **Komponenten des biopsychosozialen Modells**
> Das biopsychosoziale Modell gibt folgende Komponenten vor, nach denen sich die Assessmentdaten zuordnen und strukturieren lassen:
>
> - Gesundheitsproblem (Gesundheitsstörung/Krankheit)
> - Körperfunktionen und -strukturen
> - Aktivitäten
> - Partizipation (Teilhabe)
> - Umweltfaktoren
> - Personbezogene Faktoren

Die aus dem biopsychosozialen Modell abgeleitete Vorlage zeigt Abb. 5.4, sie eignet sich in mehrfacher Hinsicht, um die Vielfalt der Daten von Nutzenden aus dem Ernährungsassessment zu organisieren. Sie stellt jedoch eine Maximalvariante dar, die nicht vollständig zur Anwendung kommt. Ihr Vorteil ist, dass sich daraus je nach Setting und Betreuungsschwerpunkt Standards für unterschiedliche Einsatzbereiche entwickeln lassen. Diese erleichtern das Assessment und machen es vergleichbarer, wenn hinterlegt wird, welche jeweils relevanten Informationen wie/womit erhoben werden. So ist es übliche Praxis, dass Ernährungstherapeut*innen für das Assessment selbst oder im Team Unterlagen erstellen und diese immer wieder nutzen. Wird dabei auf die ICF-Vorlage zurückgegriffen und diese entsprechend der Gegebenheiten angepasst, steigert das die Vergleichbarkeit und den Austausch innerhalb der Berufsgruppe. Zielgruppe für die Nutzung der ICF sind alle therapeutischen Gesundheitsberufe, was deren Verständigung und Zusammenarbeit verbessert. Für den Bereich Rehabilitation ist die Anwendung der ICF im Sozialgesetzbuch (§ 118 SGB IX) gesetzlich verankert (DVfR 2014). Aus der ICF-Vorlage lassen sich auch Dokumentationstools entwickeln. Ergänzt mit den individuellen Daten ergibt sich ein umfassender Blick auf die jeweilige zu betreuende Person, sowohl im Assessment in Bezug auf den Ausgangszustand als auch perspektivisch bei der Evaluation für die erreichten Ergebnisse.

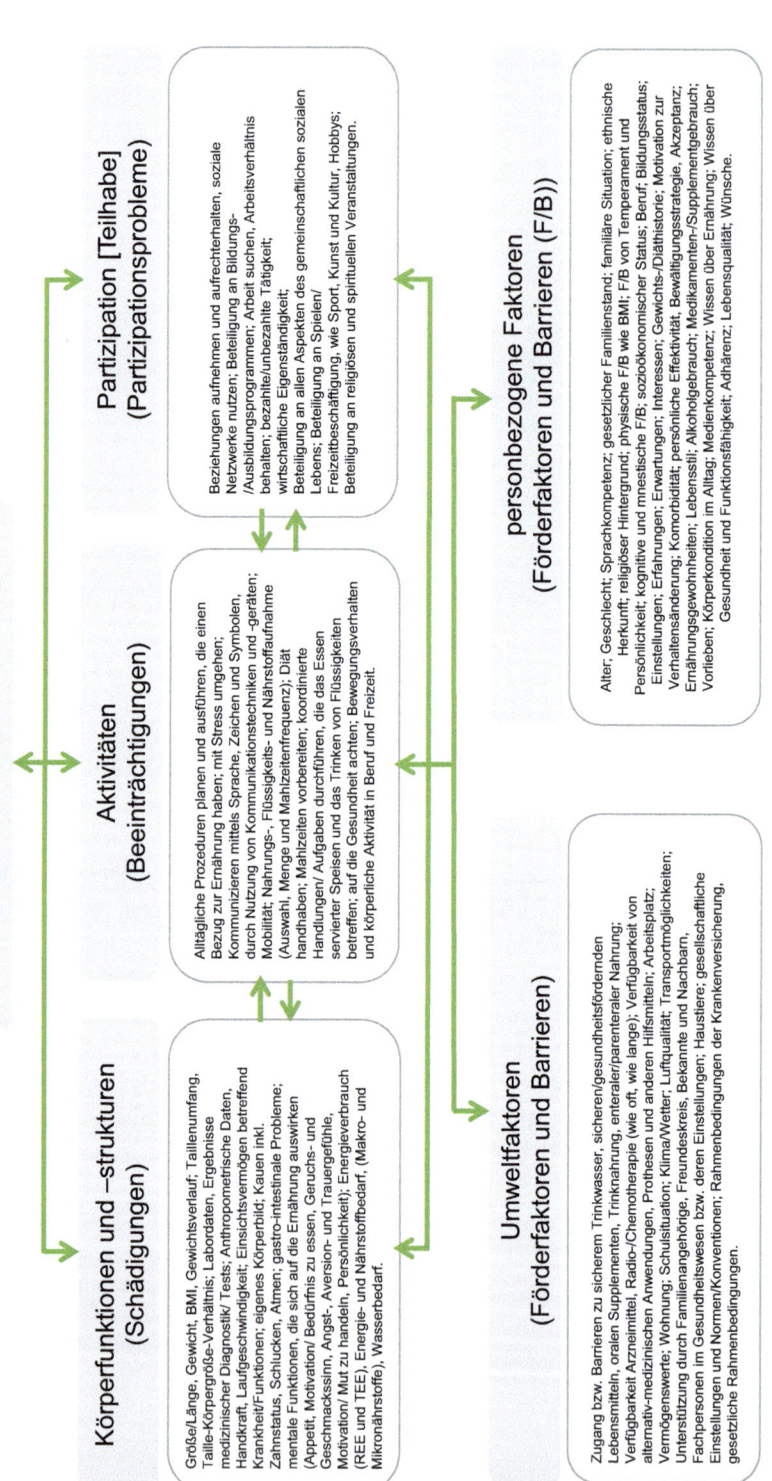

Abb. 5.4 Datenstruktur für das Ernährungsassessment, eingeteilt nach dem biopsychosozialen Modell der ICF (WHO und DIMDI 2005) und der ICF-Diätetik 4.0 (Abschn. 17.2, 17.4.1), unter Berücksichtigung der Systematik personbezogener Faktoren der Deutschen Gesellschaft für Sozialmedizin und Prävention (DGSMP) (Grotkamp et al. 2020). *BMI* Body-Mass-Index; *REE* Ruheenergieumsatz (Resting Energy Expenditure); *TEE* Tagesenergieumsatz (Total Energy Expenditure)

▶ **Hinweis zu Abb. 5.4** Der Body-Mass-Index (BMI) erscheint in der Übersicht doppelt. Er wird im G-NCP unter Körperfunktionen und Strukturen erfasst, auch wenn er zusätzlich unter personbezogenen Faktoren als Förderfaktor/Barriere Erwähnung findet (Erläuterungen siehe Abschn. 17.4.1).

5.1.9 Spiralmodell des Ernährungsassessments

Beim Ernährungsassessment laufen umfangreiche Denkprozesse ab. Es wäre nicht zwingend notwendig, diese zu kennen und zu verstehen, um das Ernährungsassessment durchführen zu können. Aber für die Gestaltung von Lehrsituationen oder die reflektierte Auseinandersetzung mit den beruflichen Kompetenzen kann es sehr hilfreich sein, diese benennen und nachvollziehen zu können. Um die Komplexität, den hohen Anspruch und die dafür notwendige berufliche Expertise ableiten zu können, werden sie im Folgenden ausführlicher dargestellt.

Das Ernährungsassessment stellt keinen linearen Prozess dar. Wie Abb. 5.5. visualisiert, ist es als Spirale zu verstehen. Unter Anwendung von Clinical-Reasoning-Modellen, z. B. des hypothetisch-deduktiven Reasonings oder der Pattern Recognition (Abschn. 3.4 und 3.5), laufen im Ernährungsassessment variabel Denk- und Überlegungsschritte ab.

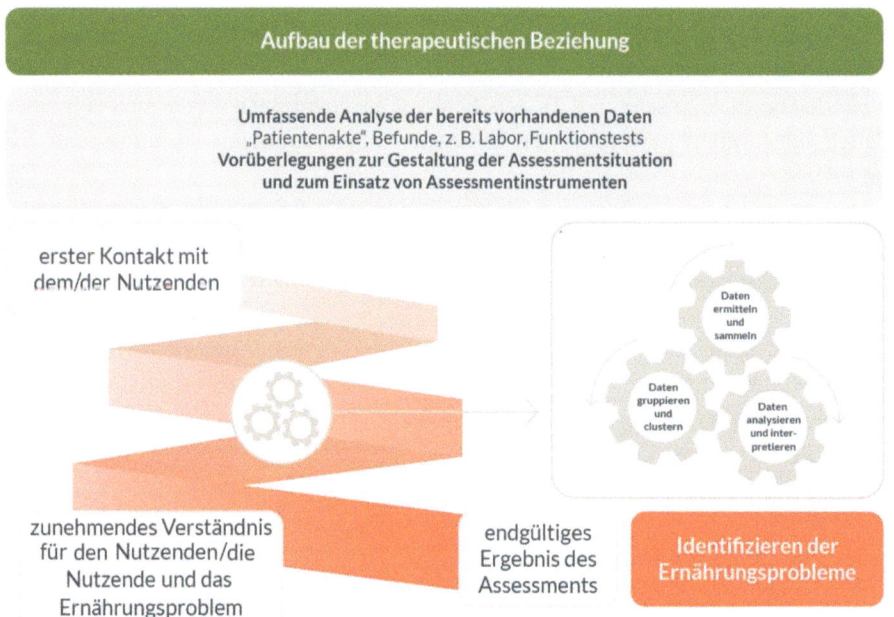

Abb. 5.5 Spiralmodell des Ernährungsassessments in Anlehnung an den Clinical-Reasoning-Prozess. (Nach Higgs et al. 2019)

▶ Diese Schritte sind in stetiger Wechselbeziehung miteinander verzahnt, sie laufen nicht nacheinander ab.

Mit dem Fortschreiten entsteht beim Ernährungsassessment eine umfangreiche, ständig wachsende Datensammlung, aus deren Beurteilung sich das Verständnis für den Nutzenden/die Nutzende und das Erkennen der Ernährungsprobleme immer deutlicher abzeichnet.
Das Spiralmodell des Ernährungsassessments umfasst 3 Schritte:

- *Schritt 1* – Daten ermitteln und sammeln: Während des Ernährungsassessments werden Daten und Informationen erhoben und gesammelt.
- *Schritt 2* – Daten gruppieren und clustern: Die gewonnenen Daten werden zueinander in Beziehung gesetzt, sortiert und systematisch geordnet, sodass sie als einheitliches Ganzes betrachtet werden können.
- *Schritt 3* – Datenanalyse und -interpretation: Ermittelte Daten werden auf der Basis der evidenzbasierten diätetischen Praxis (Abschn. 3.3) mit Vergleichswerten abgeglichen. Das ermöglicht die Interpretation, ob Abweichungen vorliegen und ob diese Abweichungen bedeutsam sind. Grundlage für den Vergleich bildet die jeweils beste auffindbare Evidenz (AND 2013), zugleich finden aber auch die Umstände des Einzelfalls Berücksichtigung.

Für das Assessment sind Schlüsselinformationen, sog. Cues, leitend, die die Ermittlung und Erfassung weiterer Daten lenken. Cues ist der Originalbegriff aus englischsprachigen CR-Publikationen und wird im G-NCP mit der Übersetzung Schlüsselinformationen verwendet (siehe auch Abschn. 3.5.2). Aus Schlüsselinformationen lassen sich Hypothesen ableiten oder gebildete Hypothesen bestätigen oder verwerfen (Klemme und Siegmann 2015).
Abb. 5.6 weist auf die intensive Verzahnung dieser 3 Schritte hin. Sie laufen mit zunehmender Berufserfahrung im Praxisalltag weitgehend automatisiert ab. Im Hintergrund kommen jedoch zwei sich ergänzende Denkprozesse zur Anwendung.

- Aus ersten Schlüsselinformationen wird abgeleitet, welche Daten als nächstes erhoben und bewertet werden müssen. Das führt zu einer schrittweisen Akkumulation relevanter Schlüsselinformationen. Diese hypothetisch-deduktive Vorgehensweise ist besonders bei Noviz*innen zu beobachten. Sie findet aber auch statt, wenn erfahrene Therapeut*innen mit unbekannten, neuen Situationen konfrontiert werden (siehe auch Abschn. 3.5.2).
- Ausgehend von der Vermutung (Hypothese), dass ein bestimmtes Ernährungsmuster bzw. Ernährungsproblem vorliegt, wird mittels Pattern Recognition (Abschn. 3.5.1) gezielt nach dessen Bestätigung durch Schlüsselinformationen gesucht. Diese Vorgehensweise kommt überwiegend bei erfahrenen Therapeut*innen zur Anwendung. Kritisches Denken verhindert, dass hierbei vorschnell entschieden wird und auch Daten Berücksichtigung finden, die die anfängliche Vermutung unter Umständen widerlegen.

Abb. 5.6 Verzahnung der Schritte bei der Datenerfassung

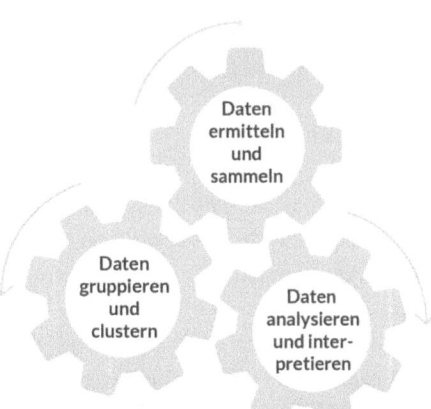

Die Datenerfassung wird so lange fortgesetzt, bis sich eine umfassende Bewertung vornehmen lässt. Unter Umständen kann ein einziges Datenelement auf ein bestimmtes Ernährungsproblem hinweisen, im Regelfall ergibt sich jedoch erst aus deren Kombination die Schlussfolgerung auf das Ernährungsproblem (VDD 2015). Sicherzustellen ist, dass bei der Datenerhebung die richtigen Assessmentinstrumente eingesetzt werden und bei den Messungen und Beurteilungen keine Fehler unterlaufen. Aufgrund ihres beruflichen Wissens und ihrer Erfahrung erkennen Ernährungstherapeut*innen, ob sich Werte im Normbereich befinden oder nicht oder welche Daten zueinander in Beziehung gesetzt werden müssen, um einzelne Werte beurteilen zu können.

Daraus resultieren die Prozessindikatoren, die eine herausgestellte Bedeutung im G-NCP haben (Abschn. 4.4). Es besteht eine große Schnittmenge zwischen Schlüsselinformationen und Prozessindikatoren. Jeder Prozessindikator stellt eine Schlüsselinformation dar, aber nicht jede Schlüsselinformationen ist ein Prozessindikator. Denn für die Steuerung des Prozesses und der therapeutischen Beziehung sind auch nichtmessbare Informationen über die Person oder ihr Umfeld wichtig, z. B. Persönlichkeitsmerkmale oder Angaben zur häuslichen und familiären Situation.

Das Interpretieren inkludiert Überlegungen, welche als abweichend erkannte Daten

- die beste Aussagekraft besitzen, um den therapeutischen Bedarf für eine Ernährungsintervention zu begründen, und
- sich durch die Intervention durch Ernährungstherapeut*innen verbessern/normalisieren sollten.

Zugleich wird erkennbar, welche Messwerte sich (noch) im Normbereich befinden, aber im Verlauf der Intervention regelmäßig kontrolliert werden müssen, weil sich ungünstige Veränderungen ergeben können. Diese werden für das Re-Assessment bedeutsam.

5.2 Ernährungsdiagnose

Das Wichtigste auf einen Blick
Bedeutung
Die Ernährungsdiagnose:

- beschreibt *Ernährungsprobleme* systematisch,
- fasst die *Beurteilung der therapeutischen Situation* zusammen,
- identifiziert Ansatzpunkte für die Intervention und deren Erfolgsbewertung.

Sie orientiert sich an der Internationalen Klassifikation der Funktionsfähigkeit, Behinderung und Gesundheit (ICF) und erweitert die ärztliche Diagnose. Für jedes im Assessment identifizierte Ernährungsproblem wird ein PESR-Statement formuliert.
PESR-Statement

(P) Problem	(E) Etiology (Ursache)	(S) Symptome	(R) Ressourcen und Barrieren
Kernaussage, beschreibt den interventionsbedürftigen Zustand	Begründet, warum das Problem entstanden ist und bildet den Interventionsansatz	Merkmale/Zeichen, die das Problem beweisen und sich normalisieren oder verbessern sollten	Unterstützende oder hemmende Faktoren, die bei der Problemlösung nutzbar sind

Das PESR-Statement ist v. a. ein Arbeitsinstrument für Ernährungstherapeut*innen. Seine Erstellung erfordert logisches, analytisches und kritisches Denken, es kommt zur:

- *Problem-Symptom-Verknüpfung:* Welche Symptome belegen das Ernährungsproblem?
- *Ursachenanalyse:* Wodurch wurde das Problem verursacht und wie kann es beeinflusst werden?
- *Analyse von Kontextfaktoren:* Welche Ressourcen können die Problemlösung fördern, welche Barrieren behindern?

Dabei wird die Schlüssigkeit der logischen Zusammenhänge hinterfragt und geprüft, ob das PESR-Statement in allen Elementen spezifisch erfasst wurde.
Dokumentation
Zur vollständigen Erfassung der Ernährungsdiagnosen wird die PESR-Matrix empfohlen.

In der Praxis können standardisierte Textbausteine die Erstellung und Dokumentation erleichtern, die je nach Person individuell kombiniert werden. Perspektivisch muss erreicht werden, dass alle Ernährungstherapeut*innen die gestellten Ernährungsdiagnosen verstehen und gleich deuten können.

5.2.1 Begriffsklärung

Mit dem Identifizieren von Ernährungsproblemen im Schritt des Ernährungsassessments fällt die Entscheidung, dass eine Ernährungsintervention durchzuführen ist. Das Stellen der Ernährungsdiagnose ist der 2. Schritt des G-NCP (Abb. 5.7).

▶ Die Ernährungsdiagnose stellt eine zusammenfassende Beurteilung dar, bei der Ernährungstherapeut*innen Ernährungsprobleme systematisch beschreiben, um auf Ansatzpunkte für die Planung und Durchführung der Intervention sowie deren Erfolgsbewertung schlussfolgern zu können.

Das Stellen der Ernährungsdiagnose ist eine eigenverantwortliche Handlung von Ernährungstherapeut*innen. Die Ernährungsdiagnose im G-NCP nimmt analog zu anderen Prozessmodellen in der Diätetik eine zentrale Stellung ein (Buchholz et al. 2018). Im Prozessschritt der Ernährungsdiagnose des G-NCP ordnen Ernährungstherapeut*innen Daten/Informationen aus dem Ernährungsassessment systematisch jedem identifizierten Ernährungsproblem zu.

Die Ernährungsdiagnose wird mit dem Problem-Etiology-Symptome-Ressourcen-Statement (PESR-Statement) gestellt. Die Zusammenfassung des interventions-

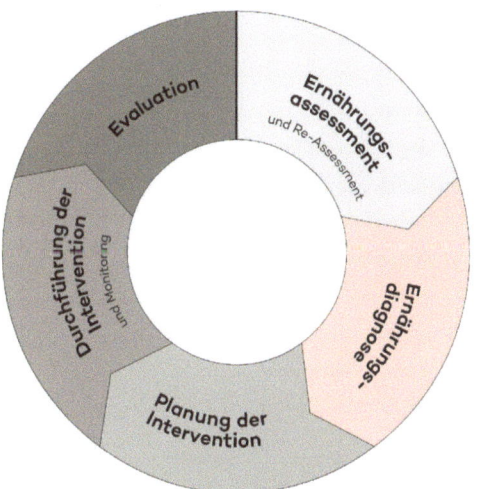

Abb. 5.7 Übersicht Prozessschritte - Schritt 2: Ernährungsdiagnose

bedürftigen Zustandes ergibt sich aus der Summe der Ernährungsdiagnosen (PESR-Statements) und umfasst die Gesamtheit aller identifizierten Ernährungsprobleme. Mittels analytischen und synthetischen Denkens werden unter Berücksichtigung logischer und kausaler Zusammenhänge einzelne Assessmentdaten so kombiniert und zusammengeführt, dass mit jeder Ernährungsdiagnose ein therapeutisches Urteil entsteht, aus dem sich die Ansatzpunkte für die Intervention ableiten lassen. Die Ernährungsdiagnosen stellen daher ein wichtiges Arbeitsinstrument sowie die Grundlage für das berufliche Handeln von Ernährungstherapeut*innen dar. Sie erlangen Bedeutung für den weiteren Prozess, die Gestaltung der therapeutischen Beziehung und die interprofessionelle Zusammenarbeit (Räss-Hunziker 2016). Für die direkte Kommunikation mit bzw. Weitergabe an die Nutzenden sind Ernährungsdiagnosen in Form des PESR-Statements nicht vorgesehen.

Wie bei allen berufsspezifischen Diagnosen von Angehörigen pflegerischer und therapeutischer Gesundheitsberufe ergibt sich auch für die Ernährungsdiagnose eine Abgrenzung zur ärztlichen (medizinischen) Diagnose (Tab. 5.4). Während die ärztliche Diagnose nach der *International Classification of Diseases* (ICD) erfolgt, basiert die Diagnosestellung im G-NCP auf der *International Classification of Functioning, Disability and Health* (ICF). So wie sich die Referenzklassifikationen ICD und ICF ergänzen (BAR 2010), stellt die Ernährungsdiagnose eine Erweiterung der ärztlichen Diagnose dar. Bei gleicher Grunderkrankung kann sich je nach betroffener Person eine variierende Art und Anzahl von Ernährungsdiagnosen ergeben. Diagnostizierte Ernährungsprobleme werden von Ernährungstherapeut*innen gemäß evidenzbasierter diätetischer Praxis unter Berücksichtigung der rechtlichen und strukturellen Rahmenbedingungen behandelt.

Tab. 5.4 Gegenüberstellung von Ernährungsdiagnose und ärztlicher Diagnose

Ernährungsdiagnose	Ärztliche Diagnose
Bezugsrahmen ICF	Bezugsrahmen ICD
Stellung im Rahmen des eigenverantwortlichen Handelns von Ernährungstherapeut*innen	Fällt in die Zuständigkeit des Arztes/der Ärztin
Beschreibt die mit einer Erkrankung oder Gesundheitsstörung zusammenhängenden ernährungsbezogenen (funktionellen) Auswirkungen auf die Gesundheit eines/r Betroffenen und berücksichtigt den gesamten Lebenshintergrund	Bezeichnet Erkrankungen, Symptome, Befunde oder Gesundheitsstörungen
Unterliegt der Dynamik des G-NCP und kann sich im Verlauf ändern	Bleibt gleich, bis die Krankheit oder Gesundheitsstörung geheilt ist

ICD International Classification of Diseases; *ICF* International Classification of Functioning, Disability and Health

5.2.2 Das PESR-Statement

Das Akronym PESR steht für die Elemente: Problem (P), Etiology (Ursache) (E), Symptome (S) sowie Ressourcen/Barrieren (R) (Abb. 5.8). Für jedes im Assessment identifizierte Ernährungsproblem wird als Ernährungsdiagnose ein PESR-Statement formuliert.

Das PESR-Statement bildet eine standardisierte Form für die Einbettung des Ernährungsproblems in seinen Kontext. Hierdurch wird das Ernährungsproblem für den weiteren Prozessverlauf besser erfassbar. Die Daten und Informationen aus dem Assessment werden mit „Filter" auf das jeweilige Ernährungsproblem den einzelnen Elementen zugeordnet und miteinander verknüpft.

▶ PESR-Statements werden sowohl in der Pflegediagnostik als auch bei der Ernährungsdiagnose angewendet. Dabei entstehen voneinander unabhängige Diagnosen, weil Pflegediagnose und Ernährungsdiagnose jeweils auf berufsspezifische Problemstellungen und daraus abzuleitende berufsspezifische Ziele und Maßnahmen ausgerichtet sind. Es ergeben sich gleichwohl wichtige Ansatzpunkte für die interprofessionelle Zusammenarbeit (Ohlrich-Hahn und Beyer-Reiners 2025).

Die einzelnen Elemente P-E-S-R werden im Folgenden zunächst für sich allein betrachtet, sie stehen aber in enger Verbindung zueinander.

P = Problem
Das Problem bildet die Kernaussage der Ernährungsdiagnose und beschreibt den interventionsbedürftigen Zustand, der mit Hilfe von Ernährungstherapeut*innen einer Lösung

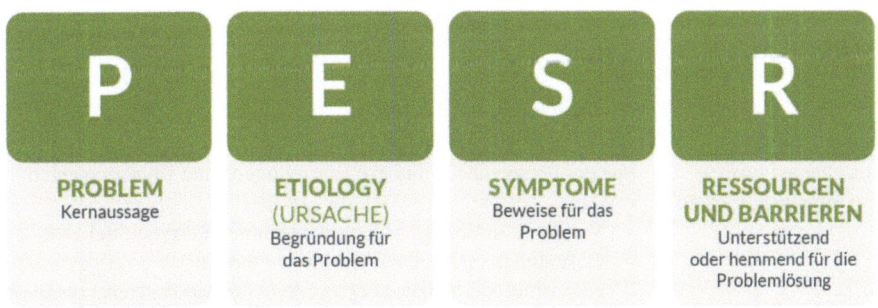

Abb. 5.8 Aufbau des PESR-Statements

zugeführt werden soll. Das erkannte Ernährungsproblem oder Ernährungsrisiko wird im Rahmen des PESR-Statements zu einer kurzen und präzisen Aussage verdichtet. Formulierungsbeispiele finden sich in Abschn. 5.2.7.

Ernährungsprobleme können bereits bestehen oder als Risiko antizipiert werden. Risiken ergeben sich insbesondere, wenn noch keine messbaren Veränderungen in der Energie- und Nährstoffaufnahme oder beim Ernährungszustand bestehen, diese aber ohne Intervention in absehbarer Zeit wahrscheinlich sind.

Risiken für Ernährungsprobleme können sich beispielsweise entwickeln durch:

- eine eingeschränkte physiologische Funktion bei der Aufnahme und Verwertung der Nahrung, z. B. verminderte Kaufunktion, exokrine Pankreasinsuffizienz,
- die Notwendigkeit der Einhaltung einer bestimmten Diät, deren Praktizieren für Nutzende noch unbekannt ist,
- von der Person selbst veranlasste Einschränkungen in der Nährstoff- und/oder Lebensmittelauswahl.

Im Bereich Prävention und Gesundheitsförderung kann das Problem auf ein risikobehaftetes Ernährungsverhalten einer bestimmten Gruppe, aus dem perspektivisch gesundheitliche Konsequenzen erwachsen, ausgerichtet werden.

E = Etiology (Ursache)

Die Ursache liefert die Begründung für die Entstehung des Ernährungsproblems. Die Ursachen lassen sich unterschiedlichen Kategorien zuordnen, Tab. 5.5 zeigt eine Auflistung. Wichtig ist, genau herauszufiltern, warum und wodurch das Ernährungsproblem entstanden ist. Kenntnisse über die Ursachen des Problems sind entscheidend für die Planung und Durchführung der Ernährungsintervention.

Tab. 5.5 Ursachenkategorien für Ernährungsprobleme (In Anlehnung an AND 2013; Buchholz und Ohlrich-Hahn 2022; Renter 2022)

Ursachenkategorie	Beschreibung Die Ursache lässt sich zurückführen auf …
Einstellungs- und Überzeugungsursachen	Von der Person übernommene Einstellungen und Überzeugungen, z. B. – Vorurteile in Bezug auf Essen, bestimmte Lebensmittel – Gesundheitsversprechen bzw. -erwartungen – eine verminderte bzw. überzogene Selbstwirksamkeitserwartung oder Motivation – externe Attribution – Zuschreibungen aufgrund geschlechtlicher Identität

(Fortsetzung)

Tab. 5.5 (Fortsetzung)

Ursachenkategorie	Beschreibung Die Ursache lässt sich zurückführen auf …
Werte- und normenbezogene Ursachen	Fest geprägte Werte und Normen, die sich aus dem kulturellen und weltanschaulichen Hintergrund der Person ergeben, z. B. Religion, Tradition, Tierwohl, Klimaneutralität o. ä.
Wissensursachen	Wissensdefizite, z. B. – zum Zusammenhang zwischen Ernährungsproblem und Erkrankung – zu Lebensmitteln und deren Zusammensetzung – zu Aufgaben und Bedeutung bestimmter Nährstoffe sowie deren Verzehrsempfehlungen – zur sachgerechten Durchführung einer verordneten Diät oder präventiven Ernährungsform
Fertigkeitsbedingte Ursachen	Fehlende/unzureichende hauswirtschaftliche oder küchentechnische Fertigkeiten, z. B. bei Lebensmittelzubereitung, geeigneter Rezeptauswahl, Mahlzeitenplanung und -gestaltung, Einkauf und Lagerhaltung, Lebensmittelhygiene
(Patho)physiologische Ursachen	Ernährungsbezogene Veränderungen und Einschränkungen, die angeboren sind, durch hohes Lebensalter oder durch eine diagnostizierte Erkrankung direkt oder indirekt erworben wurden, z. B. Kau- und Schluckstörungen nach Apoplex, Maldigestion bei Pankreatitis, allgemeine körperliche Schwäche (Frailty) bei Hochbetagten
Behandlungsbedingte Ursachen	Ernährungsbezogene Veränderungen und Einschränkungen, die durch die Behandlung einer Grunderkrankungen und/oder deren Nebenwirkungen entstanden sind, z. B. Übelkeit, Appetitlosigkeit, Dysgeusie nach antitumoraler Therapie, fehlendes Magenreservoir nach Resektionen oder bariatrischer Chirurgie
Zugangsursachen	Umstände, die die Verfügbarkeit und Beschaffung von adäquater Nahrung behindern, z. B. fehlende Bezugsperson, fehlende Infrastruktur, soziale Deprivation, prekäre Lebensverhältnisse, institutionalisierte Ernährung mit inadäquater Ernährungsqualität
Psychische Ursachen	Ernährungsbezogene Veränderungen oder Einschränkungen, die aus einer Ess- oder Zwangsstörung oder aus einer durch psychische Einschränkungen mangelnden kognitiven oder willentlichen Steuerung resultieren
Verhaltensbedingte Ursachen	Aspekte des Ernährungsverhaltens, für die keine anderen der in der Tabelle aufgeführten Ursachen feststellbar sind, i. d. R. ungünstige Gewohnheiten und Verhaltensmuster – bei der Gestaltung von Mahlzeiten, z. B. zu große Portionen, ständig Nachschlag o. ä. – Essen aus Frust, Langeweile, Belohnung, als Ersatzhandlung o. ä. – Essen/Nichtessen aus Einsamkeit, Müdigkeit – für Zeiten und Orte, an denen gegessen und getrunken wird, z. B. ständiges Nebenbeiessen beim Autofahren – beim Esstempo – beim Zeitmanagement – …

> **Beispiel**
>
> Eine zu niedrige Ballaststoffaufnahme auf den fehlenden oder zu geringen Verzehr von ballaststoffhaltigen Lebensmitteln zurückzuführen, beschreibt nicht die eigentliche Ursache. Vielmehr geht es darum, zu ergründen, warum z. B. kein Vollkornbrot oder andere ballaststoffreiche Lebensmittel verzehrt werden. Es könnte z. B. sein, dass Vorurteile hinsichtlich geschmacklicher Präferenzen (Einstellungs- und Überzeugungsursache) oder eine schlecht sitzende Zahnprothese (Behandlungsursache) verantwortlich sind. Informationen dieser Art müssen im Ernährungsassessment ermittelt werden.
>
> Sollen Einstellungs- und Überzeugungsursachen verändert werden, geht es darum, Nutzende zu unterstützen, geschmacklich akzeptierte Lebensmittel mit hohem Ballaststoffanteil zu finden. Positive Geschmackserlebnisse beim Verkosten z. B. in einer Lehrkochveranstaltung, können helfen, die Vorurteile abzubauen. Trifft dagegen die Behandlungsursache zu, kann durch Ernährungstherapeut*innen auf die schlecht sitzende Zahnprothese kein Einfluss genommen werden. Ein geeigneter Behandlungsansatz wäre es, gemeinsam Alternativen für weiche, aber ballaststoffreiche Lebensmittel zu finden, um die Ballaststoffaufnahme zu verbessern. Da grundsätzlich mehrere Ursachen für Ernährungsprobleme möglich sind, könnte in beiden Fällen geprüft werden, ob auch Wissensdefizite bestehen, sodass eine ergänzende Wissensvermittlung angezeigt sein kann. Das Einstellungsproblem dagegen ausschließlich mit einer Wissensvermittlung oder dem Hinweis „Essen Sie ballaststoffreicher" lösen zu wollen, wird nicht gelingen. ◄

Zum Teil können mehrere Ursachenkategorien gleichzeitig zutreffen, sodass Überschneidungen möglich sind. Ein risikobehaftetes Ernährungsverhalten kann allein aus Bequemlichkeit oder Gewohnheit entstehen. Es kann beispielsweise aber auch aus fehlendem Wissen, unzureichenden praktischen Fertigkeiten oder dem Glauben an ein (ggf. irrationales) Heilungsversprechen resultieren. In diesen Fällen sollte eine Gewichtung vorgenommen werden, um bei der Planung unterschiedliche Interventionsansätze berücksichtigen zu können. Die Abgrenzung zwischen Einstellungs- und Überzeugungsursachen und werte- und normenbezogenen Ursachen hingegen lässt sich u. U. nicht immer eindeutig treffen. Eine ethische Beurteilung bzw. ethisches Reasoning können für die Einschätzung hilfreich sein. Im Einzelfall müssen mögliche Ansatzpunkte abgewogen werden, um die Auswahl der Interventionsstrategien, Methoden und Maßnahmen abzuleiten. Es geht darum, zu entscheiden, was hinterfragt und thematisiert werden kann, um ernährungstherapeutisch zu intervenieren, oder was bei der Auswahl des Therapieansatzes respektiert werden muss. Beispielsweise wären bestimmte, sich aus einem Kulturkreis ergebenden Merkmale, wie ein hoher Fleisch- oder Zuckerverzehr, Trinkgewohnheiten (Genuss von Bier, Wein, Spirituosen zum Essen) eher in Frage zu stellen als Fasten aus religiösen Gründen oder vegane Ernährung aufgrund von Tierwohl. Auf den Zusammenhang von Ursachenkategorie und Planungsansatz wird in Abschn. 5.3 näher eingegangen.

S = Symptome

Symptome als Element des PESR-Statements werden im G-NCP allgemein als Merkmal bzw. Zeichen verstanden, aus dem etwas erkennbar ist, und nicht im medizinischen Sinn als Symptom einer Krankheit. Symptome sind demnach die messbaren oder beobachtbaren Zeichen und/oder Merkmale für ein Ernährungsproblem. Im PESR-Statement liefern die Symptome den Beweis oder Nachweis für das spezifische Problem bzw. dessen Ursache. Symptome ergeben sich damit immer aus den Prozessindikatoren (Abschn. 4.4).

Jedem Problem im PESR-Statement wird mindestens ein gemessener oder durch Operationalisierung in einen messbaren Wert überführter Indikator als Symptom zugeordnet. Eine schlüssige Beweislage ergibt sich idealerweise aus einer Kombination, denn zumeist kennzeichnen mehrere Symptome ein Ernährungsproblem. Es sollten je nach Verfügbarkeit immer auch Symptome zugeordnet werden, die auf gesundheitliche Risiken verweisen, die durch das Ernährungsproblem entstanden sind oder entstehen können. Damit lässt sich der Stellenwert der Diätetik in der gesundheitlichen Versorgung besser argumentieren. Kritisches Denken ist dafür unabdingbar.

> **Beispiel**
>
> Das Problem „deutlich zu hohe Aufnahme von freien Mono- und Disacchariden" kann primär durch deren prozentualen Anteil an der Kohlenhydrataufnahme oder die absolute Aufnahme in Gramm nachgewiesen werden. Ebenso kann der Energieanteil an der Gesamtenergieaufnahme benannt werden. Es wäre zu prüfen, ob schon Anzeichen für eine Fettlebererkrankung/Fettleberhepatitis[1] oder erhöhte Triglyzeridwerte bestehen. Ergänzend können Naschportionen mit zuckerhaltigen Snacks über den Tag oder eine Woche gezählt werden.
>
> Die Symptome könnten dann lauten:
>
> Freie Mono- und Disaccharide = 40 % der Kohlenhydrataufnahme, insgesamt 180 g/Tag, 720 kcal/Tag, Triglyzeride 280 mg/dL, diagnostizierte nichtalkoholische Fettlebererkrankung (MASH)[1], 12 zuckerhaltige Naschportionen pro Woche. ◀

Symptome aus dem PESR-Statement spielen im weiteren Prozessverlauf eine wichtige Rolle bei der Evaluation. Wenn ein bestimmtes Symptom oder bestimmte Symptome ein Problem bzw. dessen Ursache beweisen, lässt sich im Umkehrschluss feststellen, dass die Intervention erfolgreich war, wenn das Symptom nicht mehr nachweisbar ist oder sich messbar verbessert hat. Darauf wird in Abschn. 5.5 näher eingegangen.

R = Ressourcen und Barrieren

Ressourcen und Barrieren bilden das vierte Element im PESR-Statement. Sie lassen sich auf die Kontextfaktoren der ICF zurückführen und ergeben sich aus Umweltfaktoren und

---

[1] Ausnahme, wenn diese Erkrankung den Überweisungs- bzw. Zuweisungsgrund darstellt.

personbezogenen Faktoren. Sie stehen für alle Gegebenheiten des Lebenshintergrundes einer Person, die günstigen oder ungünstigen Einfluss auf die Bewältigung des Ernährungsproblems nehmen können. Ressourcen sind Eigenschaften, Kräfte, Möglichkeiten und Fähigkeiten der Nutzenden selbst, aber auch Einstellungen und Bedingungen ihres Umfeldes, die sich positiv auf die Bewältigung eines Ernährungsproblems auswirken können (Stefan et al. 2009). Sie wirken als Förderfaktoren und werden im Verlauf der Intervention gezielt genutzt. Ausgehend von der ganzheitlichen Betrachtung der Person mit ihrem Lebenshintergrund und ihrer Lebenswirklichkeit lässt die Einbeziehung von Ressourcen eine Verbesserung der aktiven Rolle der Nutzenden bzw. ihres Umfeldes für die Planung und Durchführung der ernährungsbezogenen Intervention erwarten. Barrieren sind Hindernisse, die sich ebenso aus bestimmten Merkmalen einer Person, aber auch aus den Einstellungen und Bedingungen der Umwelt der Nutzenden ergeben können. Sie können die Lösung eines Ernährungsproblems erschweren oder behindern, beispielsweise ein Umfeld der Person, das die Lösung des Ernährungsproblems erschwert oder sogar boykottiert. Gelingt es, Barrieren auszuschalten oder „positiv zu wenden", können sich daraus Ressourcen entwickeln.

▶ Es gibt eine wichtige Besonderheit: Personbezogene Faktoren sind in der ICF nicht klassifiziert. Ihre Berücksichtigung ist jedoch für die Ermittlung individueller Bedarfe und passgenauer Interventionen und Strategien erforderlich (Grotkamp et al. 2020). Im G-NCP werden sie relevant, weil sie als Ressourcen und Barrieren die Lösung von Ernährungsproblemen beeinflussen. Dazu zählen z. B. Bildungsstatus, Beruf, Sprachkompetenz, Selbstkompetenz oder Lebensstil. Deshalb wurden sie in die ICF-Diätetik 4.0 als separate Liste (siehe Abschn. 17.4.1) aufgenommen.

Da Kontextfaktoren übergreifend wirken, kann es sein, dass Ressourcen und/oder Barrieren gleichzeitig für mehrere Ernährungsprobleme zutreffen. Trotzdem sollte versucht werden, sie so weit wie möglich für das jeweilige Problem zu spezifizieren, um ein zielgenau auf die jeweilige Person abgestimmtes Vorgehen ableiten zu können.

5.2.3 Beziehungsgeflecht zwischen den Elementen des PESR-Statements

Als Ganzes ergeben die vier Elemente des PESR-Statements ein Beziehungsgeflecht, das auf logischen und kausalen Zusammenhängen beruht (Abb. 5.9). Zentral steht das Problem als ernährungsbezogener interventionsbedürftiger Zustand. Die Entstehung des Problems lässt sich auf eine oder mehrere Ursachen zurückführen, aus denen sich wiederum der Ansatz für die Problemlösung ergibt. Ressourcen und Barrieren finden ergänzend bei der Problemlösung Beachtung. Weiter lässt sich das Problem anhand bestimmter Symp-

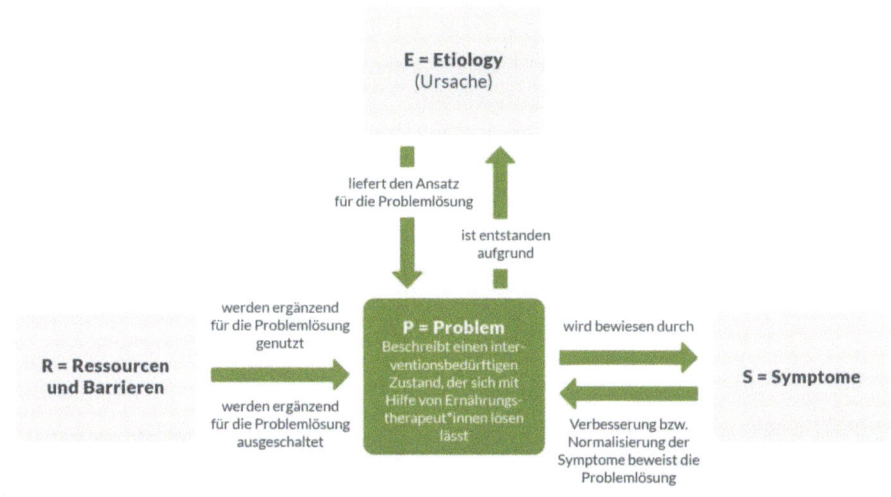

Abb. 5.9 Beziehungsgeflecht zwischen den Elementen des PESR-Statements

tome beweisen. In der Beweisumkehr ist das Problem gelöst, wenn die Symptome nicht mehr bestehen oder sich entscheidend verbessert haben.

5.2.4 Vorgehensweise bei der Erstellung von PESR-Statements

Das PESR-Statement muss nicht zwangsläufig in der Reihenfolge der vier Elemente P-E-S-R erstellt werden. Indem sich die einzelnen Elemente durch Argumentationsketten miteinander verbinden lassen (Räss-Hunziker 2016), können diese gedanklich, auch durch „lautes Denken", in Lehrsituationen oder beim kollegialen Austausch nachvollzogen werden und die Erstellung des PESR-Statements leiten. Da die Erstellung von Ernährungsdiagnosen Übung erfordert, kann folgende Vorgehensweise besonders für Anfänger*innen hilfreich sein.

- *Im ersten Überlegungsschritt* wird die Beziehung zwischen Problem und Symptomen hergestellt. Die Fragestellungen könnten lauten: „Welche Symptome sind typisch und kennzeichnend für dieses Ernährungsproblem und sind diese bei dem/der Nutzenden nachweisbar?" oder „Welches spezifisches Problem wird genau durch die beim/bei Nutzenden vorliegenden Symptome definiert?" Dem Problem werden die „beweisenden" Symptome zugeordnet. Zusätzlich wird geprüft, ob das Problem auf der Basis der ermittelten Symptome präzise benannt wurde.
- *Im zweiten Überlegungsschritt* werden mit der Fragestellung „Wodurch ist das Problem entstanden?" die Ursachen analysiert und zugeordnet. Bei mehreren Ursachen ist abzuwägen, welche entscheidend ist bzw. sind und den Ansatz für die Intervention bilden soll. Ergibt sich ein eher begleitender Einfluss auf die Entstehung bzw. Lösung des Problems, wäre eine Zuordnung als Barriere angezeigt.

- *Im dritten Überlegungsschritt* anhand der Frage „Welche begleitenden Faktoren und Umstände wirken sich fördernd oder hemmend aus?" werden die Ressourcen und ggf. weitere Barrieren ergänzt. Gerade die Unterscheidung zwischen Ursache und Barriere muss noch einmal sehr genau geprüft werden.

Beispiel

Eine prekäre Lebenssituation kann Ursache für ein Ernährungsproblem sein, wenn Nutzende dadurch keinen oder nur einen eingeschränkten Zugang zu empfohlener Nahrung haben (Zugangsursache). Finanzielle Hürden können für Personen mit niedrigem Einkommen notwendige Änderungen der Lebensmittelauswahl, z. B. bei glutenfreier Kost, erschweren oder verhindern und damit den Zugang zur notwendigen Diät einschränken.

Erweist sich jedoch, dass die Ursache für ein Ernährungsproblem auf ein ungünstiges Ernährungsverhalten zurückzuführen ist, kann die prekäre Lebenssituation (z. B. ein geringes Familienbudget) eine ergänzend zu berücksichtigende Barriere darstellen.

Der zum Ziel führende Ansatz für die Intervention wird im ersten Fall eher verhältnisbezogen, und im zweiten Fall eher verhaltensbezogen gewählt werden. ◄

Die Erstellung jedes PESR-Statements sollte immer mit einer kritischen Reflexion verbunden werden, bei der die Schlüssigkeit der logischen Zusammenhänge (Abb. 5.9) geprüft wird. Zugleich wird abgewogen, ob das Ernährungsproblem in allen vier Elementen des PESR-Statements spezifisch erfasst wurde.

5.2.5 Erfassung und Dokumentation von Ernährungsdiagnosen

Um die interventionsbedürftige Situation für Nutzende vollständig zu erfassen, müssen alle Ernährungsdiagnosen herangezogen werden. Dafür eignet sich eine PESR-Matrix (Abb. 5.10). Diese Matrix erlaubt die übergreifende Betrachtung aller Ernährungsdiagnosen und erlangt besondere Bedeutung im Hinblick auf den Planungsschritt des G-NCP.

5.2.6 PESR-Statement und standardisierte Terminologie

Wie bereits ausgeführt, werden Ernährungsprobleme durch vergleichbare Muster geprägt. Aber je nach Person werden die vier Elemente P-E-S-R individuell so kombiniert, dass sich eine Spezifik jeder Ernährungsdiagnose ergibt. Bei der Zusammenstellung kommt es nicht auf originelle Formulierungen an, sondern es wird immer wieder die Formulierung verwendet, die am besten auf die jeweilige Person zutrifft und ihr Ernährungsproblem prä-

Abb. 5.10 PESR-Matrix

zise beschreibt. Perspektivisch soll in Deutschland eine standardisierte Terminologie zur Verfügung stehen, auf deren Basis Textbausteine bzw. deren Codes für die Erstellung von PESR-Statements nutzbar sein werden (Kap. 17).

Die systematische Verwendung von Ernährungsdiagnosen führt zu einer Qualitätssteigerung. Weil mehr Klarheit darüber besteht, was Ernährungstherapeut*innen tun, verbessert sich sowohl die Zusammenarbeit innerhalb der eigenen Berufsgruppe als auch die Zusammenarbeit mit anderen Berufsgruppen (AND 2013; Runia et al. 2010). Erfahrungswerte aus Ländern, in denen bereits mit einer einheitlichen Terminologie gearbeitet wird, benennen als Vorteil, dass alle Ernährungstherapeut*innen die gestellte Ernährungsdiagnose verstehen und gleich deuten können (Writing Group of the Nutrition Care Process/Standardized Language Committee 2008).

5.2.7 Formulierungsvorschläge für das Element „Problem" in der Ernährungsdiagnose

Das Problem beschreibt Diskrepanzen bzw. Abweichungen ober- oder unterhalb eines gewünschten Zustandes. Weitere Abstufungen lassen sich mit einer Ordinalskala auf Basis der Assessmentdaten (siehe Prozessindikatoren) bestimmen. Solange noch keine definierten Abstufungen einzelner Werte festgeschrieben sind, nehmen Ernährungstherapeut*innen die Beurteilung zur Zuordnung zu den vier Stufen geringfügig–mäßig–deutlich–extrem aufgrund ihrer Expertise vor.

Ausprägung von Ernährungsproblemen
- Geringfügig = Menge/Merkmal für das Problem liegt über oder unter dem empfohlenen Referenzwert bzw. Referenzzustand, die Abweichung kann aber noch toleriert werden. Es besteht keine Dringlichkeit für eine Intervention.
- Mäßig = Menge/Merkmal für das Problem liegt über oder unter dem empfohlenen Referenzwert bzw. Referenzzustand. Interventionsbedarf ist gegeben.
- Deutlich = Menge/Merkmal für das Problem liegt in so einem Ausmaß über oder unter dem empfohlenen Referenzwert bzw. Referenzzustand, dass dringender Interventionsbedarf angezeigt. Weitere Symptome, die auf Gesundheitsgefahren deuten, sind schon feststellbar bzw. in naher Zukunft zu erwarten.
- Extrem = Menge/Merkmal für das Problem liegt in so einem Ausmaß über oder unter dem empfohlenen Referenzwert bzw. Referenzzustand, dass die Intervention prioritär und unverzüglich angezeigt ist. Weitere Symptome belegen eine akute Gesundheitsgefährdung.

Im Folgenden werden von a) bis d) beispielhaft vier Kategorien dargestellt (Abb. 5.11) aus denen sich Formulierungen für das Element „P" ableiten lassen. Sie beruhen auf Anregungen durch die Nutrition Care Process Terminology (NCPT/eNCPT), durch den Austausch mit Berufskolleg*innen oder Studierenden. Aus diesen Kategorien sollte immer die am besten zutreffende Formulierung ausgewählt werden.

a) *Probleme mit Fokus auf die Energie- und Nährstoffaufnahme:*
Wenn als Problem quantitative Abweichungen bei der Aufnahme/Zufuhr von Energie bzw. Nährstoffen und deren Bestandteile bestehen, lässt sich eine präzise Kurzaussage nach dem Muster von Tab. 5.6 kombinieren.

Zusätzlich zur rein quantitativen Betrachtung sind weitere Abweichung von Zufuhrempfehlungen möglich. So kann die Zusammensetzung einzelner Nährstoffkomponenten oder Nährstoffquellen zueinander von Empfehlungen abweichen. Dafür wird das Adjektiv „inadäquat" vorgeschlagen. Des Weiteren kann die Verteilung über den Tag bzw. über eine andere Zeitspanne oder zu anderen Bedingungen (z. B. Medikation) nicht stimmig sein. Dafür kann der Begriff „inkonsistent" genutzt werden. Formulierungsbeispiele zeigt Tab. 5.7.

Inadäquat und inkonsistent – beides wirkt sich auf die Qualität der Ernährung aus und kann zusätzlich oder unabhängig zur quantitativen Betrachtung in unterschiedlichen Kombinationen auftreten. Dadurch lassen sich Formulierungen entsprechend zusammenfassen.

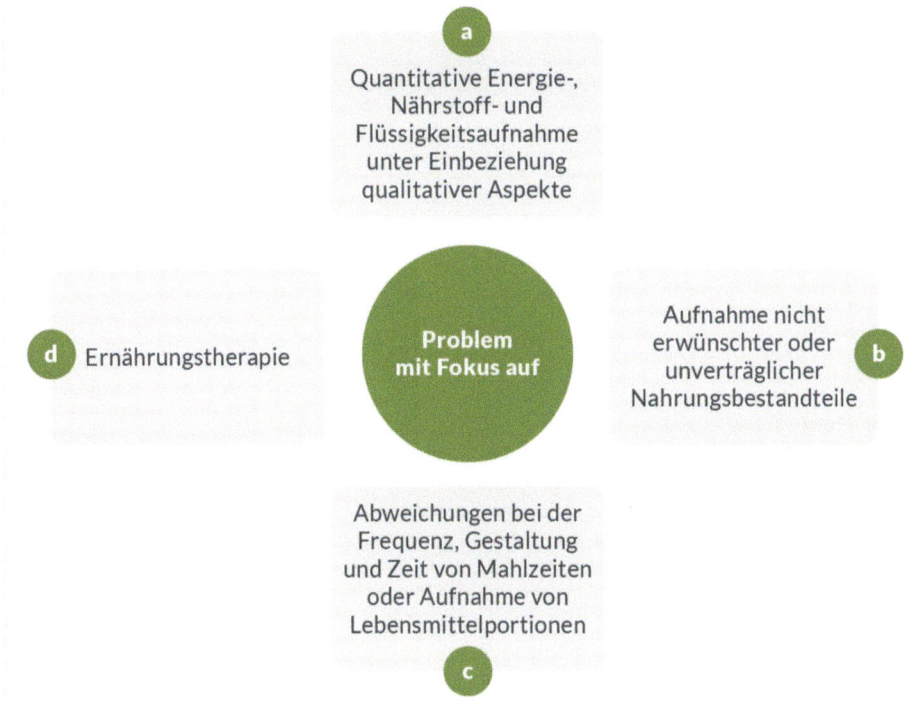

Abb. 5.11 Kategorien zur Ableitung von Formulierungen für Ernährungsprobleme

Tab. 5.6 Formulierungsvorschläge für ausgewählte quantitative nährstoffbezogene Probleme

Quantitative Abstufung	Tendenz im Vergleich zum Referenzwert		Makro- oder Mikronährstoff oder Nährstoffkomponente
geringfügig			• Energie • Protein (insgesamt) • definierte Aminosäuren • Fett (insgesamt) • definierte Fettsäuregruppen • Kohlenhydrate (KH) (insgesamt) • einfache KH • komplexe KH • Ballaststoffe • ausgewählte Vitamine • ausgewählte Mineralstoffe • Flüssigkeit • ...
mäßig	zu hohe	zu niedrige	Aufnahme bzw. Zufuhr von
deutlich			
extrem			

Tab. 5.7 Formulierungsvorschläge für die inadäquate oder inkonsistente Nährstoffaufnahme

Inadäquat = Verhältnis der Nährstoffkomponenten zueinander entspricht nicht den Empfehlungen	
Formulierung	beschreibt / präzisiert/ steht für
Inadäquate Kohlenhydrataufnahme	Ungünstiges Verhältnis von einfachen zu komplexen Kohlenhydraten
Inadäquate Proteinquellen	Ungünstiges Verhältnis von tierischen zu pflanzlichen Proteinen
Inadäquate Fettaufnahme	Ungünstiges Verhältnis von gesättigten zu einfach und mehrfach ungesättigten Fettsäuren (Fettsäuremuster)
Inkonsistent = Aufnahme ist widersprüchlich, nicht stimmig	
Formulierung	beschreibt / steht für
Inkonsistente Kohlenhydrataufnahme	Zeitlich unregelmäßig oder ungeeignet über den Tag verteilte Aufnahme von Kohlenhydraten
Inkonsistenz von Nahrungsaufnahme und Medikation	Nahrungsaufnahme und Medikation erfolgt nicht aufeinander abgestimmt, z.B. Einnahmevorschriften werden nicht eingehalten, Verzehr von Lebensmitteln oder Getränken, die die Bioverfügbarkeit verringern

Beispiele

- Beispiel 1: Die Gesamtmenge der Fettaufnahme entspricht den Empfehlungen, das Fettsäuremuster nicht. In diesem Fall könnte das Problem lauten: Inadäquate Fettaufnahme bei Einhaltung der Gesamtfettmenge.
- Beispiel 2: Die Gesamtfettmenge wird überschritten und zusätzlich stimmt auch das Fettsäuremuster nicht. Dann könnte das Problem lauten: Inadäquate Fettaufnahme bei deutlich zu hoher Gesamtfettmenge.
- Beispiel 3: Die Gesamtfettmenge wird überschritten, zusätzlich sind auch das Fettsäuremuster sowie die Verteilung über den Tag ungünstig. Dann lautet das Problem: Inadäquate und inkonsistente Fettaufnahme bei deutlich zu hoher Gesamtfettmenge. ◄

b) *Probleme mit Fokus auf die Aufnahme nichterwünschter oder unverträglicher Nahrungsbestandteile bzw. Lebensmittelinhaltsstoffe:*

Hierbei ist das Problem nur vorhanden, wenn ein unverträglicher oder unerwünschter Stoff aufgenommen oder eine zulässige Mindestgrenze überschritten wird. Für die Formulierung kann Tab. 5.8 herangezogen werden. Eine zusätzliche Abstufung der Ausprägung nach einer Ordinalskala ist nur dann sinnvoll, wenn gesundheitliche Konsequenzen von der Menge des aufgenommenen Stoffes abhängig sind.

Als Sonderform kann das Problem „unnötige Einnahme oder Überdosierung von Nahrungsergänzungsmitteln" bestehen, wenn sich daraus Wechsel- oder Nebenwirkungen ergeben.

Tab. 5.8 Formulierungsvorschläge für Probleme bei Aufnahme unverträglicher oder unerwünschter Stoffe

	Beispiele für Stoffe oder Substanzen	Erläuterung
Vorhandene/unerwünschte Aufnahme von	• Gluten • Allergenen • …	Verwenden bei allen Stoffen, die unabhängig von der aufgenommenen Menge unverträglich oder unerwünscht sind
(geringfügig/mäßig/deutlich/extrem) zu hohe Aufnahme von	• Arachidonsäure • Alkohol • Fruktose • Laktose • FODMAPs • …	Verwenden bei allen Stoffen, die in begrenzter Menge aufgenommen werden können, diese Grenze jedoch überschritten wird

Tab. 5.9 Formulierungsvorschläge für Probleme mit Blick auf Frequenz, Zeit und Zusammensetzung von Mahlzeiten

Formulierung	Beispiele
Inkonsistente Mahlzeitenfrequenz	- Zu viele /zu wenige Mahlzeiten pro Tag - häufig wechselnde Anzahl von Mahlzeiten - abweichende zeitliche Abfolge oder Abstände zwischen den Mahlzeiten - Auslassen von Mahlzeiten z.B. wegen Zeitproblemen oder in Stresssituationen
Keine erkennbare Mahlzeitenfrequenz	- keine Abgrenzung von Mahlzeiten (grazing)
Essen/Mahlzeiten zu unüblichen Zeiten und/oder an unüblichen Orten	- Nächtliches Essen - Essen direkt aus dem Kühlschrank
Inadäquate Mahlzeitenzusammensetzung	- ungünstige Lebensmittelzusammensetzung in Mahlzeiten
Inadäquate Flüssigkeitsaufnahme	- ungeeignete Getränkeauswahl, z.B. überwiegend Kaffee oder Softdrinks

c) *Probleme mit Fokus auf Abweichungen bei der Frequenz, Gestaltung und Zeit von Mahlzeiten oder bei der Aufnahme von Lebensmittelportionen:*

Beim Auftreten dieser Probleme sind üblicherweise auch energie- und nährstoffbezogene Diskrepanzen feststellbar, jedoch erweitert sich der Fokus für die Intervention. Sie lässt sich besser am Lebensalltag der Zielperson ausrichten.

Häufig ist es nicht ausreichend, nur die Aufnahme oder Zufuhr in Bezug auf die Energie und Nährstoffmenge zu beurteilen. Auch bei Mahlzeiten kann die Frequenz über den Tag inkonsistent sein oder ihre Zusammensetzung ist nicht adäquat. Gegenstand eines Problems kann auch das Auslassen einer/bestimmter Mahlzeiten oder das Essen zu unüblichen Zeiten sein. Als problematisch kann sich zudem der übermäßige/fehlende Verzehr bestimmter Lebensmittelgruppen erweisen. Tab. 5.9 zeigt Beispiele.

▶ **Hinweis** Probleme dieser Art sollten immer ergänzend und nicht als Alternative zu a) formuliert werden.

Unter diese Kategorie fallen auch Probleme, die eine unnötige Einschränkung der Lebensmittelvielfalt thematisieren, z. B. ein Verzicht auf Gluten ohne Indikation. Dies wird aber nur relevant, wenn daran Probleme nach a) geknüpft sind.

d) *Probleme mit Fokus auf die Ernährungstherapie:*
Probleme können auch im Hinblick auf die Ernährungstherapie auftreten. Tab. 5.10 weist Formulierungsbeispiele aus. Wenn als Problem benannt wird, dass Betroffene nicht in der Lage sind, eine ärztlich verordnete Diät oder eine präventive Ernährungsweise durchzuführen, ergibt sich ein besonderer Interventionsbedarf und unter Umständen eine besondere Dringlichkeit. Zusätzlich schärft sich der Blick für die Zuordnung der Ursache (Komponente E im PESR-Statement) und die Planung der Intervention. Es kann sich deshalb als sinnvoll erweisen, dieses oder ähnliche Probleme ergänzend zu a) zu formulieren. Ist beispielsweise feststellbar, dass die Ursache auf fehlende Motivation zurückzuführen ist, muss zuerst versucht werden, dieses zu verändern. Ähnlich verhält es sich, wenn die Ursache auf eine nichtvorhandene Unterstützung im häuslichen Umfeld zurückzuführen ist. Obwohl sicherlich zugleich Probleme in der mengenmäßigen Zufuhr von Energie und Nährstoffen auftreten oder als Risiko zu erwarten sind, muss die Intervention zunächst auf diese generellen Einschränkungen abzielen, ehe an den nährstoffbezogenen Problemen gearbeitet werden kann.

Tab. 5.10 Formulierungsbeispiele für Probleme mit Fokus auf die Ernährungstherapie

Problem und Ausmaß	Ernährungstherapie
Person ist … - nicht in der Lage - nur eingeschränkt in der Lage	Zur - Einhaltung - Anwendung - Umsetzung - Durchführung - … der ärztlich verordneten Diät _____ oder präventiven Ernährungsform _____ (jeweils konkretes Beispiel nennen)

▶ **Hinweis** Um eindeutige PESR-Statements zu erstellen, aus denen sich die Interventionsansätze ableiten lassen, gleichzeitig aber auch Zusammenhänge bei der Problemlösung nicht übersehen werden, sollten bei der Formulierung der Komponente „P" von Ernährungsdiagnosen 3 Grundsätze Beachtung finden:

1. Probleme nicht pauschalieren. Unterschiedliche Nährstoffe bzw. Energie- und Nährstoffaufnahme sollten nie in einer Ernährungsdiagnose zusammengefasst werden.
2. Probleme so differenziert wie nötig aufführen. Sind zugleich Menge und Qualität der Aufnahme eines Nährstoffes (inkonsistent/inadäquat) problematisch, kann dies in einer Formulierung zusammengefasst werden.
3. Prüfen, ob neben energie- und nährstoffbezogenen Problemen auch Probleme mit der Mahlzeitengestaltung und Lebensmittelauswahl und/ oder der Fähigkeit zur Umsetzung der Ernährungstherapie bestehen.

Eine Konsentierung zur Verwendung von Formulierungen ist erst mit der Implementierung einer standardisierten Sprache (Kap. 17) zu erwarten. Aber schon jetzt können innerhalb von Teams oder fachbezogenen Arbeitsgruppen interne Festlegungen für mögliche Textbausteine getroffen werden. Durch deren Einsatz kann sich schnell eine Routine beim Zuordnen der jeweils passenden Formulierung entwickeln.

5.3 Planung der Ernährungsintervention

Das Wichtigste auf einen Blick
Bei der Planung wird die Intervention *mittels therapeutischer Denkprozesse gedanklich vorweggenommen*. Sie sichert, dass die Intervention individuell auf die therapeutische Situation und die Bedürfnisse der Nutzenden sowie die Rahmenbedingungen abgestimmt wird.
Dabei werden

- therapeutische Interventionsziele und messbare Zielwerte definiert,
- die Interventionsstrategie und die Interventionsformen festgelegt,
- Interventionslogiken und dafür geeignete Methoden bestimmt,
- Maßnahmen zur Zielerreichung ausgewählt.

Die im Schritt der Ernährungsdiagnose entstandenen PESR-Statements bilden eine entscheidende Planungsgrundlage für die Ernährungsintervention.
Teilschritte bei der Planung

- *Priorisierung* zur Abwägung von Wichtigkeit und Dringlichkeit der zu lösenden Ernährungsprobleme.
- *Ursachenanalyse* zur Ableitung der therapeutischen Strategie (kausal oder symptomatisch), der Interventionsformen und Interventionslogiken.

- *Ableitung erwartbarer therapeutischer Zielwerte* aus den Symptomen (= Prozessindikatoren).
- *Individuelle Voraussetzungen der Nutzenden* prüfen und berücksichtigen.
- Überprüfungsmöglichkeiten (Re-Assessment, Monitoring) bedenken und einplanen.

Interventionsplan

Das Ergebnis der Planung wird in einem *strukturierter Interventionsplan* zusammengeführt, der die Durchführung der Intervention leitet, zugleich aber flexibel genug ist, um die Partizipation der Nutzenden zu ermöglichen und auf aktuelle Bedingungen zu reagieren. Der Interventionsplan fügt sich in das gesamte Behandlungskonzept ein.

Je nach Situation und Setting fasst der Interventionsplan alle relevanten Maßnahmen zur Lösung der Ernährungsprobleme zusammen. Für seine Verschriftlichung sind institutionelle Rahmenbedingungen und Vorgaben (z. B. Leitfaden Prävention) zu beachten.

5.3.1 Definition

Planung bedeutet, eine Handlung gedanklich vorwegzunehmen. Der Prozessschritt der Planung der Intervention (Abb. 5.12) sichert, dass die Ernährungsintervention passgenau und abgestimmt auf die jeweilige Situation und die Bedürfnisse der Nutzenden zugeschnitten werden kann. Ernährungstherapeut*innen vollziehen in diesem Schritt therapeutische Denkprozesse zunächst ohne direkte Beteiligung Nutzender, berücksichtigen jedoch die Informationen und Ergebnisse aus den vorausgehenden G-NCP-Schritten. Die Planung kann nie „allumfassend" und endgültig erfolgen. Sie muss so gestaltet werden,

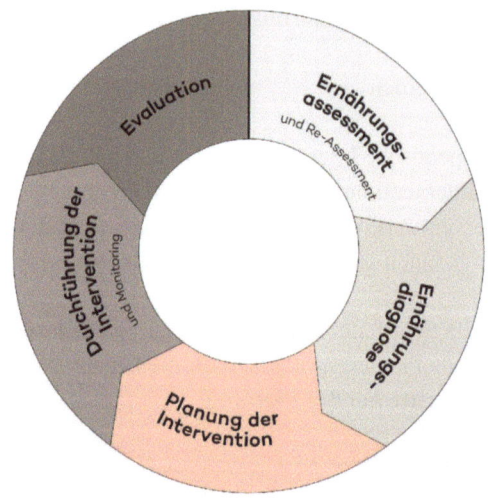

Abb. 5.12 Übersicht der Prozessschritte - Schritt 3: Planung der Intervention

dass für die Durchführung der Intervention Handlungsspielraum entsteht und dabei eine Partizipation der Nutzenden sichergestellt werden kann.

▶ Bei der Interventionsplanung antizipieren Ernährungstherapeut*innen die Intervention. Sie entscheiden sich für die Interventionsstrategie, leiten die Interventionsziele ab und definieren erwartbare messbare Zielwerte für deren Überprüfung im Rahmen der Evaluation.

Als Ergebnis entsteht ein inhaltlich und zeitlich gegliederter Interventionsplan, der die beabsichtigte Interventionsform, -methoden sowie die Maßnahmen zur Zielerreichung ausweist.

> **Planung der Ernährungsintervention**
> Der Planungsschritt umfasst Überlegungen und Entscheidungen von Ernährungstherapeut*innen, auf deren Basis die Intervention durchgeführt wird:
>
> - Zu den erwartbaren therapeutischen Zielen und Zielwerten
> - Zur Interventionsstrategie und zu den vorgesehenen Interventionsformen
> - Zum Einsatz von Interventionslogiken und dafür geeigneter Methoden
> - Zu Maßnahmen zur Zielerreichung

Was gemäß G-NCP unter Ernährungsintervention verstanden wird, wurde in Abschn. 4.2 dargestellt.

Für eine gelingende Intervention müssen die therapeutische und die partizipative Entscheidungsfindung (Clinical Decision Making/Shared Decision Making) (Abschn. 3.1) miteinander verwoben werden. Das erfordert eine gedankliche Vorwegnahme der Situation, bei der je nach therapeutischem Auftrag die Ernährungsprobleme mehrdimensional betrachtet und beurteilt werden. Techniken des Clinical Reasonings und Kritischen Denkens kommen zur Anwendung. Der konkrete Interventionsanlass entscheidet, wie und in welchem Ausmaß die Wünsche, Präferenzen und Ziele der Nutzenden in die Entscheidungsfindung einbezogen werden können. In einer komplexen klinischen Situation des Ernährungssupports wird das Aushandeln beispielsweise weniger zum Tragen kommen als in der ambulanten Ernährungstherapie zur Gewichtsreduktion. Wenn aus Sicht des Ernährungstherapeuten/der Ernährungstherapeutin Klarheit zu den erwartbaren therapeutischen Zielen besteht, können die beste Interventionsstrategie entwickelt, Inhalte bestimmt sowie Möglichkeiten und Methoden für Aushandlungsprozesse mit den Nutzenden geplant werden.

5.3.2 Von der Ernährungsdiagnose zur Interventionsplanung

Der Planungsschritt stellt hohe Anforderungen an die diätetische Handlungskompetenz (siehe Kap. 3). Eine gute und präzise Ernährungsdiagnose mithilfe des PESR-Statements, basierend auf einem angemessenen Assessment, ist Voraussetzung für eine gute Inter-

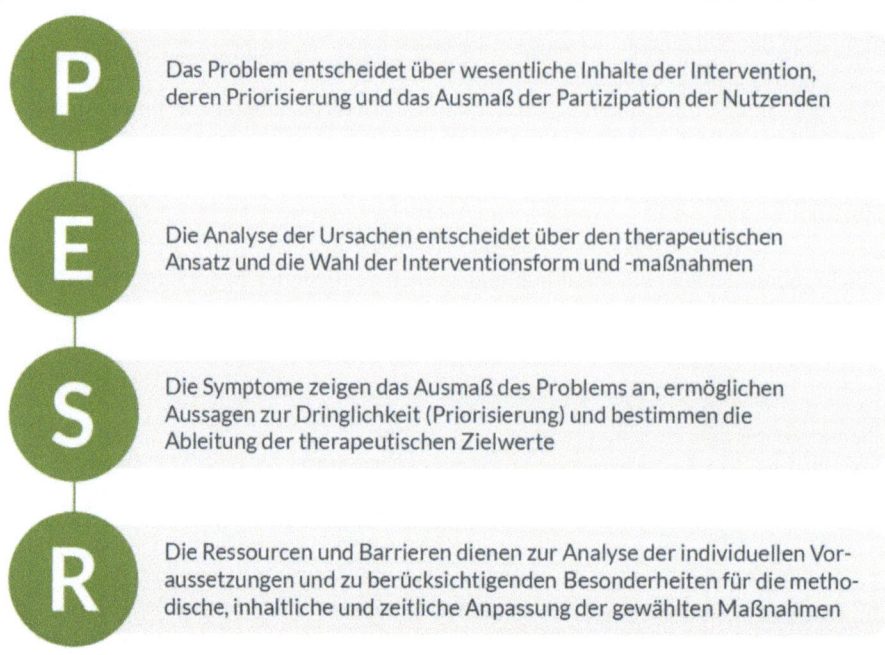

Abb. 5.13 Ableitung von Planungsüberlegungen aus dem PESR-Statement

ventionsplanung. Therapeutische Entscheidungen für die Interventionsplanung sind nur möglich, wenn geklärt ist, was das Problem ausmacht, warum und wodurch das Problem entstanden ist (Ursache), in welchem Ausmaß es besteht (Symptome) und welche Voraussetzungen Nutzende selbst oder ihr Umfeld mitbringen (Ressourcen und Barrieren) (Abb. 5.13). Zielsetzung und Planung der Intervention sowie deren Verlaufskontrolle nehmen somit immer Bezug auf die Ernährungsdiagnose (Räss-Hunziker 2016).

5.3.3 Priorisierung von Ernährungsproblemen

Die Priorisierung erfolgt anhand der Ernährungsdiagnosen. Dabei werden die Wichtigkeit und Dringlichkeit der zu lösenden Ernährungsprobleme abgewogen. Hilfestellung gibt der Ausprägungsgrad des benannten Problems, ob es beispielsweise als geringfügig, mäßig oder deutlich eingestuft wurde. Die Priorisierung entscheidet, in welcher Reihen- bzw. Rangfolge die Interventionseinheiten zeitlich, inhaltlich und methodisch zusammengestellt werden.

▶ Bei besonderer Schwere des Ernährungsproblems, wenn daraus für Nutzende eine akute Gefahr oder Verschlechterung ihres Gesundheitszustandes resultiert, ist diesem Problem zeitlich und inhaltlich immer Vorrang einzuräumen (AND 2013; VDD 2015).

Beispiele wären die Gefahr eines anaphylaktischen Schocks, weil Nutzende versteckte Allergene nicht kennen, oder die Verhinderung einer Stoffwechselentgleisung, z. B. bei neu diagnostiziertem Diabetes mellitus.

In allen anderen Fällen, wenn keine unmittelbare Gefahr für Nutzende besteht, liegt die Entscheidung für eine Rangfolge im Ermessen des Ernährungstherapeuten/der Ernährungstherapeutin. Dabei sollten die Wünsche der Nutzenden Berücksichtigung finden. Hierbei kann auch strategisch gedacht werden. Wenn es zur Motivation oder zur Steigerung der Selbstwirksamkeit der Nutzenden für die weitere Intervention hilfreich ist, könnte beispielsweise ein leicht lösbares Problem an den Anfang gestellt werden. Interaktionen zwischen den Ernährungsproblemen sind zu berücksichtigen. Es muss bedacht werden, ob eine Maßnahme gleich zur Lösung mehrerer Ernährungsprobleme geeignet ist. Zu beachten ist auch, ob sich Maßnahmen zur Lösung eines Problems günstig oder ungünstig auf ein anderes auswirken könnten. So oder ähnlich miteinander zusammenhängende Probleme sollten bei der Interventionsplanung nicht voneinander separiert werden.

Zeitliche und finanzielle Rahmenbedingungen können die Interventionsplanung limitieren. Dann muss durch pragmatisches Reasoning entschieden werden, welche Ernährungsprobleme Vorrang bekommen und welche ggf. zunächst nicht behandelt werden können. In diesen Fällen tragen Ernährungstherapeut*innen eine hohe Verantwortung. Sie müssen sich vergewissern, dass daraus kein Risiko für Nutzende erwächst. Sie sind angehalten, Lösungsoptionen zu prüfen, z. B. durch Rücksprache mit der Person/Institution, die den Versorgungsauftrag erteilt hat oder die Überleitung vom stationären in den ambulanten Sektor. Eine angemessene Information und Aufklärung des/der Nutzenden und eine sorgfältige Dokumentation sind wichtig.

> **Priorisierung von Ernährungsproblemen**
> Es werden berücksichtigt:
>
> - Die Schwere des Ernährungsproblems
> - Die Lösungswahrscheinlichkeit des Ernährungsproblems
> - Die Interaktionen von Ernährungsproblemen
> - Die Rahmenbedingungen
> - Die Wünsche der Nutzenden

5.3.4 Ursache von Ernährungsproblemen und Interventionsstrategie

Die genaue Analyse der Ursachen ist entscheidend für die Ableitung des therapeutischen Ansatzes (Strategie) und damit für die Entscheidung für die Interventionsform bzw. -logik und die sich daraus ergebenden Methoden und Maßnahmen. Um Ernährungsprobleme einer Lösung zuzuführen, sollte primär an deren Ursache angesetzt werden (kausaler Ansatz). Für Ursachen, die sich ernährungstherapeutisch nicht beeinflussen lassen, wird eine

Tab. 5.11 Ursachenkategorien und daraus resultierende Interventionsansätze

Ursachenkategorie	Mögliche Ansätze für die Intervention
Einstellungs- und Überzeugungsursachen	Kognitive Ansätze, motivierende Gesprächsführung
Werte- und normenbezogene Ursachen	Akzeptanz, symptomatischer Ansatz
Wissensursachen	Wissensvermittlung
Fertigkeitsbedingte Ursachen	Praktisch orientierte Ansätze, z. B. Einkaufstraining, Schulungsmaßnahmen in der Lehrküche
(Patho)physiologische Ursachen	Symptomatischer Ansatz, da ernährungstherapeutisch meist nicht beeinflussbar
Behandlungsbedingte Ursachen	Symptomatischer Ansatz, da ernährungstherapeutisch meist nicht beeinflussbar
Zugangsursachen	Eher verhältnisbezogener Ansatz oder Anpassung institutioneller/struktureller Gegebenheiten, Intervention zumeist nicht auf Ebene der Nutzenden
Psychische Ursachen	Zuständigkeit klären, ggf. Ansätze aus der systemischen Therapie
Verhaltensbedingte Ursachen	Verhaltenstherapeutische Ansätze (z. B. Vermittlung von Copingstrategien, Kontingenzverträge), ggf. verhältnispräventive Ansätze (z. B. Nudging)

symptomatische Therapie gewählt. Respektiert werden muss ebenfalls, dass bestimmte persönliche Werte und Überzeugungen von Patient*innen als Ursache von Ernährungsproblemen nicht verhandelbar sind. Auch hier ist dann eher ein symptomatischer Ansatz angezeigt. Tab. 5.11 fasst auf Basis der Kategorien von Ursachen für Ernährungsprobleme (Abschn. 4.3 bzw. 5.2.2) mögliche Interventionsansätze zusammen.

Für ähnliche Ernährungsprobleme können je nach Person unterschiedliche Ursachen oder auch mehrere Ursachen zugleich zutreffen. Daraus ergeben sich jeweils variable Interventionsstrategien.

Beispiele

Liegt eine behandlungsbedingte Ursache vor, wie z. B. Mundtrockenheit nach Radiotherapie im Kopf- und Halsbereich, muss ggf. die Konsistenz der oralen Ernährung und die Flüssigkeitsaufnahme angepasst werden. Zugleich erhält der/die Betroffene eine Aufklärung, mit welchen Tipps und Tricks er/sie der Mundtrockenheit begegnen kann. Die für die Mundtrockenheit ursächliche Radiotherapie kann nicht in Frage gestellt werden.

Einstellungs- und Überzeugungsursachen oder verhaltensbedingte Ursachen sind meist so komplex, dass sie der Interventionslogik Ernährungsberatung (Abschn. 16.7.4) bedürfen. Diese kann neben kognitiven und verhaltenstherapeutischen auch Aufklärungselemente beinhalten.

Bestehen vordergründig wissens- und fertigkeitsbedingte Ursachen, können diese gut mit einer Schulungsmaßnahme (Ernährungsedukation) (Abschn. 16.7.3) behoben werden. ◄

5.3.5 Ziele und messbare Zielwerte bei der Interventionsplanung

Bei der therapeutischen Entscheidungsfindung legen Ernährungstherapeut*innen ausgehend von den Zielen gemäß evidenzbasierter diätetischer Praxis die erwartbaren therapeutischen Zielwerte fest. Um für Aushandlungsprozesse unter Beteiligung der Nutzenden Gestaltungsmöglichkeiten zu haben, wird der Zielwert in vielen Fällen als Zielkorridor geplant.

▶ **Hinweis** Ein Zielkorridor gibt Werte in einer zuvor definierten Spannweite (Range) vor. Bei Aushandlungsprozessen mit den Nutzenden kann innerhalb einer therapeutisch sinnvollen Spannweite ein konkret anzustrebender Zielwert festgelegt werden. Das lässt Spielraum für die Partizipation.

Zielwerte leiten sich von den als interventionsbedürftig beurteilten Prozessindikatoren ab, die als Symptome aus den jeweiligen PESR-Statements zu entnehmen sind. Wie bereits in Abschn. 4.4 ausgewiesen, entscheiden Ernährungstherapeut*innen, inwieweit sich der Zielwert an einen Referenzwert annähern sollte und/oder ob dafür Teilziele erforderlich wären. Hierbei sind Interaktionen zwischen den Ernährungsproblemen oder zwischen einzelnen Indikatoren zu berücksichtigen.

Messbare Zielwerte können sich sowohl auf objektive als auch auf operationalisierte subjektive Daten von Nutzenden beziehen. Hierbei ist zu berücksichtigen, dass vordergründig Zielwerte definiert werden, die mit den Mitteln und Methoden erreicht werden können, die Ernährungstherapeut*innen zur Verfügung stehen (AND 2013; VDD 2015). Die Zielwerte erlangen zugleich Bedeutung als Vergleichskriterium für die Outcomeevaluation (Vanherle et al. 2018), um die Zielerreichung überprüfen zu können.

5.3.6 Nutzerbezogene Voraussetzungen bei der Interventionsplanung

Die individuellen Voraussetzungen der Nutzenden lassen sich vorrangig aus der PESR-Kategorie Ressourcen und Barrieren und damit aus den Kontextfaktoren der ICF ableiten. Sie werden z. B. geleitet durch konditionales Reasoning für die Interventionsplanung berücksichtigt. Sie beeinflussen den Zeitaufwand, die Modifikation der Themen und Inhalte, die Auswahl der Methoden und die Notwendigkeit, weitere Akteur*innen oder Bezugspersonen in die Intervention einzubinden.

> **Personbezogene Faktoren mit Einfluss auf die Interventionsplanung**
> - Persönlichkeitsmerkmale wie Optimismus, Zuversicht, Ängstlichkeit, Vorsichtigkeit, Ausmaß von Selbstvertrauen, Aufgeschlossenheit oder generelle Skepsis Neuem gegenüber

- Besonderes Wissen oder Fähigkeiten, die sich aus dem beruflichen Hintergrund oder persönlichen Interessen ergeben
- Aktuelle Belastbarkeit
- Eingeschränkte sprachliche Fähigkeiten (Wort und/oder Schrift)
- Gute oder schlechte Erfahrungen aus vorangegangenen Therapien

Sind Nutzende im Alltag auf Hilfe und Unterstützung angewiesen, ist zu prüfen, ob diese auch besteht. Wenn ja, wären dieser Personenkreis oder professionelle Akteur*innen einzubeziehen, wenn nicht, können zusätzliche Interventionsmaßnahmen notwendig werden. Zudem sind auch Einschränkungen, die sich aus Körperfunktionen und -strukturen ergeben, bedeutsam für die Planung, wie z. B. eingeschränkte kognitive Fähigkeiten oder ein eingeschränktes Hör- und/oder Sehvermögen.

5.3.7 Ernährungsinterventionsplan

Wie in Abschn. 16.6 definiert, enthält der Ernährungsinterventionsplan alle relevanten Informationen zur Umsetzung der ernährungstherapeutischen oder ernährungspräventiven Maßnahmen. In diesem Zusammenhang wird die Intervention zeitlich (Dauer der einzelnen Interventionseinheit, deren zeitliche Abstände) und thematisch in Interventionseinheiten gegliedert und die jeweils beteiligten Akteur*innen werden benannt.

Je nach Setting und gewählter Interventionsstrategie wird der Plan unterschiedlich aufgebaut sein, sodass der G-NCP keine „allgemein gültige" Vorlage liefern kann, sondern nur Empfehlungen gibt, was im Interventionsplan enthalten sein sollte. Zum Teil sind institutionelle Vorgaben und Rahmenbedingungen (z. B. der Zentralen Prüfstelle Prävention) zu beachten. Der Interventionsplan ist in geeigneter Form zu dokumentieren.

Bestandteile des Ernährungsinterventionsplans
Ein Ernährungsinterventionsplan sollte Informationen zu folgenden Punkten aufweisen:

- Interventionsziele und messbare Zielwerte, wobei messbare Zielwerte auch in einem separaten Dokument hinterlegt werden können
- Interventionsform/en mit daraus resultierenden Methoden und Maßnahmen, die eine Partizipation von Nutzenden ermöglichen
- Thematische Schwerpunkte und Inhalte bei ernährungskommunikativen Interventionseinheiten

- Überprüfung, was, wann und wie (Re-Assessment, Monitoring, Evaluation von Teilzielen)
- Zeitumfang und zeitliche Abfolge der einzelnen Interventionseinheiten
- Beteiligte Akteur*innen

Erst der Ernährungsinterventionsplan bildet das „nach außen sichtbare" Gesamtergebnis aller Planungsüberlegungen ab. Zuvor sind jedoch zu jedem einzelnen Punkt umfangreiche Denkprozesse nötig, aus denen sich die therapeutischen Entscheidungen zur Planung der Intervention ergeben. Diese sind mit dem Planungsschritt nicht abgeschlossen, denn auch während der Durchführung der Intervention muss die Planung immer auf die konkrete Interventionssituation und an die Reaktionen der Nutzenden angepasst werden. So ergibt sich ein „Hineinfließen" von Planungsüberlegungen in den Prozessschritt der Durchführung der Intervention.

▶ Ein Interventionsplan im Sinne des G-NCP ist kein „Stundenbild". Insbesondere unter dem Grundverständnis von Beratung lässt sich die Interaktion mit den Nutzenden nie im Voraus detailliert und minutiös planen. Unbenommen davon ist, dass z. B. im Rahmen von Ausbildung und Lehre Übungen erforderlich sind, die eine mögliche Beratungssituation im Detail abbilden.

5.3.8 Anpassung der Intervention

Bereits bei der Planung müssen Kontrollmöglichkeiten Berücksichtigung finden, die überprüfen, ob die Intervention (immer noch) passgenau ist. Dies erfolgt über Re-Assessment (Abschn. 5.1.6), Monitoring und ggf. die Evaluation von Teilzielen. Was in welchen Intervallen und wodurch/womit überprüft werden soll, ist im Interventionsplan zu vermerken und bei der zeitlichen Planung einzukalkulieren. Das Monitoring wird in Abschn. 5.4.6 näher beschrieben.

5.3.9 Fazit

Ähnlich wie beim Prozessschritt Ernährungsassessment wird auch der Planungsschritt entscheidend durch die Berufserfahrung beeinflusst. Der dafür benötigte Zeitaufwand wird sich mit zunehmender Erfahrung verändern, aber immer durch Umfang und Schwere des jeweiligen Einzelfalls oder der Anforderungssituation bestimmt werden. Das muss bei der Bemessung von Arbeitszeit und Kosten Berücksichtigung finden und in entsprechende Verhandlungen eingebracht werden. Unter den derzeit geltenden Regularien findet das leider noch zu selten Berücksichtigung. Die Leistungsbeschreibung als Anlage zum Rahmenvertrag nach § 125 Absatz 1 SGB V zum Heilmittel Ernährungstherapie bei seltenen angeborenen Stoffwechselstörungen und Mukoviszidose (GKV-Spitzenverband 2021) setzte hier erste Maßstäbe. Dort findet der G-NCP explizit Erwähnung, die Erstellung eines Therapieplanes ist verbindlich vorgegeben. Dadurch fanden Aufwendungen zur Planung (z. B. für Vor- und Nachbereitung) Berücksichtigung und werden vergütet.

Kollegialer Austausch und Fallkonferenzen, in denen Planungsüberlegungen verbalisiert, diskutiert und abgestimmt werden, sollten regelmäßig stattfinden. Dies gilt sowohl intra- als auch interprofessionell. Für eine gute Betreuungsqualität muss die Ernährungsintervention sinnvoll in das Gesamtkonzept von Prävention, Therapie und Rehabilitation eingebunden werden. Anfänger*innen in Ausbildung und Lehre müssen Schritt für Schritt an die hohe Komplexität der Interventionsplanung herangeführt werden.

Perspektivisch soll auch eine Klassifikation der diätetischen Interventionen zur Verfügung stehen. Diese stellt einen begrifflichen Rahmen für das Beschreiben der Handlungen bzw. Interventionen von Ernährungstherapeut*innen zur Verfügung. Die Klassifikation umfasst direkt und indirekt nutzerbezogene Handlungen sowie unterstützende Handlungen bezüglich des Managements und der Forschung und Lehre. Weitere Ausführungen finden sich in Kap. 17.

5.4 Durchführung der Ernährungsintervention

Das Wichtigste auf einen Blick
Aufgabe
In diesem Prozessschritt werden die geplanten Maßnahmen zur Lösung der Ernährungsprobleme umgesetzt und die Intervention gesteuert.

Dabei handeln Ernährungstherapeut*innen eigenverantwortlich und *sach- und fachgerecht gemäß den Regeln der guten Praxis*. Ernährungsinterventionen erfolgen sowohl im Rahmen von Ernährungstherapie als auch von ernährungsbezogener Prävention und Gesundheitsförderung. Zur Einbettung der Ernährungsintervention in das gesamte Behandlungskonzept erfolgt eine enge interdisziplinäre Zusammenarbeit.

Je nach vorliegendem Setting und Anlass werden Maßnahmen im Rahmen der Interventionsformen und Interventionslogiken durchgeführt. Sie zielen auf die Lösung der Ernährungsprobleme ab.

Partizipation als Grundprinzip
Im Zuge der Intervention werden der Weg zum Ziel und das Ausmaß der Zielerreichung mit den Nutzenden ausgehandelt. Die aktive Einbindung der Nutzenden erhöht die Behandlungsakzeptanz und den Erfolg. Der Umfang der Partizipation ist vom therapeutischen Auftrag, den Rahmenbedingungen und der individuellen Situation abhängig.

Steuerung der Intervention

Die Intervention wird durch Monitoring, kontinuierliche Reflexion und Re-Assessment gesteuert.

- Das *Monitoring* misst und beurteilt ausgewählte Werte zu vorher definierten Zeitpunkten. Damit wird überprüft, ob die Intervention den gewünschten Verlauf nimmt und die angestrebten Ziele erreicht werden können.
- Die *Reflexion* prüft anhand der Reaktionen der jeweiligen Zielperson, ob die Umsetzung der Maßnahmen zur beabsichtigten Interaktion führt. Dafür werden Clinical-Reasoning-Techniken und Kritisches Denken genutzt.
- Durch *Re-Assessment* wird in regelmäßigen Abständen überprüft, ob sich die für die Diagnosestellung geltenden Ausgangsbedingungen verändert haben.

5.4.1 Definition

Bei dem Schritt Durchführung der Intervention (Abb. 5.14) handelt es sich um die eigentliche Aktionsphase des G-NCP (AND 2013; VDD 2015), in der an der Lösung der diagnostizierten Ernährungsprobleme gearbeitet wird.

▶ Bei der Durchführung der Ernährungsintervention setzen Ernährungstherapeut*innen auf Basis ihrer Planungsüberlegungen die Maßnahmen zur Lösung der Ernährungsprobleme um. Sie steuern die Intervention durch interventionsbegleitendes Monitoring und interventionsimmanente Reflexion.

5.4.2 Interventionsmaßnahmen

Ernährungsintervention zielt auf die Lösung der Ernährungsprobleme und wird mit der Absicht angewendet, ernährungsbezogene Verhaltensweisen, Bedingungen oder Faktoren der Umwelt von Einzelpersonen oder Gruppen zu verändern. Ernährungsintervention erfolgt sowohl im Rahmen von Ernährungstherapie als auch von ernährungsbezogener Prävention (siehe dazu auch Abschn. 16.4 und 4.2). Bei der Ernährungsintervention kommen unterschiedliche Interventionsformen zum Einsatz. Je nach vorliegendem Setting und Anlass resultieren daraus unterschiedliche Maßnahmen, die zumeist in Kombination, seltener isoliert, zur Anwendung kommen. Tab. 5.12 zeigt eine Auswahl. Jede Maßnahme bedient sich wiederum unterschiedlicher Theorien, Modelle, Methoden und Mittel. Bei deren Ausführung handeln Ernährungstherapeut*innen eigenverantwortlich und sach- und fachgerecht gemäß den Regeln der guten Praxis (International Code of Good Practice) (ICDA 2010).

Abb. 5.14 Übersicht der Prozessschritte - Schritt 4: Durchführung der Intervention

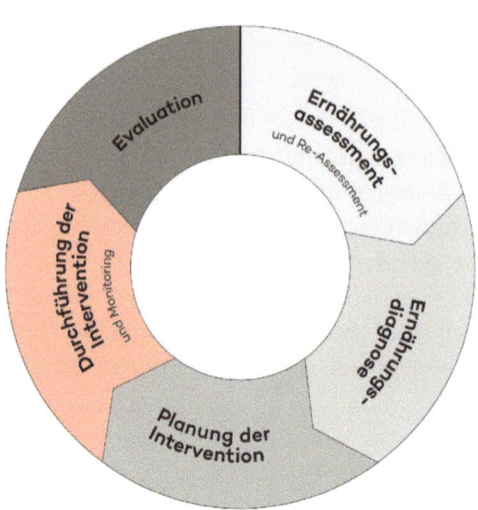

Prinzipien für diätetisches Handeln

Diätetisches Handeln erfolgt nach den anerkannten Regeln der Kunst[2]:

- Es richtet sich an gesellschaftlichen Normen aus
- Es hält gesetzliche Regularien ein
- Es folgt anerkannten (fach-)wissenschaftlichen Standards
- Es berücksichtigt den Stand aktueller Erkenntnisse und verfügbarer Technologien

Die Maßnahmen können dabei sowohl gemeinsam mit den Nutzenden, z. B. Ernährungsberatung oder Ernährungsschulung, durchgeführt werden, als auch andere Akteur*innen, z. B. institutionelle Ansprechpartner*innen im Rahmen des Verpflegungsmanagements oder des Ernährungssupports, adressieren. Gerade in stationären Gesundheitseinrichtungen oder im Homecare-Bereich betreffen Interventionsmaßnahmen demzufolge auch das Ernährungsmanagement und sichern auf institutioneller Ebene, dass für jede Person eine angemessene Ernährung gesichert wird, die sich an deren jeweiligen individuellen Bedürfnissen orientiert und den Energie- und Nährstoffbedarf deckt.

---

[2] Dafür ist insbesondere im Medizinrecht auch der Begriff *lege artis* gebräuchlich.

Tab. 5.12 Interventionsformen und Beispiele für mögliche Interventionsmaßnahmen

Interventionsform	Beispiele für mögliche Maßnahmen
Orale Ernährung	– Veranlassung und Überwachung der Herstellung einer bestimmten Kostform im Rahmen des Verpflegungsmanagements, z. B. Nährstoffausstattung; Konsistenz und Rezepturen definieren und berechnen, innerbetriebliche Organisation, Warenbeschaffung, … – Anleitung und Überwachung von Hilfskräften – …
Künstliche Ernährung	– Nährstoffausstattung und Menge berechnen – Abstimmung und Auswahl geeigneter Produkte und Applikationsformen – Organisation der Abläufe innerbetrieblich oder im Rahmen des Überleitungsmanagements bzw. im Rahmen der heimenteralen oder -parenteralen Versorgung – Zusammenstellung individualisierter parenteraler Ernährung (Compounding) – Anforderung und Bereitstellen der Hilfsmittel – …
Ernährungskommunikation individuell oder in Gruppen	– Maßnahmen zur Ausgestaltung der geplanten Interventionslogik (Ernährungsinformation, -aufklärung, -schulung, -beratung) (Abschn. 16.7) und deren Umsetzung anhand der gewählten Methoden und Mittel

5.4.3 Von der Planung zur Durchführung der Intervention

Zwischen Planung und Durchführung der Interventionsmaßnahmen gibt es fließende Übergänge. Die therapeutischen Überlegungen aus dem Planungsschritt werden insbesondere zu Beginn der Intervention, aber auch in deren Verlauf, gemeinsam mit den Nutzenden oder den jeweiligen Bezugspersonen besprochen, in Aushandlungsprozessen spezifiziert und so auf die jeweilige Situation zugeschnitten. Abb. 5.15 zeigt die wesentlichen Schritte, wobei der 2. und 3. Schritt auf Basis des Interventionsplanes während der Interventionseinheiten in direktem Austausch mit den Nutzenden stattfinden.

5.4.4 Partizipation als Grundprinzip der Intervention

Die aktive Planung und Bereitstellung von Partizipationsmöglichkeiten sind wichtige Elemente in modernen Therapieansätzen. Die Einbindung in Behandlungsprozesse stellt individuelle Bedürfnisse, Präferenzen und Werte von Nutzenden in den Mittelpunkt. Behandlungsakzeptanz und -erfolg werden hierdurch erhöht. Ernährungsintervention partizipativ durchzuführen, stellt eine Grundhaltung von Ernährungstherapeut*innen in der therapeutischen Beziehung dar (siehe auch partizipative Entscheidungsfindung,

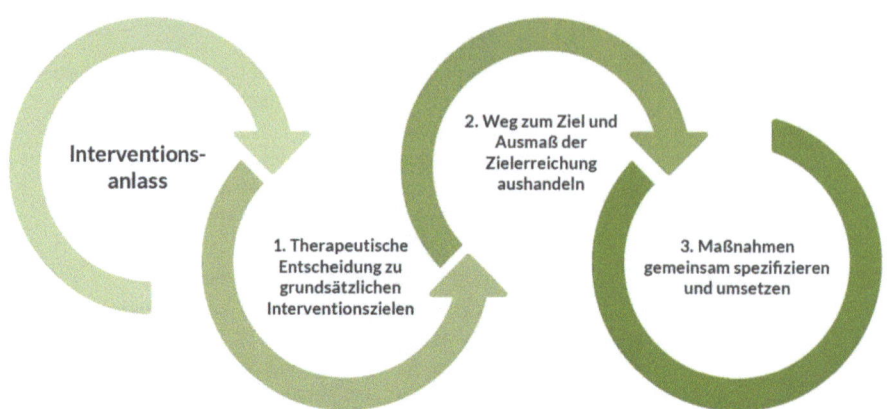

Abb. 5.15 Schritte von der Planung bis zur Durchführung der Ernährungsintervention

Abschn. 3.2.4). Überlegungen zur Partizipation tangieren sowohl die Planung als auch die Durchführung der Intervention. Für die Intervention müssen Methoden und Mittel ausgewählt werden, die eine Partizipation ermöglichen.

Kennzeichen einer therapeutisch partizipativen Grundhaltung
- Person des/der Ernährungstherapeut*in nicht als einzigen (Fach-)Experten auffassen
- Nutzende als Experten für ihre eigene Lebenswelt, z. B. für eigene Erfahrungen, Bedürfnisse, Vorlieben/Abneigungen etc., wahrnehmen und akzeptieren
- Handlungsspielräume aufzeigen oder schaffen
- Entscheidungen, Lösungen und Ziele gemeinsam erarbeiten
- (Ernährungs)Probleme gemeinsam priorisieren
- Selbstorganisation und Selbsthilfe unterstützen

Wright (2010, 2020) hat für die Gesundheitsförderung ein Stufenmodell der Partizipation entwickelt (Tab. 5.13). Dieses lässt sich auf Ernährungsintervention übertragen, wobei sich Einschränkungen und Grenzen der Partizipation aus dem therapeutischen Auftrag und damit aus dem Therapieanlass (z. B. Indikation), aber auch aus den settingbezogenen Rahmenbedingungen und Regularien (z. B. ambulante Praxis, Akutmedizin, Rehaklinik) ergeben können.

Tab. 5.13 Stufen der Partizipation. (Nach Wright 2010, 2020)

Stufen		Erläuterung
Nichtpartizipation	Instrumentalisierung	Belange der Zielgruppe spielen keine Rolle, Entscheidungen werden außerhalb der Zielgruppe getroffen
	Anweisung	Entscheidungsträger*innen (Fachkräfte) nehmen die Lage der Zielgruppe wahr, entscheiden jedoch direktiv auf Grundlage ihrer fachlichen Meinung
Vorstufen der Partizipation	Information	Entscheidungsträger*innen erklären der Zielgruppe ihr Vorgehen, das für die Beseitigung oder Linderung der Probleme empfohlen wird, die Sichtweise der Zielgruppe findet Berücksichtigung
	Anhörung	Entscheidungsträger*innen interessieren sich für Sicht und Lage der Zielgruppe, die Zielgruppe wird angehört, hat aber keine Kontrolle, ob das auch Berücksichtigung findet
	Einbeziehung	Entscheidungsträger*innen beraten sich mit der Zielgruppe, die Beratungen haben keinen verbindlichen Einfluss auf den Entscheidungsprozess
Partizipation	Mitbestimmung	Wesentliche Aspekte der Maßnahme werden mit der Zielgruppe abgestimmt, es kommt zu Verhandlungen zwischen Zielgruppe und Entscheidungsträger*innen
	Teilweise Entscheidungskompetenz	Ein Beteiligungsrecht stellt sicher, dass die Zielgruppe bestimmte Aspekte einer Maßnahme selbst bestimmen kann, die Verantwortung liegt bei den Fachkräften
	Entscheidungsmacht	Die Zielgruppe bestimmt alle wesentlichen Aspekte der Maßnahme selbst, es besteht eine gleichberechtigte Partnerschaft, Fachkräfte begleiten und unterstützen
Über Partizipation hinaus	Selbstorganisation	Maßnahme wird von der Zielgruppe selbst initiiert und durchgeführt, wobei alle Entscheidungen selbst getroffen und verantwortet werden

Beispiele für Einschränkungen und Grenzen im Hinblick auf eine umfassende Partizipation

- Schwere der Grunderkrankung bzw. des Gesundheitsproblems.
- Vorgaben von Verordnenden, Institutionen oder Kostenträgern zu Inhalten und Schwerpunkten der Intervention.

- Verfügbares Zeitlimit.
- Verfügbarer Finanzierungsrahmen. ◄

Ernährungsintervention ist grundsätzlich als Aushandlungsprozess zu verstehen. Ernährungstherapeut*innen sind angehalten, die gegebenen Möglichkeiten für Partizipation auszuschöpfen. Beispiele für die Übertragung auf den G-NCP zeigt Abb. 5.16.

5.4.5 Interventionsbegleitende Reflexion

Die Reflexion ist der Durchführung der Intervention immanent. Ernährungstherapeut*innen müssen in der Lage sein, im Zuge der Durchführung der Intervention stets angemessen zu handeln. Die Durchführung der Intervention wird deshalb durch die *Reflection in Action* (Schön 1983) begleitet. Ernährungstherapeut*innen vergleichen anhand der Reaktionen der jeweiligen Zielperson, ob das, was sie gerade tun oder tun wollen (Handlungsabsicht) bei der Umsetzung der Maßnahmen zur gewünschten bzw. beabsichtigten Interaktion führt. Dafür nutzen sie u. a. Techniken des Clinical Reasonings, z. B. das interaktive Rea-

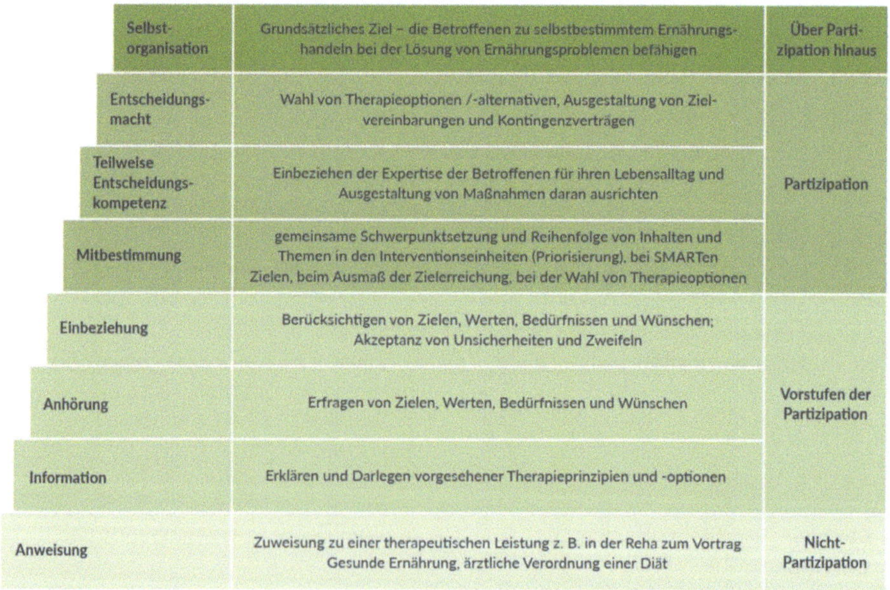

Stufe	Beschreibung	Kategorie
Selbstorganisation	Grundsätzliches Ziel – die Betroffenen zu selbstbestimmtem Ernährungshandeln bei der Lösung von Ernährungsproblemen befähigen	Über Partizipation hinaus
Entscheidungsmacht	Wahl von Therapieoptionen /-alternativen, Ausgestaltung von Zielvereinbarungen und Kontingenzverträgen	Partizipation
Teilweise Entscheidungskompetenz	Einbeziehen der Expertise der Betroffenen für ihren Lebensalltag und Ausgestaltung von Maßnahmen daran ausrichten	Partizipation
Mitbestimmung	gemeinsame Schwerpunktsetzung und Reihenfolge von Inhalten und Themen in den Interventionseinheiten (Priorisierung), bei SMARTen Zielen, beim Ausmaß der Zielerreichung, bei der Wahl von Therapieoptionen	Partizipation
Einbeziehung	Berücksichtigen von Zielen, Werten, Bedürfnissen und Wünschen; Akzeptanz von Unsicherheiten und Zweifeln	Vorstufen der Partizipation
Anhörung	Erfragen von Zielen, Werten, Bedürfnissen und Wünschen	Vorstufen der Partizipation
Information	Erklären und Darlegen vorgesehener Therapieprinzipien und -optionen	Vorstufen der Partizipation
Anweisung	Zuweisung zu einer therapeutischen Leistung z. B. in der Reha zum Vortrag Gesunde Ernährung, ärztliche Verordnung einer Diät	Nicht-Partizipation

Abb. 5.16 Übertragung des Stufenmodells nach Wright (2010, 2020) für die Ernährungsintervention

soning (Abschn. 3.4.1). Das ermöglicht ihnen, sich spontan auf neue Bedingungen einstellen zu können.

Beispielsweise könnte ein aktuelles Ereignis Nutzende so stark beschäftigen, dass dem Vorrang eingeräumt werden muss oder es erweist sich, dass Nutzende mit dem Einbringen eigener Vorschläge bei der Aushandlung von möglichen Verhaltensänderungen überfordert sind. Auch muss damit umgegangen werden, dass Nutzende u. U. bestimmten therapeutischen Optionen nicht folgen möchten.

Berufserfahrene Ernährungstherapeut*innen (Expert*innen) können zumeist sofort „auf einen Plan B" zurückgreifen und die Intervention inhaltlich und/oder methodisch modifizieren. Lernende und Berufsanfängerinnen (Noviz*innen) sollten sich durch „Was-wäre-wenn-Denkmodelle" auf derartige Situationen vorbereiten. Trotzdem kann es dazu kommen, dass Interventionseinheiten im Einzelfall deutlich mehr Zeit als geplant in Anspruch nehmen, gekürzt oder sogar weggelassen werden müssen. Abweichungen vom Interventionsplan sind sorgfältig zu dokumentieren. Tritt dieser Fall ein, ist eine Nachbereitung der Interventionseinheiten ganz besonders wichtig, um die Gesamtplanung neu zu durchdenken und ggf. anzupassen. Begleitend können ein kritisches Hinterfragen der Ernährungsdiagnosen oder eine Neujustierung von Interventionszielen erforderlich werden.

▶ Treten bei einer geplanten Interventionsmaßnahme Störeinflüsse auf oder trifft diese auf Widerstand bei den Nutzenden, müssen Ernährungstherapeut*innen angemessen reagieren können.

Die Reflexion führt zu einer permanenten Rückkopplung von der Durchführung zur Interventionsplanung. Daraus wiederum kann eine Anpassung der durchzuführenden Interventionsmaßnahmen resultieren. Insbesondere wenn Schwierigkeiten auftreten, ist auch eine Rückkopplung bis zur Ernährungsdiagnose sinnvoll, um noch einmal zu prüfen, ob die Planung der Intervention der Ernährungsdiagnose angemessen war.

Die Reflection on Action (Schön 1983), bei der die Handlung rückblickend rekonstruiert und reflektiert wird, kommt im Schritt der Evaluation zum Tragen und wird in diesem Zusammenhang näher beschrieben.

5.4.6 Interventionsbegleitende Überprüfung durch Monitoring

Während der Intervention muss in regelmäßigen Abständen überprüft werden, ob die gewünschten Effekte eintreten. Prozessindikatoren zeigen an, ob die Intervention in die beabsichtigte Richtung verläuft oder nicht (siehe auch Abschn. 4.4.3). Diese Beurteilung erfolgt im Monitoring durch den Vergleich aktuell gemessener Werte im Hinblick auf die angestrebten Zielwerte und ergänzt die interventionsimmanente Reflexion.

▶ Monitoring ist die geplante, systematische Messung und Beurteilung ausgewählter Werte zu definierten Zeitpunkten im Verlauf der Intervention. Aufgrund des Monitorings entscheiden Ernährungstherapeut*innen, ob die Intervention wie geplant fortgesetzt wird oder angepasst werden muss.

Daraus ergeben sich Vorhersagen zur Erreichbarkeit der beabsichtigten Interventionsziele Es wird geprüft, ob bestimmte Schwellenwerte eingehalten werden, ob Werte stabil bleiben oder den beabsichtigten Verlauf (Anstieg oder Abfall) nehmen, um je nach Situation steuernd eingreifen zu können, sollte dies nicht eintreten.

▶ Die Kombination aus interventionsimmanenter Reflexion und Monitoring ist entscheidend für die Steuerung der Intervention.

Die Abläufe des Monitorings weisen eine hohe Schnittmenge zu Tätigkeiten und Überlegungen auf, die das Ernährungsassessment (bzw. Re-Assessment) und die Evaluation prägen. Um auf Prozessindikatoren (Abschn. 4.4) schlussfolgern zu können, werden aktuelle Werte mit den gleichen Messinstrumenten ermittelt und im Abgleich mit einem Vergleichswert beurteilt. Im Monitoring dient der angestrebte Zielwert als Vergleichswert für die Beurteilung. Das ermöglicht Ernährungstherapeut*innen Entscheidungen entweder zur Fortsetzung der geplanten Intervention oder deren Anpassung.

Die Werte, die für eine Beurteilung des Interventionsfortschritts im Rahmen des Monitorings erforderlich sind, werden als Monitoringparameter bezeichnet. Ihre Auswahl erfolgt gezielt, ebenso die Festlegung des ersten Messzeitpunktes und weiterer Messungen im Verlauf der Intervention. Das ist üblicherweise bereits Bestandteil der Interventionsplanung.

▶ Beim Monitoring geht es nicht darum, so viel wie möglich zu messen, sondern *die Parameter und Messzeitpunkte festzulegen und einzuhalten*, die im jeweiligen Setting für eine Beurteilung des Interventionsfortschritts erforderlich sind.

Das Monitoring sollte sich auf Messwerte fokussieren, die durch Ernährungstherapeut*innen erhoben werden können, ihnen zur Verfügung stehen oder von ihnen angefordert werden können. Im klinischen Setting, z. B. im Rahmen des Ernährungssupports, wird das Monitoring im Regelfall als Teil des medizinischen Monitorings erbracht.

Für die Überlegungen zur Auswahl von Monoringparametern und deren Messzeitpunkte sind, wie in Abb. 5.17 dargestellt, nacheinander drei Schritte entscheidend.

▶ **Hinweis** Je kritischer der Zustand von Nutzenden, desto engmaschiger und umfangreicher muss das Monitoring ausfallen.

Das Monitoring bleibt nicht nur auf die Überprüfung messbarer Werte begrenzt. Eine Änderung messbarer Werte ist nur dann zu erwarten, wenn Nutzende im Rahmen der Intervention vereinbarte Maßnahmen einhalten. Dies vollzieht sich nicht während der Interventionseinheiten, sondern zwischen den einzelnen Interventionseinheiten, wenn Nutzende ihr Ernährungshandeln entsprechend anpassen. Aber gerade im Alltag gelingt

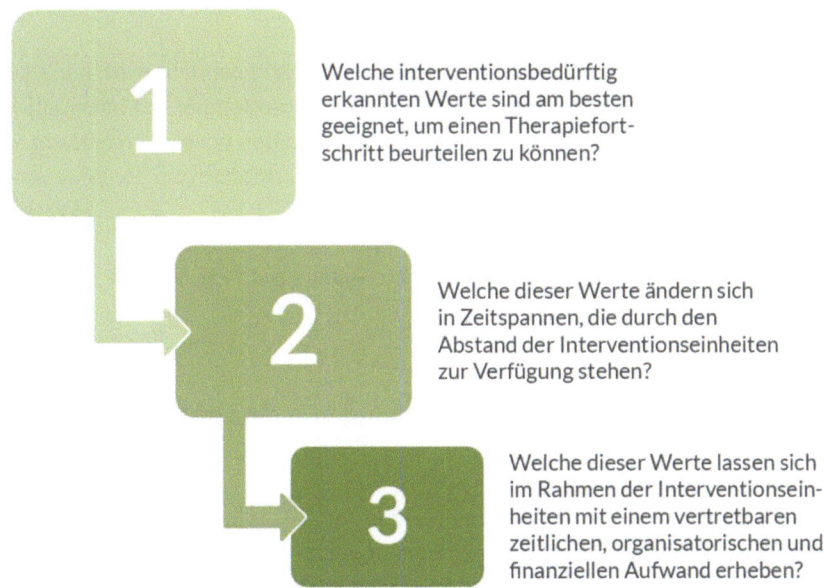

Abb. 5.17 Überlegungsschritte zur Ableitung von Monitoringparametern

das nicht immer oder nur zum Teil. Deshalb müssen Ernährungstherapeut*innen bei nachfolgenden Interventionseinheiten überprüfen, ob und welche der vereinbarten Maßnahmen zur Lösung des Ernährungsproblems von den Nutzenden umgesetzt wurden (Pollard und Lichtsteiner 2016; AND 2013). Dabei handelt es sich i. d. R. um angestrebte Verhaltensänderungen im Rahmen operationalisierter Ziele. Wenn z. B. SMARTe Ziele oder Zielvereinbarungen ihren Zweck erfüllen sollen, muss auch nachgefragt werden, ob sie eingehalten wurden. Eventuell ergibt sich, dass Nutzende eine Maßnahme zur Lösung des Ernährungsproblems gefunden haben, die ursprünglich nicht vorgesehen war, sich aber ebenso als geeignet erweist (Pollard und Lichtsteiner 2016). Es kann aber auch vorkommen, dass Nutzende bei der Umsetzung viel zu rigide vorgehen, sodass gegengesteuert werden muss. Je nach Ergebnis dieser Überprüfung ergeben sich Konsequenzen für die Fortsetzung der geplanten Intervention. Es kann sein, dass neue Maßnahmen gefunden oder vereinbarte Maßnahmen adaptiert werden müssen, um „Stolpersteine" auszuräumen, die anfänglich noch nicht sichtbar waren.

Diskrepanzen vom Ausgangswert zum Zielwert können so groß sein, dass sie nicht auf einmal, sondern in mehreren Etappen in Angriff genommen werden müssen. Häufig werden mit den Nutzenden Teilziele vereinbart und deren Erreichung überprüft. Das wäre, wörtlich genommen, zwar eine Teilevaluation, wird aber in das Monitoring integriert, weil daraus genauso Rückschlüsse auf die Prozesssteuerung gezogen werden.

Die Ergebnisse des Monitorings und die ggf. daraus resultierenden Anpassungsmaßnahmen fließen in die Dokumentation ein.

5.4.7 Re-Assessment

Zusätzlich zum Monitoring, mit dem der Interventionsfortschritt beurteilt wird, muss während der Intervention überprüft werden, ob die für die Diagnosestellung und Interventionsplanung geltenden Ausgangsbedingungen immer noch zutreffen oder sich vielleicht verändert haben. Veränderungen der Ausgangsbedingungen erfordern ein Re-Assessment (siehe dazu auch Abschn. 5.1.6).

▶ Monitoring und Re-Assessment sorgen im Sinne von Feedbackschleifen für eine dynamische Gestaltung des G-NCP.

5.4.8 Interventionsbegleitende Umsetzung von Monitoring und Re-Assessment

Der Interventionsplan weist Zeitpunkte und Zeitfenster für die interventionsbegleitende Überprüfung auf und sichert, dass die Ergebnisse möglichst unmittelbar bei der weiteren Durchführung der Intervention berücksichtigt werden können. Sowohl die Durchführung der Messungen und Überprüfungen als auch erforderliche Rückmeldungen an die Nutzenden erfordern einen Zeitaufwand, der künftig bei der Kalkulation der Kontaktzeit mit den Nutzenden im Rahmen der Interventionseinheiten stärker Berücksichtigung finden muss.

▶ Aus organisatorischer Sicht ist es unerheblich, ob im Rahmen von Monitoring oder im Hinblick auf ein Re-Assessment gemessen und überprüft wird. Entscheidend ist, dass sorgfältig gemessen und beurteilt wird, um daraus die richtigen Konsequenzen ziehen zu können.

5.4.9 Prozesssteuerung

Ernährungstherapeut*innen vollziehen in regelmäßigen Abständen eine Gesamtbeurteilung zum Stand der Intervention, um den Prozess zu steuern. Sie entscheiden aufgrund der Ergebnisse des Monitorings (Prozessindikatoren) und ihrer Reflexion, ob die Durchführung der Intervention modifiziert oder eine Neubewertung der Ausgangslage (Re-Assessment) mit Anpassung von Ernährungsdiagnosen und Interventionsplanung erforderlich wird (Abb. 5.18). Diese Dynamik des G-NCP bietet die Voraussetzung, bei der Lösung der Ernährungsprobleme der Zielperson angemessen vorgehen zu können.

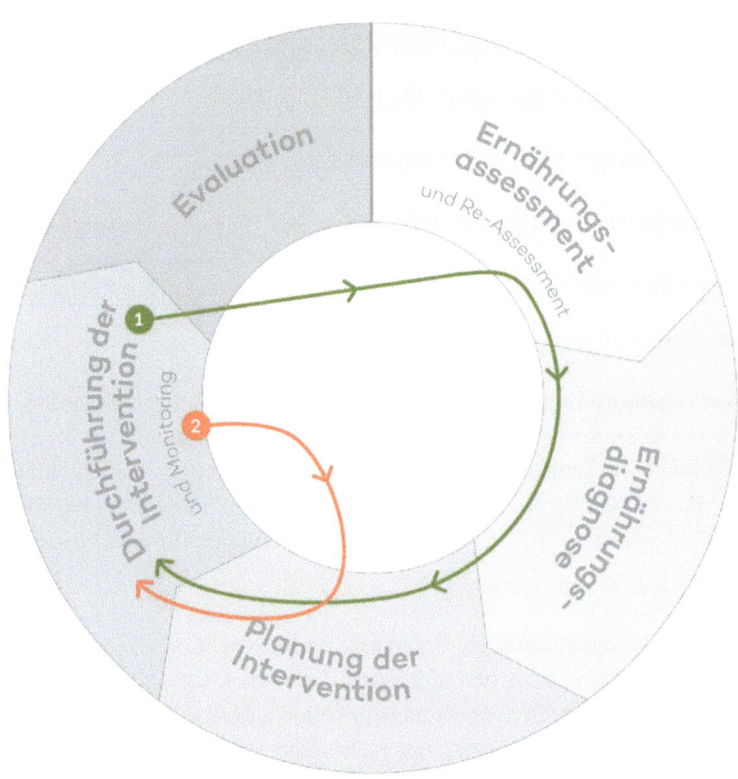

Abb. 5.18 Beziehungen der Prozessschritte zur Prozesssteuerung

5.4.10 Interventionen über lange Zeiträume

Für Nutzende mit chronischen oder unheilbaren Erkrankungen (z. B. seltene angeborene Stoffwechselstörungen) ist eine lange, u. U. lebenslänglich andauernde Notwendigkeit von Ernährungstherapie erforderlich, wobei kurz- und mittelfristige und dauerhafte Maßnahmen zum Einsatz kommen.

Es ergibt sich ein lang andauernder, möglicherweise lebenslanger, G-NCP. Bei diesem findet in regelmäßigen Abständen immer wieder ein Re-Assessment zur Beurteilung der Situation statt. Erweist sich dabei, dass akut (neue) Ernährungsprobleme entstanden sind, kommt es zu einer Ernährungsdiagnose und nachfolgend zur Planung und Durchführung der Intervention, um diese Probleme zeitnah zu lösen. Im laufenden Gesamtprozess entsteht eine Dauerschleife von aufeinanderfolgenden, zeitlich begrenzten Teilprozessen. In jedem dieser Teilprozesse laufen die 5 G-NCP-Schritte ab, in denen jeweils bestimmte Ernährungsprobleme und deren Lösung im Mittelpunkt stehen. Ziel ist immer, dass es im Verlauf der Erkrankung längere Phasen gibt, in denen die Betroffenen, befähigt durch die vorangegangene Ernährungsintervention, allein in ihrem Alltag zurechtkommen.

5.5 Evaluation

Das Wichtigste auf einen Blick
Die Evaluation ist essenziell für die Beurteilung des Erfolgs einer Ernährungsintervention. Sie verbindet die Bewertung messbarer Ergebnisse mit einer kritischen Reflexion. Als abschließender Schritt im G-NCP hat sie 3 Hauptaufgaben:

1. *Outcomeevaluation:* Bewertung der Ergebnisse der Ernährungsintervention bei der Lösung der Ernährungsprobleme.
2. *Prozessevaluation:* Reflexion des therapeutischen Vorgehens zur Qualitätssicherung und kontinuierlichen Verbesserung.
3. *Kompetenzentwicklung:* Ableiten von Schlussfolgerungen für zukünftiges berufliches Handeln.

Outcomeevaluation

Die *Outcomeevaluation* misst die Ergebnisse der Intervention und vergleicht diese mit dem Ausgangswert sowie dem beabsichtigten Zielwert. Damit wird nachweisbar, dass oder inwieweit die angestrebten Ernährungsprobleme gelöst wurden.

Es werden vier *Outcomekategorien* unterschieden:

- direkte Ernährungs-Outcomes,
- Gesundheitsstatus-Outcomes,
- wertebasierende Outcomes,
- gesundheitsökonomische Outcomes.

Analog zum Assessment sind eine standardisierte Vorgehensweise und gleiche Messinstrumente essenziell, um die Vergleichbarkeit der Messwerte zu sichern

Abb. 5.19 Übersicht der Prozessschritte - Schritt 5: Evaluation

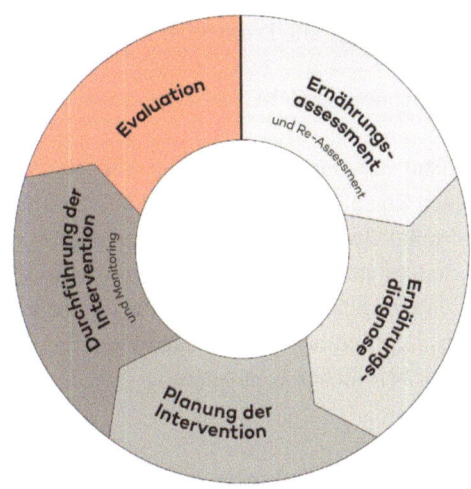

Für die Beurteilung werden auch mittel- und langfristige Ergebnisse berücksichtigt.

- Transfer: Umsetzung erlernter Fähigkeiten und Strategien im Alltag.
- Adhärenz: Weiterführende Einhaltung vereinbarter Maßnahmen.
- Nachhaltigkeit: Fortsetzung des erlernten Verhaltens nach Abschluss der Intervention.

Die Evaluation bildet als abschließende Bewertung den letzten Prozessschritt des G-NCP (Abb. 5.19) und entscheidet über den Prozessabschluss.

5.5.1 Definition

Outcome gilt als positives oder negatives Ergebnis einer Therapie- oder Präventionsmaßnahme (Pschyrembel online o. J.-a, b). Weil ein Behandlungserfolg nicht garantiert werden kann, wird in der Medizin und damit auch bei der Ernährungsintervention neutral vom Therapie- oder Behandlungsergebnis gesprochen und dafür das Synonym Outcome verwendet. Ernährungstherapeut*innen treffen Aussagen zum ernährungsbezogenen Outcome, also zu den durch die Ernährungsintervention erreichten Ergebnissen. Dies wird ergänzt durch eine kritische Analyse der durchgeführten Intervention sowie eine Reflexion zum therapeutischen Vorgehen über den Verlauf des G-NCP als Ganzes.

▶ Bei der Evaluation beurteilen Ernährungstherapeut*innen das durch die Ernährungsintervention erreichte Outcome der Nutzenden und führen eine rückblickende Reflexion ihres Handelns über alle Prozessschritte des G-NCP durch.

Die Evaluation im G-NCP erfüllt 3 wichtige Aufgaben:

1. Sie dient als Outcomeevaluation der Wirkungskontrolle der im Prozessverlauf erreichten Ergebnisse bei der Lösung der Ernährungsprobleme der Nutzenden.
2. Sie ermöglicht Ernährungstherapeut*innen mittels Reflexion einen inneren Dialog zur Beurteilung ihres therapeutischen Vorgehens und damit eine Prozessevaluation.
3. Sie führt zu Schlussfolgerungen für die weitere vorausschauende Steuerung des Vorgehens in neuen beruflichen Handlungssituationen und damit zu einer Weiterentwicklung der beruflichen Kompetenz.

5.5.2 Outcomeevaluation

Ernährungsintervention verfolgt das Ziel, Gesundheit zu erhalten oder wieder herzustellen. Über das ernährungsbezogene Outcome kann mittelbar oder unmittelbar eine Veränderung des Gesundheitszustandes, der gesundheitsbezogenen Lebensqualität oder des Wohlbefindens sowie ein Einfluss auf gesundheitsökonomische Kennzahlen erreicht werden. Um das Outcome der Nutzenden ganzheitlich darstellen zu können, haben (Jent und Zahnd 2023), basierend auf Arbeiten von Splett und Myers (2001) und Cant (2008), vier Outcomekategorien entwickelt, die für die Evaluation im G-NCP Anwendung finden:

a) direkte Ernährungsoutcomes,
b) Gesundheitsstatusoutcomes,
c) auf Werte der Nutzenden basierende Outcomes, kurz wertebasierende Outcomes,
d) gesundheitsökonomische Outcomes (Jent und Zahnd 2023).

Abb. 5.20 spezifiziert die Outcomekategorien und verweist zugleich auf deren Beziehungen zueinander. Eine ausführliche Erläuterung der Kategorien erfolgt in Abschn. 5.5.5. Die zentrale Frage bei der Beurteilung lautet: Welches Outcome wurde durch die Ernährungsintervention erreicht? Dafür sind aus diesen Kategorien je nach Setting, konkretem Interventionsanlass und Zielgruppe bzw. Zielperson die geeigneten Messwerte (Prozessindikatoren) auszuwählen (Jent und Tedde 2023).

▶ Die Outcomeevaluation liefert die entscheidenden Informationen, ob durch die Intervention die Lösung der diagnostizierten Ernährungsprobleme gelungen ist oder bis zu welchem Punkt sie gelungen ist. Das entscheidet darüber, wie der G-NCP bewertet und abgeschlossen werden kann.

5 Die Prozessschritte des German-Nutrition Care Prozess

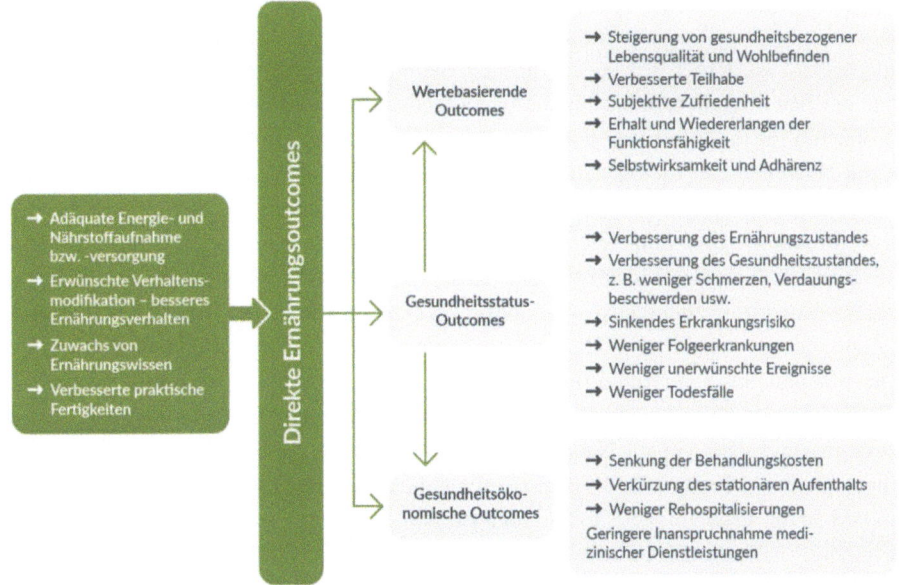

Abb. 5.20 Outcomekategorien und ihre Beziehungen zueinander

Die Ausrichtung am G-NCP fördert ein Datenmanagement, bei dem messbare Daten generiert und beurteilt werden und ermöglicht dabei eine vergleichbare Vorgehensweise. Dies fördert die Ausprägung neuer Denkmuster im beruflichen Handeln. Die Implementierung des G-NCP ist deshalb mit einer neuen Qualität der Auseinandersetzung mit den Ergebnissen des beruflichen Handelns verbunden. Eine systematische Outcomeevaluation mit konkretem Blick auf die erreichten messbaren Ergebnisse der Intervention erfolgt bisher (noch) zu selten. Gelebte Praxis ist zwar, im Rahmen der Dokumentation einen Abschlussbericht (sog. Arztbrief) (siehe Abschn. 4.6.8) zu verfassen, aber konkrete Ergebnisse der Ernährungsintervention *in Form gemessener Werte* werden noch zu selten erfasst und kommuniziert.

5.5.3 Herausforderungen bei der Erfassung des ernährungsbezogenen Outcomes

Um die Outcomeevaluation im Rahmen des G-NCP etablieren zu können, müssen noch Herausforderungen bewältigt werden.

Sie betreffen zum einen eher ungünstige Rahmenbedingungen. Es ist zwar üblich, dass Ernährungstherapeut*innen zum Zeitpunkt des Assessments medizinische Daten und Laborwerte zur Verfügung stehen, auf deren Basis sie ihre Intervention planen und ausrichten können. Zum Zeitpunkt der Evaluation ist das jedoch noch eher die Ausnahme, sollte aber zur Routine werden. Eine Datenerfassung im Rahmen der Outcomeevaluation können Ernährungstherapeut*innen zudem nur dann durchführen, wenn die notwendige Zeit gegeben ist. Unter den gegenwärtigen Bedingungen würde dies bedeuten, dass der letzte der bewilligten Termine für die Outcomeevaluation zu nutzen wäre. Das reduziert das ohnehin für die Intervention schon knappe Zeitbudget zusätzlich. Anderenfalls müssten die Nutzenden zu einem definierten Zeitpunkt nach der letzten Interventionseinheit noch einmal einbestellt werden, um Messungen durchführen zu können sowie Fragebögen, Protokolle o. ä. einzureichen. Einen Zeit- und Kostenaufwand nur für die Outcomeevaluation deckt das Leistungsrecht bisher nicht ab. Betroffen davon sind allerdings nicht nur Ernährungstherapeut*innen, das trifft genauso für andere Gesundheitsberufe zu.

Zum anderen besteht eine Hürde darin, dass es für die Berufsgruppe (noch) an Vorgaben mangelt, aus denen ableitbar ist, welcher Indikator – bzw. welche Kombination von Indikatoren – am besten geeignet wäre(n), um eine bestimmte Veränderung beweisbar zu unterlegen und damit einen Nachweis für die Wirkung von Ernährungsintervention zu bringen (Jent und Tedde 2023). Für Ernährungstherapeut*innen stehen bisher nur begrenzt standardisierte Erhebungsmethoden und Messinstrumente (Jent und Tedde 2023) zur Verfügung.

Die Diskrepanz zwischen notwendigem Anspruch und praktischer Realisierbarkeit muss Schritt für Schritt aufgehoben werden. Das kann gelingen, wenn Ernährungstherapeut*innen „in Vorleistung gehen" und gemäß G-NCP mit einer systematischen Outcomeerhebung beginnen (Jent und Zahnd 2023). In den Teams eine gemeinsame Struktur des Vorgehens zu schaffen, einheitliche Begriffe zu verwenden und das Outcome zu dokumentieren, wären erste wichtige Maßnahmen.

▶ Die nutzerbezogenen Ergebnisse des ernährungstherapeutischen Handelns systematisch zu erfassen, ist ein wichtiger Aspekt des G-NCP und muss sich in der Berufsgruppe noch stärker durchsetzen. Es gilt, je nach Bedingungen im jeweiligen Setting, kreative aber zugleich pragmatische Lösungsansätze zu finden und die Outcomeevaluation Schritt für Schritt zu erobern.

5.5.4 Durchführung der Outcomeevaluation

Trotz aller (noch) bestehenden Herausforderungen ist es sehr wichtig, die Outcomeevaluation in die tägliche Berufspraxis zu übernehmen. Dafür sollen im Folgenden Anregungen und Hinweise gegeben werden.

▶ Unter Outcomeevaluation wird der systematische Vergleich der Endergebnisse mit dem Ausgangszustand und den durch die Ernährungsintervention angestrebten Zielwerten verstanden, wobei Ernährungstherapeut*innen Prozessindikatoren nutzen, die ihnen zum Zeitpunkt der Evaluation zur Verfügung stehen.

Die Outcomeevaluation nimmt Bezug auf die Ernährungsdiagnose und die angestrebten Interventionsziele (AND 2013). Sie erfolgt auf der Basis von Prozessindikatoren (Abschn. 4.4). Ausgewählte Werte der Nutzenden werden zum Zeitpunkt der Evaluation erneut erhoben und mit dem geplanten Zielwert abgeglichen. Idealerweise sollte mit dem zum Zeitpunkt der Evaluation gemessenen Wert der angestrebte Zielwert oder der festgelegte Zielkorridor erreicht werden. Damit wird beurteilt, in wie weit es gelungen ist, die Symptome zu verbessern oder zu beseitigen, womit auf die Lösung des Ernährungsproblems geschlussfolgert werden kann. Zudem kann im Vergleich zu den im Assessment gemessenen/ermittelten Ausgangswerten das Ausmaß der erreichten Veränderung aufgezeigt werden. Hier schließt sich der Kreis zum Assessment. Outcomeevaluation kann erreichte Veränderungen nur überprüfen, wenn Ausgangsdaten aus dem Assessment vorliegen. Deshalb muss die Evaluation schon beim Ernährungsassessment mitgedacht werden.

▶ **Tipp** Im Diagnoseschritt entstanden die PESR-Statements. Dabei wurden den Ernährungsproblemen die sie jeweils beweisenden Symptome zugeordnet. Aus dieser Auflistung lässt sich eine Übersicht erstellen, welche Werte (priorisiert) interventionsbedürftig waren. Darauf basieren Planung und Durchführung der Intervention. Bei der Outcomeevaluation werden diese Werte erneut geprüft. Sind die Symptome nicht mehr nachweisbar oder haben sie sich verringert, spricht dies für die Lösung des jeweiligen Ernährungsproblems.

Eine Ausnahme entsteht, wenn im Zuge der Priorisierung möglicherweise entschieden werden musste, ein diagnostiziertes Ernährungsproblem vorerst zurückzustellen. Dann erfolgt dazu keine Intervention und somit ist auch keine Ergebnisbeurteilung möglich (Abschn. 5.3.3).

5.5.5 Auswahl der zu evaluierenden Messwerte auf Basis von Outcomekategorien

In Abschn. 5.5.2 wurden vier Outcomekategorien benannt:

a) direkte Ernährungsoutcomes,
b) Gesundheitsstatusoutcomes,
c) wertebasierende Outcomes,
d) gesundheitsökonomische Outcomes.

Wie immer im G-NCP können die Entscheidungen nur unter Berücksichtigung der Gegebenheiten und Rahmenbedingungen vor Ort sowie in Abhängigkeit vom Setting und von der Zielperson oder Zielgruppe getroffen werden. Das gilt auch im Schritt der Evaluation für das, was aus den vier Outcomekategorien (Abschn. 5.5.2) konkret evaluiert werden soll. Damit die Outcomeerhebung im Berufsalltag umsetzbar wird, sollte die Anzahl der zu erhebenden Werte überschaubar gehalten werden (Jent und Zahnd 2023).

Es werden grundsätzlich Erhebungs- bzw. Messinstrumente verwendet, die schon im Assessment zum Einsatz kamen. Um das Ergebnis der Intervention auch außerhalb der Berufsgruppen und gegenüber Kostenträgern argumentieren zu können, ist eine standardisierte Vorgehensweise unabdingbar.

Um bei der Outcomeevaluation eine Vergleichbarkeit der Messwerte sicherzustellen, müssen die Erhebungen mit den gleichen Instrumenten und ebenso standardisiert erfolgen wie beim Assessment. Das ermöglicht einen nutzerbezogenen Vergleich der Messwerte sogar dann, wenn die Messungen von verschiedenen Ernährungstherapeut*innen durchgeführt werden. Einsetzbar sind auch Messinstrumente, die von Patient*innen selbst ausgefüllt werden („patient generated"), z. B. Skalen oder Ernährungsprotokolle.

a) *Direkte Ernährungsoutcomes:*

Direkte Ernährungsoutcomes werden, wie die Bezeichnung zum Ausdruck bringt, am unmittelbarsten durch die Ernährungsintervention beeinflusst (Jent und Zahnd 2023). Zudem können Ernährungstherapeut*innen diese Messungen selbst veranlassen und verfügen über die notwendigen Messinstrumente, z. B. Ernährungsprotokolle, Tellerprotokolle, Fragebögen, Skalen, was die Durchführung der Evaluation erleichtert. Anhand der Messwerte wird beurteilt, ob es

- zu einer adäquaten Energie- und Nährstoffaufnahme bzw. -versorgung,
- zu einem angepassten Ernährungsverhalten (im Sinne der vereinbarten Verhaltensmodifikationen),
- zu einem Zuwachs von Ernährungswissen,
- zu verbesserten praktischen Fertigkeiten

gekommen ist.

Ob Nutzende nach der Intervention das gewünschte Ernährungsverhalten praktizieren, lässt sich kaum direkt erfassen. Diese Informationen müssen aus Fragebögen oder Gesprächen abgeleitet werden. Zudem kann eine Verbesserung der Energie- und Nährstoffaufnahme Schlussfolgerungen auf die erfolgte Verhaltensmodifikation zulassen. Über Veränderungsmodelle, wie z. B. das transtheoretische Modell (Prochaska und DiClemente 1983) oder den Health Action Process Approach (Schwarzer 2008, 2016), können Veränderungen belegt werden. Mit Hilfe der dort benannten Stufen sind sogar diskrete Veränderungen aufzeigbar, die zunächst auf gedanklicher Ebene abgelaufen sind und sich noch nicht im Verhalten bemerkbar machen. Auf welche Stufe Nutzende zu Beginn und zum Ende des G-NCP eingeordnet werden, erfolgt derzeit als subjektive Einschätzung von Ernährungstherapeut*innen, objektivierbare Kriterien stehen dafür noch nicht zur Verfügung.

Verhaltensmodifikationen benötigen Zeit und nicht immer reicht der Interventionszeitraum aus, um eine stabile Verhaltensänderung zu erreichen. Zum Zeitpunkt der Evaluation lassen sich zwar bis zu einem gewissen Grad Prognosen ableiten. Ob die gewünschten Veränderungen jedoch tatsächlich eintreffen, lässt sich nicht sicher vorhersagen.

Zu beachten ist, dass die Beurteilung von Daten zu direkten Ernährungsoutcomes ein umfangreiches ernährungsbezogenes Spezialwissen erfordern und deshalb von anderen Gesundheitsberufen oft nicht eingeschätzt und interpretiert werden können (Räss-Hunziker 2016). Das könnte zu einer geringeren Wertschätzung von Ernährungsintervention beitragen (Jent und Tedde 2023). Um dies zu vermeiden, sollte sich die Evaluation nicht nur auf Daten dieser Outcomekategorie beschränken.

b) *Gesundheitsstatusoutcomes:*
Bestimmte Veränderungen der Gesundheitsstatusoutcomes können selbstständig durch Ernährungstherapeut*innen erfasst werden, wie z. B. Verbesserungen des Ernährungsstatus durch die Beurteilung anthropometrischer Daten oder Messungen der Körperzusammensetzung. Möglich sind ebenfalls eine erneute Einschätzung der Stuhlqualität oder Schmerzintensität bzw. -häufigkeit. Durch gute interprofessionelle Zusammenarbeit müssen Strukturen geschaffen werden, die zum Evaluationszeitpunkt den Zugriff auf Laborwerte und weitere medizinische Daten ermöglichen.

Wie die folgenden beiden Szenarien aufzeigen, ist die Argumentation, dass sich durch Ernährungsintervention der Gesundheitsstatus verbessert hat oder das Erkrankungsrisiko gesunken ist, im Praxisalltag nicht uneingeschränkt möglich. Limitierend wirkt v. a., dass Ernährungstherapie üblicherweise in ein Gesamtkonzept verschiedener Therapieformen (multimodaler Therapieansatz) eingebunden ist.

- *Szenario 1:* Für eine Person mit einer kombinierten Fettstoffwechselstörung (erhöhte Triglyzeride, erhöhtes LDL-Cholesterin, abdominelle Adipositas Grad 1) wurde eine Ernährungsintervention durchgeführt. Zeitgleich erhält sie eine Anpassung der medikamentösen Therapie und nimmt am sog. Reha-Sport in einem örtlichen Fitnessstudio teil. Kommt es im Verlauf zu einer Gewichtsreduktion und zur Senkung des LDL-Cholesterins bzw. der Triglyzeride, lässt sich der isolierte und kausale Einfluss der Ernährungsintervention nicht nachweisen.
- *Szenario 2:* Für eine Person mit einer kombinierten Fettstoffwechselstörung (erhöhte Triglyzeride, erhöhtes LDL-Cholesterin, Adipositas Grad 1) wird die Ernährungsintervention zu einem Zeitpunkt durchgeführt, zu dem die medikamentöse Therapie unverändert fortgesetzt wird und das Bewegungsverhalten konstant bleibt. In diesem Fall wird der Einfluss nachweisbar. Sinken Gewicht, Bauchumfang, Triglyzeride, ggf. sogar

das LDL-Cholesterin ab, kann dies auf die Ernährungsintervention (z. B. eine definierte Anzahl von Beratungseinheiten zur Verhaltensmodifikation und praktische Übungen zum Lebensmitteleinkauf und zur Rezeptauswahl) zurückgeführt werden und zugleich als Argument für die Reduzierung des kardiovaskulären Risikos als Gesundheitsstatusoutcome herangezogen werden.

Szenario 2 zeigt, wie wichtig ein sorgfältiges Assessment und die Berücksichtigung des Gesamtrahmens der Intervention sind, um insbesondere ein Gesundheitsstatusoutcome argumentieren zu können. Um den Nutzen über die Berufsgruppe hinaus argumentieren zu können, sind die Erfassung von Laborwerten und Ergebnissen medizinischer Tests bedeutsam. Zugleich muss benannt werden, worin die Ernährungsintervention bestand.

c) *Wertebasierende Outcomes:*
Wertebasierende Outcomes erfassen u. a. gesundheitsbezogene Lebensqualität (QoL – *Quality of Life*), Zufriedenheit, Selbstwirksamkeit und Aspekte der Teilhabe (Jent und Zahnd 2023). Gerade für die Erfassung der QoL existieren eine große Anzahl validierter Skalen und Indizes. Deren Nutzung ist aber zumeist lizenz- und kostenpflichtig und/ oder es gibt nur eingeschränkt deutschsprachige Fassungen, sodass sie für die berufliche Routine bisher kaum zum Einsatz kommen (können). Für den G-NCP mit einer individuellen Person gelten zudem andere Maßstäbe als für eine wissenschaftliche Studie. Umfang und Aufwand für die Nutzung standardisierter bzw. validierter Fragebögen muss daher im Einzelfall geprüft und abgewogen werden. In größeren Zentren kann der Erwerb einer Lizenz sinnvoll sein. Gut praktikabel sind beispielsweise der WHO-Wellbeiing-Index (WHO 1998) zur Erfassung des Wohlbefindens, der mehrsprachig und lizenzfrei zur Verfügung steht. Auch selbst erstellte Fragebögen oder von Nutzenden ausgefüllte Skalenabfragen sind geeignet.

Veränderungen lassen sich erfassen, wenn im Assessment verwendete Skalen erneut zum Einsatz kommen oder Nutzende auf einer Skala das Ausmaß des subjektiv empfundenen Fortschritts beurteilen.

Zunehmend finden in der Medizin sog. *Patient-Reported Outcome Measures* (PROMs) Verwendung, zumeist Fragebögen, in denen die Nutzenden selbst Angaben zu ihrem erreichten Gesundheitszustand machen. Damit lässt sich der von Patient*innen subjektiv wahrgenommene Gesundheitszustand im Verlauf einer Behandlung messen und vergleichen (Steinbeck et al. 2021). *Patient-Reported Experience Measures* (PREMs) sind Fragebögen (BQS o. J.), die die objektive Wahrnehmung von Patient*innen über ihre Erfahrungen zum Versorgungsprozess messen. Sie gehen damit über Zufriedenheitsbefragungen hinaus, die eher subjektive Ansichten zum Prozess widerspiegeln. Validierte Instrumente, die spezifisch auf diätetische Interventionen ausgerichtet sind, stehen noch nicht zur Verfügung. Nutzbar als PROM wären z. B. Fragebögen zur gesundheitsbezogenen Lebensqualität.

d) *Gesundheitsökonomische Outcomes:*

Eine Erfassung von gesundheitsökonomischen Outcomes ist aus Ergebnissen eines individuellen G-NCP kaum möglich, da die Daten von einer Person im Regelfall nicht ausreichen. Um Aussagen treffen zu können, müssen Einzelergebnisse kumuliert werden, die dann zu einer größeren Stichprobe führen. Wenn in größeren Abteilungen mit einem homogenen Patientenkollektiv vergleichbar nach einem standardisierten Modell wie dem G-NCP vorgegangen wird, können z. B. Aussagen zur Einsparung von Arzneimitteln oder verringerter Liegedauer abgeleitet werden. Auch Studien zur Wirksamkeit von Ernährungsintervention können gesundheitsökonomische Aspekte untersuchen.

5.5.6 Interpretation des Outcomes

Abschließend muss entschieden werden, ob der G-NCP endet oder nicht. Die Interpretation erfolgt auf Basis der Prozessindikatoren (Abschn. 4.4) die das Interventionsergebnis anzeigen. Wurden die Zielwerte erreicht, ergibt sich die Lösung der Ernährungsprobleme. Wenn die Ernährungsprobleme (noch) nicht gelöst werden konnten, müssen die dafür ausschlaggebenden Gründe ermittelt werden. Darauf wird in Abschn. 5.5.11 (Reflexion) näher eingegangen. Das Überleitungsmanagement vom stationären in den ambulanten Bereich sollte unter Fortsetzung des G-NCP erfolgen. Im ambulanten Bereich können weitere Interventionseinheiten oder eine längerfristige Betreuung erforderlich werden, wenn Ernährungsprobleme weiter bestehen. Leider setzen die Rahmenbedingungen oder das Leistungsrecht hierbei Grenzen, weil die Kassen nur einen bestimmten Leistungsumfang bewilligen und vergüten. Es sollte aber trotzdem geprüft werden, was im Sinne der Nutzenden erreichbar ist.

5.5.7 Längerfristiger Nutzen

Für das Outcome der Nutzenden sind nicht nur kurzfristige, zum Abschluss der Intervention gemessene Werte ausschlaggebend. Eine Änderung dieser Werte resultiert in vielen Fällen aus einem geänderten Ernährungsverhalten, worauf die Interventionsmaßnahmen, z. B. bei der Umsetzung der Interventionslogik Beratung, abzielen. Dabei vollziehen sich die Änderungen aber nicht nur unmittelbar im Verlauf der Interventionseinheiten, sondern vielmehr danach, wenn Nutzende neues Verhalten im Alltag praktizieren. Deshalb wäre es wichtig, das Outcome auch hinsichtlich des mittel- und längerfristigen Nutzens zu erfassen. Dafür wären diese Punkte zu klären:

- *Transfer:* Haben Nutzende (oder Bezugsperson) Fähigkeiten oder Copingstrategien erworben, um therapierelevante Aspekte nach Abschluss der Intervention selbstständig umzusetzen?

- *Adhärenz:* Wurde ein gemeinsamer Therapieweg erreicht, werden z. B. im Rahmen SMARTer Ziele ausgehandelte Verhaltensmodifikationen langfristig im Alltag umgesetzt?
- *Nachhaltigkeit:* Ist zu erwarten, dass der ausgehandelte Therapieweg auch nach Abschluss der Intervention beibehalten wird?

Das findet im Berufsalltag implizit bereits statt. Häufig entscheiden Ernährungstherapeut*innen zum Ende der Intervention, dass sie noch weitere Hilfen (z. B. telefonische oder E-Mail-Rückfragen o. ä.) anbieten bzw. Hilfsangebote vermitteln. Sie geben auch Rückmeldung an überweisende Ärzte, bestimmte Werte weiter „im Auge" zu behalten. Diese Entscheidung generieren sie aus Reaktionen oder der Interaktion mit den Nutzenden im Verlauf der Intervention. In einem ersten Schritt wäre es wichtig, die 3 Aspekte des längerfristigen Nutzens bei der Evaluation zu benennen und in der Dokumentation bzw. in Rückmeldungen an Überweisende aufzuführen und zu begründen. Perspektivisch müssen auch dafür noch geeignete (valide und reliable) Messinstrumente entwickelt werden.

Im Rahmen von klinischen Studien, der Nutzenbewertung von Präventions- und/oder Rehabilitationskonzepten oder z. B. kommerziellen Gewichtsreduktionsprogrammen sind sog. Follow-up-Untersuchungen zu definierten Zeitpunkten nach Abschluss der Intervention übliche Praxis. Der Aufwand ist nicht unerheblich. Beispielsweise wird im Rahmen des Nutrition Day, einer weltweiten Initiative zur Bekämpfung von Mangelernährung, neben einer eintägigen Querschnittserhebung auch nach 30, 60 und 180 Tagen eine Ergebnisevaluation durchgeführt (nutritionDay worldwide 2006). Eine systematische Evaluation des langfristigen Outcomes in beruflichen Routinesituationen aller Gesundheitsberufe ist in Deutschland erst in Ansätzen gegeben und noch nicht übliche Praxis.

5.5.8 Externe Evaluation

Die prozessinterne Outcomeevaluation kann je nach Setting durch eine außerhalb der G-NCP-Schritte stattfindende, externe Evaluation ergänzt werden z. B. im Rahmen des Controllings oder Qualitätsmanagements. Damit kann auch die Perspektive der Einrichtung oder der Organisation Beachtung finden. Dies erfolgt nach dem Ende des G-NCP und wird üblicherweise nicht durch die Ernährungstherapeut*innen vorgenommen, die im Prozess tätig waren. Deshalb ist die externe Evaluation nicht Bestandteil des Prozesses selbst.

Perspektivisch muss auf Basis einer systematischen Erhebung und Dokumentation des Outcomes einzelner Ernährungstherapeut*innen eine Zusammenführung zur Beurteilung der Wirksamkeit und des Nutzens von Ernährungsintervention stattfinden (siehe Outcomes Management System, Abschn. 4.5).

5.5.9 Reflexion im Rahmen der Evaluation

Die Outcomeevaluation wird durch eine Reflexion begleitet und ergänzt. Im Gegensatz zur interventionsimmanenten Reflexion erfolgt sie als *Reflection on Action* (Schön 1983). Dabei handelt es sich um eine Prozessevaluation, die losgelöst von der Interventionssituation rückblickend zum einen konkret auf die Schritte Planung und Durchführung der Intervention, zum anderen auf den gesamten G-NCP stattfindet. Auch hierfür bietet der G-NCP die Struktur, anhand derer Ernährungstherapeut*innen ihr Handeln verbalisieren, imaginieren und gedanklich rekonstruieren. Die Reflexion findet als Selbstreflexion statt, sollte jedoch durch kollegiale Reflexion ergänzt werden. Im Rahmen von Fallkonferenzen kann sie auch in den interprofessionellen Austausch eingebunden werden.

▶ Jede Reflexion erweitert das „therapeutische Gedächtnis", sie trägt dazu bei, Erfahrungen richtig einzuordnen, um daraus Schlussfolgerungen für künftige Situationen zu ziehen. Der G-NCP gibt Struktur und Begrifflichkeiten vor, um Erfahrungen einzelner Therapeut*innen oder Teams für die Berufsgruppe verfügbar zu machen.

In einem ersten Schritt richtet sich die Reflexion auf die mit den Nutzenden geplante und durchgeführte Intervention, sie nimmt dabei Bezug auf die Ernährungsdiagnose und die angestrebten Interventionsziele. Folgender Fragenalgorithmus (Abb. 5.21) kann Anwendung finden. Besonders für Noviz*innen kann es sehr sinnvoll sein, die Denk-

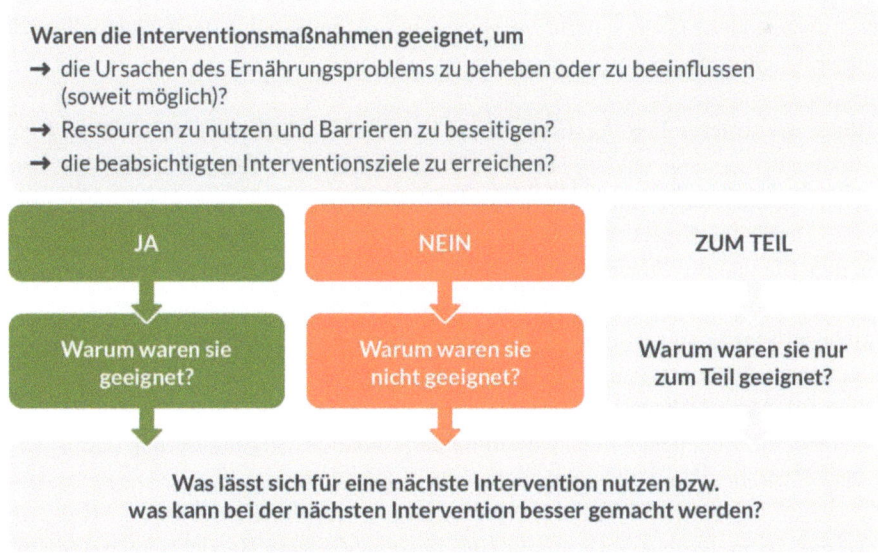

Abb. 5.21 Algorithmus von Reflexionsfragen

schritte in dieser Ausführlichkeit zu vollziehen. Erfahrene Therapeut*innen werden oftmals schon interventionsbegleitend reagieren, sollten aber auf die rückblickende Evaluation nicht verzichten, um einem „Erstarren in Routine" vorzubeugen.

Wurden im Rahmen einer individuellen Intervention mehrere Maßnahmen durchgeführt, kann auch geprüft werden, ob sich Unterschiede ergaben? War Maßnahme 2 ggf. erfolgreicher als Maßnahme 1? Worin könnte dies begründet sein? Zudem muss immer kritisch hinterfragt werden, ob die bei der Outcomeevaluation erreichten Ergebnisse auch wirklich, d. h. kausal, auf die Interventionsmaßnahmen zurückgeführt werden können.

In einem zweiten Schritt sollte die Reflexion auf alle Prozessschritte erweitert werden. Dabei ist kritisch, zu hinterfragen, ob es gelungen ist, den Anspruch des G-NCP umzusetzen: „Das Richtige zur richtigen Zeit, mit dem richtigen Weg, für die richtige Person (Personengruppe) zu tun, um das bestmögliche Ergebnis zu erzielen." (Lacey und Pritchett 2003). Dazu können folgende Fragen genutzt werden:

- War das Assessment so umfassend bzw. umfassend genug, um sowohl die Intervention angemessen planen und durchführen als auch monitoren und evaluieren zu können?
- War die Ernährungsdiagnose (PESR-Statements) punktgenau, um den richtigen Ansatz für die Planung und Durchführung der Intervention abzuleiten?
- Wurden die Interventionsziele realistisch abgeleitet, – gelang es im Rahmen der Intervention, diese als nutzerbezogene Ziele zu operationalisieren?
- Wurden die richtigen Interventionsmaßnahmen ausgewählt und umgesetzt, um die gewünschten Ziele zu erreichen?

Wurden bei der Outcomeevaluation die erwünschten Ziele nicht erreicht, ist genau zu hinterfragen, welche Gründe dafür vorlagen. Diese können auf 3 unterschiedlichen Ebenen angesiedelt sein.

1. Ebene der strukturellen Voraussetzungen bzw. Rahmenbedingungen, z. B. zu geringe Personalbemessung, unklare Zuweisungswege, fehlender Zugriff auf die (elektronische) Patientenakte, verspätete Konsilanforderung, ungeklärtes Schnittstellen- und/oder Überleitmanagement, unzureichende Anzahl und Dauer der Interventionseinheiten, Mängel im Management einer ambulanten Praxis.
2. Ebene der individuellen Gegebenheiten der Nutzenden, z. B. Intervention während einer Krisensituation, Eintreten unvorhersehbarer Ereignisse, Ablehnung von Interventionsmaßnahmen, keine Adhärenz erreichbar.
3. Ebene der beruflichen Handlungskompetenz, z. B. fehlendes/mangelndes Fach- und Methodenwissen, persönliche Überforderungssituation, Stigmatisierung oder Übertragung (Therapeut*innen glauben nicht, dass Nutzende es schaffen).

Für die kontinuierliche Verbesserung des prozessgeleiteten Handelns kann das Hinterfragen der 3 Ebenen auch bei Erreichung der Interventionsziele sinnvoll sein.

Je nach Prüfergebnis ist zu entscheiden, ob und wie auf den jeweiligen Ebenen Einfluss genommen werden kann, um künftige Interventionssituationen erfolgreich(er) bewältigen zu können. Auf die Ebene der beruflichen Handlungskompetenz kann jeder Therapeut/ jede Therapeutin selbst unmittelbar Einfluss nehmen, dies gehört zum beruflichen Selbstverständnis. Die Ebene der individuellen Gegebenheiten der Nutzenden wird eher selten beeinflussbar sein, ggf. lassen sich Interventionen zeitlich variabler gestalten oder verschieben.

Durch eine Einflussnahme auf der Ebene von Strukturen und Rahmenbedingungen ergeben sich Wechselwirkungen mit der Implementierung des G-NCP. Wird der G-NCP bereits angewendet, lassen sich daraus Argumente generieren, um strukturelle Verbesserungen zu erreichen, im Gegenzug werden strukturelle Verbesserungen das prozessgeleitete Arbeiten erleichtern.

Literatur

Abbott J, Teleni L, McKavanagh D et al (2016) Patient-generated subjective global assessment short form (PG-SGA SF) is a valid screening tool in chemotherapy outpatients. Support Care Cancer 24(9):3883–3887

AND (2013) Academy of Nutrition and Dietetics (Hrsg) International Dietetics & Nutrition Terminology (IDNT). Chicago

AND (2021) Academy of Nutrition and Dietetics (Hrsg.) Definition of Terms List [Online]. https://www.eatrightpro.org/-/media/files/eatrightpro/practice/academy-definition-of-terms-list-feb-2021.pdf?rev=b41f51f329164c74875208836b70bcdb&hash=08BFC8F25A618EC96090FA59CFD87BC4. Zugegriffen am 13.10.2024

AND – Academy of Nutrition and Dietetics (2025) eNCPT – Electronic Nutrition Care Process Terminology. URL: https://www.ncpro.org/freely-available-ncp-terms?set_ga_opt_in_cookie=1&set_ga_opt_in=Save+Settings. Zugegriffen am 09.06.2025

BAR (2010) Bundesarbeitsgemeinschaft für Rehabilitation. Grundlagen der ICF [Online]. https://www.bar-frankfurt.de/themen/icf/grundlagen-der-icf.html. Zugegriffen am 22.11.2024

BDA (2020) In: The British Dietetic Association (Hrsg) Model and process for nutrition and dietetic practice [Online]. https://www.bda.uk.com/uploads/assets/1aa9b067-a1c1-4eec-a1318fdc258e0ebb/2020-Model-and-Process-for-Nutrition-and-Dietetic-Practice.pdf. Zugegriffen am 17.07.2024

BQS (o.J.) Patient-Reported Experience Measures (PREMs) [Online]. Institut für Qualität und Patientensicherheit. https://www.bqs.de/leistungen/picker-befragungen/patient-reported-experience-measures-prems.php. Zugegriffen am 05.07.2024

Buchholz D, Ohlrich-Hahn S (2022) Der German-Nutrition Care Prozess (G-NCP) mit besonderem Fokus auf die Ernährungsberatung: Update 2022. Ernahrungs-Umschau 69(12):M668–MM76

Buchholz D, Kolm A, Vanherle K et al (2018) Process models in dietetic care. A comparison between models in Europe. Ernahrungs-Umschau 65(9):154–163

Cant R (2008) What outcome measures do Australian dietitians use to evaluate nutrition education interventions with individual patients? Nutr Diet 65(4):284–291

Cederholm T, Barazzoni R, Austin P et al (2017) ESPEN guidelines on definitions and terminology of clinical nutrition. Clin Nutr 36(1):49–64

Cederholm T, Jensen GL, Correia M et al (2019) GLIM criteria for the diagnosis of malnutrition – A consensus report from the global clinical nutrition community. Clin Nutr 38(1):1–9

Cummins RA, Eckersley R, Pallant J et al (2003) Developing a national index of subjective well-being: the Australian unity wellbeing index. Soc Indic Res 64(2):159–190

DVfR (2014) In: Deutsche Vereinigung für Rehabilitation e. V. (DVfR) (Hrsg) Nutzung der ICF im deutschen Rehabilitationssystem [Online]. https://www.dvfr.de/fileadmin/user_upload/DVfR/Downloads/Stellungnahmen/StN_Förderung_der_Nutzung_der_ICF_Stand_9_10_14.pdf. Zugegriffen am 14.07.2024

Erickson N, Storck LJ, Kolm A et al (2019) Tri-country translation, cultural adaptation, and validity confirmation of the Scored Patient-Generated Subjective Global Assessment. Support Care Cancer 27(9):3499–3507

GKV-Spitzenverband (2021) Anlage 1 Leistungsbeschreibung zum Vertrag nach § 125 Absatz 1 SGB V über die Versorgung mit Leistungen der Ernährungstherapie und deren Vergütung [Online]. GKV-Spitzenverband. https://www.gkv-spitzenverband.de/media/dokumente/krankenversicherung_1/ambulante_leistungen/heilmittel/vertraege_125abs1/ernaehrungstherapie/20211110_Anlage_1_Leistungsbeschreibung_Ernaehrungstherapie_barrierefrei.pdf. Zugegriffen am 15.11.2023

Gollwitzer M, Jäger R S (2014). Evaluation kompakt, 1. Aufl. Anwendung Psychologie. Beltz, Weinheim

Grotkamp S, Cibis W, Brüggemann S et al (2020) Personbezogene Faktoren im bio-psycho-sozialen Modell der WHO: Systematik der Deutschen Gesellschaft für Sozialmedizin und Prävention (DGSMP). Das Gesundheitswesen 82(01):107–116

Hentschker C, Mennicken R (2018) The volume-outcome relationship revisited: practice indeed makes perfect. Health Serv Res 53(1):15–34

Higgs J, Jensen GM, Loftus S et al (2019) Clinical reasoning in the health professions E-book. Elsevier Health Sciences, Philadelphia.

ICDA (2010) International Code of Good Practice [Online]. International Confederation of Dietetic Associations. https://internationaldietetics.org/standards/. Zugegriffen am 21.09.2024

Jent S, Tedde G (2023) Outcomes Management: Wirksamkeitsnachweis in der Ernährungsberatung und -therapie. Ernaehrungs-Umschau 70(2):94–104

Jent S, Zahnd MN (2023) Outcomes Management in der täglichen Praxis der Ernährungsberatung und -therapie. Ernaehrungs-Umschau 70(2):124–131

Karnofsky DA, Burchenal JH (1949) The Clinical Evaluation of Chemotherapeutic Agents in Cancer. In: MacLeod CM (Hrsg) Evaluation of Chemotherapeutic Agents. Columbia University Press, New York

Klemme B, Siegmann G (2015) Clinical reasoning. Therapeutische Denkprozesse lernen, 2., überarb. u. erw. Aufl. Georg Thieme, Stuttgart/New York

Kohlenberg-Müller K, Ramminger S, Kolm A et al (2019) Nutrition assessment in process-driven, personalized dietetic intervention – The potential importance of assessing behavioural components to improve behavioural change: Results of the EU-funded IMPECD project. Clin Nutr ESPEN 32(8):125–134

Lacey K, Pritchett E (2003) Nutrition care process and model: ADA adopts road map to quality care and outcomes management. J Acad Nutr Diet 103:1061

Lewis SJ, Heaton KW (1997) Stool form scale as a useful guide to intestinal transit time. Scand J Gastroenterol 32(9):920–924

Mahoney FI, Barthel DW (1965) Functional evaluation: the Barthel index. Md State Med J 2:14–61

nutritionDay worldwide (2006) Für Forschung und Wissenschaft [Online]. nutritionDay worldwide benchmark & monitor your nutrition care. https://www.nutritionday.org/de/forschung-.wissenschaft/forschung-.wissenschaft/index.html. Zugegriffen am 04.09.2024

Ohlrich-Hahn S, Beyer-Reiners E (2025) Ernährungsversorgung in stationären Gesundheitseinrichtungen. In: Weimann A, Valentini L, Ohlrich-Hahn S et al (Hrsg) Ernährungsmedizin –

Ernährungsmanagement – Ernährungstherapie Interdisziplinärer Praxisleitfaden für die klinische Ernährung, 3. Aufl. ecomed-Storck GmbH, Landsberg am Lech.

Oken MM, Creech RH, Tormey DC et al (1982) Toxicity and response criteria of the Eastern Cooperative Oncology Group. Am J Clin Oncol 5(6):649–655

Pollard Lichtsteiner (2016) Monitoring und evaluation. In: Rufener A, Jent S (Hrsg) Der Ernährungstherapeutische Prozess. Hogrefe AG, Göttingen.

Prochaska JO, DiClemente CC (1983) Stages and processes of self-change of smoking: toward an integrative model of change. J Consult Clin Psychol 51(3):390–395

Pschyrembel online (o.J.-a) Intervention [Online]. https://www.pschyrembel.de/intervention/T01D5/doc/. Zugegriffen am 21.06.2024

Pschyrembel online (o.J.-b) Outcome [Online]. https://www.pschyrembel.de/Outcome/K0R73/doc/. Zugegriffen am 04.11.2024

Räss-Hunziker A (2016) Die ernährungstherapeutische Diagnose. In: Rufener A, Jent S (Hrsg) Der Ernährungstherapeutische Prozess. Hogrefe AG, Göttingen.

Renter R (2022) Einsatz von Nudging zur Lösung verhaltensbedingter Ernährungsprobleme nach dem G-NCP in der (digitalen) Adipositastherapie [Online]. https://digibib.hs-nb.de/file/dbhsnb_thesis_0000002983/dbhsnb_derivate_0000003590/Masterarbeit-Renter-2022_final_.pdf. Zugegriffen am 03.10.2024

Runia S, Tiebie J, Visser W (2010) Dietische diagnose onmisbaar bij effectieve behandeling: volg de logica: Probleemdoel-advies. Nederlands tijdschrift voor voeding en dietetiek 65(3):20–22

Schön D (1983) The reflective practitioner: how professionals think in action. Basic Books inc, New York

Schwarzer R (2008) Modeling health behavior change: how to predict and modify the adoption and maintenance of health behaviors. Appl Psychol 57(1):1–29

Schwarzer R (2016) Health Action Process Approach (HAPA) as a theoretical framework to understand behavior change. Actualidades en Psicología 30(121):119–130

Splett P, Myers EF (2001) A proposed model for effective nutrition care. J Am Diet Assoc 101:357–363

Stefan H, Allmer F, Eberl J et al (2009) POP®-PraxisOrientierte Pflegediagnostik: Pflegediagnosen-Ziele-Maßnahmen. Springer, Wien

Steinbeck V, Ernst SC, Pross C (2021) Patient-Reported Outcome Measures (PROMs): ein internationaler Vergleich [Online]. Berthelsmann Stiftung. https://www.bertelsmann-stiftung.de/de/publikationen/publikation/did/patient-reported-outcome-measures-proms-ein-internationaler-vergleich. Zugegriffen am 13.10.2024

Thiersch H (1990) Zur geheimen Moral der Beratung. In: Brunner E, Schöning W (Hrsg) Theorie und Praxis von Beratung: pädagogische und psychologische Konzepte. Lambertus, Freiburg im Breisgau.

Topp CW, Østergaard SD, Søndergaard S et al (2015) The WHO-5 Well-Being Index: a systematic review of the literature. Psychother Psychosom 84(3):167–176

Valentini L, Volkert D, Schütz T et al (2013) Leitlinie der Deutschen Gesellschaft für Ernährungsmedizin (DGEM): DGEM Terminologie in der Klinischen Ernährung. Aktuel Ernahrungsmed 38:97–111

Vanherle K, Werkman A, Baete E et al (2018) Proposed standard model and consistent terminology for monitoring and outcome evaluation in different dietetic care settings: Results from the EU-sponsored IMPECD project. Clin Nutr 37(6):2206–2216

VDD (2015) Verband der Diätassistenten – Deutscher Bundesverband e.V. VDD-Leitlinie für die Ernährungstherapie und das prozessgeleitete Handeln in der Diätetik Band 1. Manual für den German-Nutrition Care Process (G-NCP). Pabst Science Publisher Lengerich

VDD (2017) Verband der Diätassistenten – Deutscher Bundesverband e.V. VDD-Leitlinie für die Ernährungstherapie und das prozessgeleitete Handeln in der Diätetik. Band 2 Grundlagen zu Körpergröße, Körpergewicht, Körperzusammensetzung und Handkraft bei Erwachsenen. Pabst Science Publishers Lengerich

Vellas B, Villars H, Abellan G et al (2006) Overview of the MNA--Its history and challenges. J Nutr Health Aging 10(6):456–463; discussion 463–5

Von Rusten A, Illner AK, Boeing H et al (2009) Die Bewertung der Lebensmittelaufnahme mittels eines 'Healthy Eating Index'(HEI-EPIC). Ernahrungs-Umschau 56(8):450–456

WHO (1998) WHO-Wellbeiing-Index [Online]. © Psychiatric Research Unit, WHO Collaborating Center for Mental Health. https://www.psykiatri-regionh.dk/who-5/Documents/WHO5_German.pdf. Zugegriffen am 13.10.2024

WHO und DIMDI (2005) Weltgesundheitsorganisation (WHO), Deutsches Institut für Medizinische Dokumentation und Information (WHO-Kooperationszentrum für das System Internationaler Klassifikationen, DIMDI) (2005) Internationale Klassifikation der Funktionsfähigkeit, Behinderung und Gesundheit ICF. Genf: Weltgesundheitsorganisation (WHO) [Online]. https://www.bfarm.de/DE/Kodiersysteme/Klassifikationen/ICF/_node.html. Zugegriffen am 16.07.2024

Wierdsma N, Kruizenga H, Stratton R (2017) Dietetic Pocket Guide adults. VU University Press, Amsterdam

Willkomm MH (2013) 1.4 Assessment der Motorik. Praktische Geriatrie. Georg Thieme KG, Stuttgart

Wright MT (2010) Partizipative Qualitätsentwicklung in der Gesundheitsförderung und Prävention. Hogrefe AG, Göttingen.

Wright MT (2020) Partizipation: Mitentscheidung der Bürgerinnen und Bürger [Online]. BZgA Bundeszentrale für gesundheitliche Aufklärung. https://leitbegriffe.bzga.de/alphabetisches-verzeichnis/partizipation-mitentscheidung-der-buergerinnen-und-buerger/. Zugegriffen am 13.10.2024

Writing Group of the Nutrition Care Process/Standardized Language Committee (Hrsg) (2008) Nutrition care process part II: using the International Dietetics and Nutrition Terminology to document the nutrition care process. J Am Diet Assoc 108:1287–1293

Teil III

Best Practice – Anwendung des G-NCP

Best Practice: Einleitung

6

Daniel Buchholz und Sabine Ohlrich-Hahn

Als im Jahr 2015 das Manual für den German-Nutrition Care Process veröffentlicht wurde, konnte für den deutschsprachigen Raum kaum auf Erfahrungen zur Implementierung und Best Practice zurückgegriffen werden. Selbst international waren die Publikationen hierzu noch überschaubar. In den letzten 10 Jahren hat sich die Situation grundlegend geändert.

In den folgenden Kapiteln werden exemplarisch für neun unterschiedliche Bereiche und Settings die Gründe für die Implementierung des G-NCP, die Vorgehensweise und damit verbundenen Herausforderungen sowie der erreichte Status quo dargestellt. Sie werden zum Teil durch Dokumente ergänzt, die im Zuge der Implementierung entstanden sind und in den jeweiligen Bereichen erfolgreich zum Einsatz kommen.

Festzustellen ist, dass unmittelbar nach der Veröffentlichung des G-NCP-Manuals die Implementierung einsetzte und dies zuerst in der Ausbildung und Lehre. Teilweise wurde in den Schulen für Diätetik sogar schon vor der Publikation des G-NCP mit dem NCP gearbeitet. Die Kap. 7, 8 und 9 beschreiben, wie die Implementierung des G-NCP in der Ausbildung und Lehre der Diätetik an Schulen und Hochschulen erfolgte, welche Erfahrungen dabei gemacht wurden, die wiederum zu Adaptionen und Weiterentwicklungen für die jeweilige didaktische Vorgehensweise führten.

D. Buchholz (✉)
Ausbildungszentrum für Ernährung und Diätetik, Universitätsmedizin der Johannes Gutenberg-Universität, Mainz, Deutschland
E-Mail: daniel.buchholz@unimedizin-mainz.de

S. Ohlrich-Hahn
Studiengang Diätetik, Fachbereich Agrarwirtschaft und Lebensmittelwissenschaften, Hochschule Neubrandenburg – University of Applied Sciences, Neubrandenburg, Deutschland
E-Mail: ohlrich@hs-nb.de

Zeitlich etwas verzögert begann Implementierung des G-NCP auch in der klinischen und außerklinischen Praxis. In den Kap. 10 und 11 stehen folglich die Umsetzungsbeispiele für den G-NCP in den Ernährungsteams zweier Universitätskliniken im Mittelpunkt, Kap. 12 zeigt zudem den Anwendungsbezug in einer Hochschulambulanz und in Kap. 13 wird die Übertragung in die Freiberuflichkeit am Beispiel einer Praxis für Ernährungstherapie dargestellt.

Zukunftsweisend stellt sich im Kontext der Digitalisierung des Gesundheitswesens die Implementierung des G-NCP in einer digitalen Gesundheitsanwendung (DiGA) dar, was in Kap. 15 beschrieben wird. Die gleichermaßen große Bedeutung des G-NCP in der medizinischen Rehabilitation der Deutschen Rentenversicherung Bund, insbesondere den Bezug zur internationalen Klassifikation der Funktionsfähigkeit, Behinderung und Gesundheit (ICF), adressiert Kap. 14.

Trotz der unterschiedlichen Bereiche und Settings, aus denen die Best-Practice-Beispiele berichten, lässt sich zusammenfassend feststellen:

- Die Implementierung des G-NCP stellt sich anfänglich als herausfordernd dar, gilt es doch oft zuerst Vorgesetzte und Teammitglieder zu überzeugen und zu motivieren. Je weiter die Implementierung voranschreitet, desto spürbarer wird für alle Beteiligten, welche Vorteile sich ergeben: Beispielsweise klare Strukturen und Zuständigkeiten sowie das Aufzeigen und Benennen von Denk- und Arbeitsschritten.
- Die Implementierung muss nicht auf einmal erfolgen. Besser geht es schrittweise. Auch können geplante Umstrukturierungen als Chance zur Einführung des G-NCP gesehen werden, wenn beispielsweise bestimmte Teilbereiche neu organisiert oder neue Softwarelösungen eingeführt werden.
- Durch die Implementierung des G-NCP unabhängig vom Bereich oder Setting wird erreicht, das berufliche Handeln transparent und nachvollziehbar z. B. für Ärzt*innen und Pflegefachkräfte darzustellen, was nicht nur zu einer besseren Wahrnehmung und Wertschätzung der Diätetik führt, sondern auch die kritische Reflexion und Weiterentwicklung des jeweiligen Bereichs vorantreibt.
- Übereinstimmend lassen sich Verbesserungen in der Versorgung von Patient*innen oder der Ausbildungsqualität erreichen.

7

Anwendung des G-NCP in Ausbildung und Lehre am Beispiel der Berufsfachschule für Diätassistenz am UKE Hamburg

Jannina Brumm

Unternehmen: UKE-Akademie für Bildung und Karriere, Berufsfachschule für Diätassistenz

Die Berufsfachschule für Diätassistenz am Universitätsklinikum Hamburg-Eppendorf (UKE) ist die erste und älteste Ausbildungsstätte für Diätassistenten und Diätassistentinnen[1] in Deutschland. Sie wurde 1924 gegründet und gehört heute zur Akademie für Bildung und Karriere des UKE. Die Akademie gliedert sich in drei Abteilungen: Führung und Karriere, Fort- und Weiterbildung sowie Ausbildung und Studiengänge (Abb. 7.1). Im Bereich Ausbildung und Studiengänge sind alle Ausbildungsschulen, dualen Studiengänge sowie die Betreuung der dualen Auszubildenden lokalisiert. Der Bereich verfügt aktuell über 103 Mitarbeitende sowie 1100 Ausbildungsplätze.

Die Berufsfachschule für Diätassistenz bildet in zwei Kursen à 24 Diätassistentinnen und Diätassistenten aus. Angestellt sind hierfür 4 Lehrende auf 3,25 Vollkraftstellen sowie eine Schulleitung. Die Funktion der Schulleitung umfasst die gesamte Strukturierung und Organisation der Ausbildung einschließlich Jahresplanung, Stundenplanung, curriculare Planung und Steuerung.

---

[1] Die momentan formal korrekte Berufsbezeichnung entsprechend der gesetzlichen Grundlagen lautet Diätassistent/Diätassistentin. Dies entspricht der in diesem Buch verwendeten Bezeichnung „Ernährungstherapeut*in" (siehe Kap. 2).

J. Brumm (✉)
Universitätsklinikum Hamburg-Eppendorf, UKE-Akademie für Bildung und Karriere, Hamburg, Deutschland
E-Mail: j.brumm@uke.de

© Der/die Autor(en), exklusiv lizenziert an Springer-Verlag GmbH, DE, ein Teil von Springer Nature 2025
D. Buchholz, S. Ohlrich-Hahn (Hrsg.), *Der German-Nutrition Care Prozess*, Berufspraxis: Ernährung, https://doi.org/10.1007/978-3-662-70974-0_7

UKE-Akademie für Bildung und Karriere:
Ausbildung und Studiengänge

→ Pflege generalistisch und mit Vertiefung in Pädiatrie
→ Physiotherapie, dualer Studiengang
→ Operationstechnische Assistenz (OTA)
→ Anästhesietechnische Assistenz (ATA)
→ Diätassistent*in
→ Orthoptist*in
→ Studiengang Hebammenwesen
→ duale Ausbildungen, z. B. Medizinische Fachangestellte (MFA), Zahnärztliche Fachangestellte (ZFA), Medizinische Technologin/Medizinischer Technologe (MT) für Radiologie (MT-R), für Laboratoriumsdiagnostik (MT-L), aber auch handwerkliche und kaufmännische Berufe

Abb. 7.1 Ausbildungs- und Studiengänge an der UKE-Akademie (Universitätsklinikum Hamburg-Eppendorf)

Gesetzliche Grundlagen für die Ausbildung
Der einzige gesetzlich reglementierte Therapieberuf im Bereich der Ernährung, Diätassistentin/Diätassistent (Ernährungstherapeut*in) wird über das Diätassistentengesetz (DiätAssG) und die Ausbildungs- und Prüfungsverordnung für Diätassistentinnen und Diätassistenten (DiätAss-APrV) geregelt. Diese stammen aus dem Jahr 1994 und bestimmen u. a. Zugangsvoraussetzungen, Struktur der Ausbildung, zu erteilende Unterrichtsstunden sowie Lehrinhalte und Praxiseinsätze innerhalb der 3-jährigen Ausbildung. Hierbei ist nicht vorgegeben, zu welchem Zeitpunkt z. B. welche Unterrichtsfächer oder Praxiseinsätze zu erfolgen haben. Deshalb ergeben sich inhaltliche und strukturelle Unterschiede zwischen den Ausbildungsstätten.

Die Ausbildung unterliegt permanenten inhaltlichen und strukturellen Veränderungen: Neben den regelhaften diätetischen und medizinischen Aktualisierungen der Inhalte ergeben sich veränderte arbeitsrechtliche Aspekte wie z. B. die Tarifierung der Ausbildung. Darüber hinaus sind kontinuierliche curriculare Anpassungen erforderlich, um die aktuellen Bedürfnisse der Generation der Lernenden zu bedenken und die sich wandelnden gesellschaftlichen Rahmenbedingungen und Kompetenzen der Auszubildenden zu berücksichtigen. Daneben sind auch Modifikationen erforderlich, um auf neue Aspekte des Berufsfeldes wie den German-Nutrition Care Prozess (G-NCP) zu reagieren. Nach ersten Berichten über ein neues Prozessmodell in der Diätetik war sofort klar, dass dies zeitnah in die Ausbildung integriert werden muss. Zum einen, um die Aktualität und Anschlussfähigkeit an das Berufsfeld zu gewährleisten, zum anderen aber auch, weil darin eine große Chance für die Lernenden erkannt wurde, was im Folgenden dargelegt werden soll.

Entscheidung für die Implementierung des G-NCP
Therapeutische Situationen sind nie identisch. Es muss eine Verknüpfung von Wissen und Deutung bzw. Verstehen der Situationen der Patient*innen sowie eine Entscheidungsfindung auf der Basis vielfältigster Informationen erfolgen. Zusätzlich müssen diese Entscheidungen gewichtet und gewertet werden und eine Übertragung des Regelwissens auf den individuellen Einzelfall erfolgen.

Die Diätetik verfügte in Deutschland vor 2015 über kein Prozessmodell für das berufliche Handeln. Für Lernende bedeutete es bis dahin eine enorme und häufig schwer zu meisternde Herausforderung, neben den umfangreichen fachwissenschaftlichen Grundlagen verschiedenster Inhaltsbereiche das Vorgehen in einem nichtdefinierten Prozess zu erfassen und zu wissen, wann welche Gedanken, Hypothesen und Entscheidungen erforderlich sind. Der G-NCP ermöglicht Lernenden, die Vorgehensweise erfahrener Ernährungstherapeut*innen strukturiert zu erlernen und sich somit therapeutisches Denken anzueignen.

Berufserfahrene Expert*innen verfügen bereits über ein strukturiertes und umfangreiches Wissen. Intuition und ein großer Fundus an Problemlösungsschemata zeichnen sie aus. Sie haben während ihrer langjährigen Erfahrung Denkmuster und Vorgehensweisen entwickelt im Sinne von „Krankheitsskizzen" (Schmidt et al. 1990). Sie sind in der Lage, Ähnlichkeiten zwischen einer/einem aktuellen Patient*in und früheren Patient*innen (oder Patientenfällen) ganzheitlich zu erkennen.

▶ Lernende müssen mittels eines strukturierten Prozesses und beständiger Reflexion erst erlernen, diese sinnvollen Muster zu bilden. Prozessgeleitetes Handeln im G-NCP bietet damit die Struktur, konkrete Handlungsschritte zu erlernen, zu üben und zu festigen. Gleichzeitig können Strategien des Clinical Reasoning im Rahmen eines Prozessmodells sehr hilfreich sein.

Nach der Veröffentlichung des *Manual für den German-Nutrition Care Process* (G-NCP) (VDD 2015) haben wir im November 2015 in einer Teambesprechung der Berufsfachschule überlegt, in welchem Rahmen die einzelnen Schritte des G-NCP in die Ausbildung integriert werden können. Hierbei haben wir uns zunächst auf die methodische und didaktische Umsetzung der ersten vier Schritte des G-NCP konzentriert. Aufgrund der Tatsache, dass die Berufsfachschule im Rahmen der Ausbildung mit fiktiven Fällen arbeitet, haben wir die Schritte „Monitoring" und „Evaluation" zunächst noch ausgeklammert, da wir anfangs nicht sicher waren, wie wir dies umsetzen können.

Methodische und didaktische Vorgehensweise der Implementierung
Bei den Überlegungen zur Implementierung mussten für uns unterschiedliche Aspekte auf diversen Ebenen parallel und überschneidend einbezogen werden, um eine erfolgreiche Implementierung und Durchdringung in der Ausbildung sicherzustellen. Diese Durchdringung stellte für uns einen wesentlichen Erfolgsfaktor für die Umsetzung durch die Lernenden dar. Sie lässt sich nicht nur durch eine Vermittlung des Modells und der dahinterstehenden Theorien erreichen.

> **Voraussetzungen für eine erfolgreiche Implementierung in die Ausbildung**
> - Einbeziehen aller Lehrenden und uneingeschränkte Unterstützung durch diese im Sinne eines echten Change-Managements
> - Übertragung des neuen Prozessmodells auf die fachlichen Inhalte gemäß Curriculum
> - Methodisch-didaktische Überlegungen zur Einführung jedes einzelnen Schrittes im Sinne der Definierung erforderlicher Voraussetzungen, Vorgehensweisen der Einführung und Bewertung
> - Integration in vorhandene Strukturen von Unterrichtsfächern und Arbeitsaufträgen
> - Klärung der Dokumentationsform im Rahmen der Ausbildung
> - Einbindung in unser etabliertes Konzept der Kompetenzraster
> - Kontinuierliche Evaluation und Weiterentwicklung des G-NCP in der Ausbildung
> - Umsetzung im praktischen Teil des staatlichen Examens (Diätetik und Diät- und Ernährungsberatung)

Die Überzeugung und damit verbundene Unterstützung durch alle Lehrenden des Teams der Berufsfachschule ist von größter Bedeutung, damit eine echte Implementierung in alle Unterrichtsfächer und Aufgabenbereiche der Ausbildung gelingt und der G-NCP die Ausbildung durchdringt. Dies betrifft sowohl die Einführung für jeden neuen Kurs und jeden einzelnen Lernenden, aber auch die kontinuierliche Evaluation und Weiterentwicklung des G-NCP im Rahmen der Ausbildung. Hierzu müssen alle Lehrenden von Anfang an mit ihren Vorstellungen und ihrer unterschiedlichen Fachlichkeit und daran geknüpfte Unterrichte bzw. Themen eingebunden werden. An der Berufsfachschule des UKE ist dies auch deshalb von besonderer Bedeutung, weil das Unterrichtsfach Diätetik mit mind. 1000 Unterrichtsstunden in 3 Jahren von allen Lehrenden gemeinsam unterrichtet wird.

> **Struktur des Unterrichtsfaches Diätetik an der Berufsfachschule für Diätassistenz am UKE**
>
> Zum besseren Verständnis soll in wenigen Sätzen die Struktur des Unterrichtsfaches Diätetik bei uns geschildert werden: Die 1000 h im Fach Diätetik verteilen sich über alle 3 Ausbildungsjahre, wobei der Schwerpunkt im 2. Ausbildungsjahr liegt. Grundsätzlich wechseln sich Blöcke an der Schule und Praxiseinsätze ab. In jeder „Schulwoche" bieten wir eine Themenwoche an, z. B. Diabetes mellitus Typ 2, Zöliakie, … Dazu erfolgen theoretische Unterrichte, praktischer Unterricht in der Lehrküche sowie diätetische Interventionen im Sinne von Fallarbeit (fallbezogene Aufgabenstellungen oder fallbezogene Tagesplanberechnungen). Die fallbezogenen Aufgabenstellungen setzen sich im 3. Ausbildungsjahr fort, ergänzt durch praktische Unterrichte mit Anwendungsübungen in Diät- und Ernährungsberatung. Die Umsetzung des G-NCP kommt am stärksten in den fallbezogenen Aufgabenstellungen sowie in der Diät- und Ernährungsberatung zum Tragen und muss somit von allen Lehrenden getragen werden. ◄

Wir starteten die Planung der Implementierung ausgehend von der Struktur des G-NCP. Die vorgegebene Schrittreihenfolge (Ernährungsassessment – Ernährungsdiagnose – Planung der Intervention – Durchführung der Intervention – Evaluation und Monitoring) sollte beibehalten und zeitlich bei der Einführung berücksichtigt werden. Wir analysierten, welche Voraussetzungen Lernende benötigen, um jeden dieser Schritte verstehen und durchführen zu können, wie die didaktische Einführung erfolgen soll und in welcher Form eine Dokumentation durch die Lernenden erfolgen kann. Unsere spezifischen Strukturen im Sinne von Aufgabenstellungen und Unterrichtsfächern haben wir dabei stets mitgedacht.

Die Einführung von Grundlagen für den G-NCP startet im 1. Ausbildungsjahr und findet in Teilgruppen statt. Uns wurde schnell klar, dass insbesondere die Schritte des Ernährungsassessments und der Ernährungsdiagnose längerfristig geübt werden müssen. Wir beschlossen, als erstes die Einführung und das Einüben des Ernährungsassessments sehr umfassend und intensiv im 1. Ausbildungsjahr anhand fallbezogener Bearbeitungen aus dem Bereich der ernährungsbezogenen Prävention zu verankern. Mit diesen Fallsituationen lässt sich auch das Erstellen einer Ernährungsdiagnose üben. Mit Start der diätetischen Fälle kann dann die Konzentration auf das Planen und Durchführen der diätetischen Intervention erfolgen.

Zunächst beschäftigten wir uns mit den theoretischen Grundlagen des Clinical Reasoning, auch anhand von Literatur aus anderen therapeutischen Berufen z. B. aus der Physiotherapie (Klemme und Siegmann 2015), und planten die stufenweise didaktische Einbindung der einzelnen Reasoning-Schritte.

Im Rahmen der Unterrichtsveranstaltungen zum Ernährungsassessment führen wir Denkschritte und Techniken des diagnostischen Reasonings (CR) ein. Der Start erfolgt bewusst sehr kleinschrittig: Die Lernenden markieren in anfangs sehr einfach aufgebauten Fallbeispielen zunächst Keywords (d. h. Cues im Sinne des CR). Dieser Schritt wird zugleich genutzt, um die Datensammlung im Ernährungsassessment zu üben. Damit verknüpft, lernen sie das Bilden von Hypothesen sowie die Hypothesenevaluierung, sodass Indikatoren richtig erkannt und interpretiert werden können. Auch das Clustern der Daten nach der Internationalen Klassifikation der Funktionsfähigkeit, Behinderung und Gesundheit (ICF) wird einbezogen. Diese Übungen erfolgen regelmäßig, wobei sich die Komplexität der Fallbeispiele langsam erhöht.

Umsetzung der einzelnen Schritte des G-NCP
Die einzelnen Schritte des G-NCP müssen didaktisch überlegt in die Ausbildung eingeführt werden. Hierzu sind jeweils schulinterne Strukturen und Curricula zu berücksichtigen. Im folgenden Abschnitt wird die Umsetzung der G-NCP-Schritte an unserem Beispiel dargelegt (Abb. 7.2).

Für das *Ernährungsassessment* sind umfangreiche fachliche Grundlagen erforderlich und es war sicherzustellen, dass diese zu dem frühen Ausbildungszeitpunkt bereits gelehrt wurden. Hierzu mussten wir unser Curriculum anpassen, da wir zuvor z. B. Assessmentinstrumente erst zu einem späteren Zeitpunkt eingebunden hatten. Wir erheben das Ernährungsassessment, wie im G-NCP empfohlen, unter Verwendung des biopsychosozialen Modells der WHO – ICF. Auch dieses muss zunächst eingeführt und eingeübt werden.

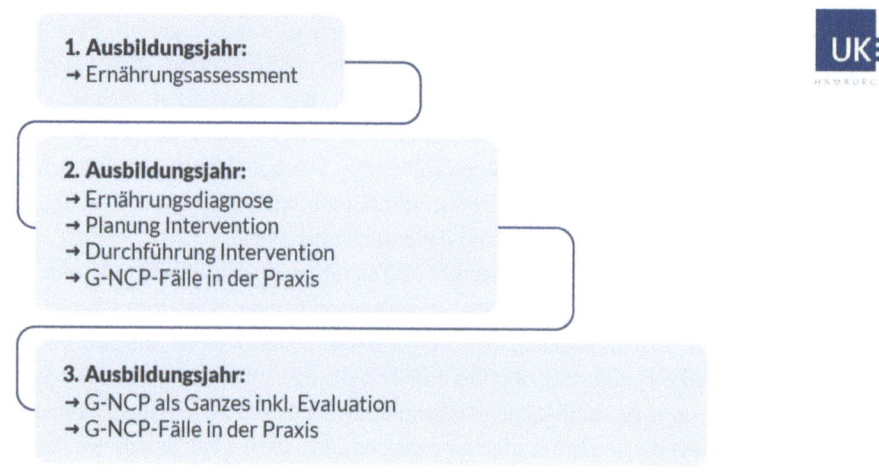

Abb. 7.2 Implementierung des G-NCP in der Ausbildung

Tab. 7.1 Ernährungsdiagnose als PESR-Statement

Nr.	P = Problem	E = Ursache/Hypothesen	S = Symptome/(An-)Zeichen	R = Ressourcen
-	-	-	-	-
-	-	-	-	-
-	-	-	-	-

Unsere Lösung war, aus didaktischen Erwägungen das Gruppieren und Clustern der Daten anfangs in einem Schaubild ICF zu üben und im nächsten Schritt den Lernenden eine Tabelle zur Verfügung zu stellen.

Die *Ernährungsdiagnose* in Form des PESR-Statements wird ebenfalls als Tabelle eingeführt, die eine zusätzliche, anfangs leere erste Spalte erhält, in die dann nach dem Erstellen aller Ernährungsdiagnosen die Priorisierung durch Einfügen einer Nummer erfolgt, um nicht alle Ernährungsdiagnosen zum Ordnen wieder aufschreiben zu müssen (Tab. 7.1). Anfangs ergeben die Fälle im Bereich der gesunden Ernährung im Regelfall nur ein Symptom pro Problem, die Anzahl der Symptome steigert sich mit der Komplexität der Fälle.

Wir verzichteten zunächst auf die Identifikation der Nutrition-Care-Indikatoren (NCI) und Nutrition-Care-Kriterien (NCK),[2] da wir uns über die Umsetzung von Monitoring & Evaluation noch unklar waren.

Planung der Ernährungsintervention

Hier hatten wir zwei Herausforderungen zu bewältigen: Im Schulalltag müssen aufgrund der Vorgaben der DiätAss-APrV Tagesplanberechnungen ausreichend geübt werden, obwohl

---

[2] Begriffe gemäß G-NCP 2015.

diese im Berufsalltag nur noch selten stattfinden. Dies bedeutet, dass im schulischen Kontext zumindest im 2. Ausbildungsjahr die Interventionsform Tagesplanberechnung für einen Patientenfall weitgehend vorgegeben und nicht frei wählbar ist. An dieser Stelle zeigt sich eine manchmal nicht aufzuhebende „Theorie-Praxis-Diskrepanz", die bei der Umsetzung praktischer Konzepte in die Strukturen von Ausbildung unvermeidbar ist.

Die Planung der operationalisierten Ziele für die Ernährungsintervention stellte sich anfangs auch problematisch dar, es mussten dabei die bei uns an der Berufsfachschule bis heute im Unterricht üblichen „diättherapeutischen Maßnahmen" in Einklang mit der Terminologie des G-NCP gebracht werden. Wir unterscheiden aus diesem Grund im Rahmen der Planung der Ernährungsintervention zwischen „Zielen der Ernährungstherapie" und davon abgeleiteten „Maßnahmen zur Umsetzung der Ernährungstherapie". Ein Ziel wäre z. B. eine natriumreduzierte Kost mit < 2000 mg/Tag (= 5 g NaCl/d) bei einer Patientin mit Ödemen. Maßnahmen zur Umsetzung wären die Auswahl ungesalzener Nahrungsmittel mit geringem Natriumgehalt, die Anwendung aromaschonender Garverfahren oder der Einsatz von Kräutern und Gewürzen.

Durchführung der Ernährungsintervention
Die tatsächliche Durchführung der Ernährungsintervention kann im schulischen Kontext nur eingeschränkt erfolgen, entweder als Tagesplanberechnung, in der praktischen Zubereitung des Tagesplanes bzw. geplanter Speisen in der Lehrküche oder im 3. Ausbildungsjahr durch Übungen und Rollenspiele in der Diät- und Ernährungsberatung. Weitere mögliche Interventionsformen werden mit den Lernenden thematisiert und finden beispielsweise in den Praxiseinsätzen oder im Rahmen von Projekten Anwendung.

Während dieser Phase unserer Arbeit entwickelten wir ein Formular, mit dessen Hilfe die Lernenden ihre Ergebnisse einheitlich dokumentieren können. Im Laufe der Jahre wurde dieses Formular immer wieder präzisiert und angepasst. Dieses ist als Anlage 1 im Kapitelanhang ersichtlich.

▶ **Hinweis** Es ist wichtig, immer den didaktisch richtigen Zeitpunkt für eine Veränderung zu reflektieren und auszuwählen. Üblicherweise können im Rahmen von Ausbildung in laufenden Kursen formale oder inhaltliche Aspekte kaum verändert oder angepasst werden.

Evaluation
Den Schritt der Evaluation zu implementieren, stellte uns vor die größte Herausforderung. Im Ausbildungskontext wird bei uns zumeist mit fiktiven Fällen gearbeitet und somit ist die tatsächliche Überprüfung der konkreten Zielwerte aus der Planung nicht möglich.

Wir haben zunächst Übungen durchgeführt, um die Zielerreichung theoretisch mitzudenken, im Sinne von „Was könnte passieren?" „Welche Zielwerte könnten/müssten auf welche Weise evaluiert werden?". Wir haben uns nach vielen Überlegungen dagegen entschieden, eine Evaluation bei fiktiven Fällen durch eine zeitliche Verlaufsbeschreibung, welche die Auszubildenden zeitversetzt erhalten, zu üben. Stattdessen decken wir dies in den Praxiseinsätzen und durch die Dokumentation der G-NCP-Fälle im Praxisbegleitordner und über Praxisaufgaben ab.

G-NCP-Übungsfälle und Praxisfälle

Die schrittweise Umsetzung des G-NCP in die Curricula und in die Ausbildung führte dazu, dass nicht nur das Formular, sondern auch die verwendeten Fälle kontinuierlich angepasst werden mussten. Fälle finden an unserer Berufsfachschule Anwendung vom 1. bis zum 3. Ausbildungsjahr im Bereich Diätetik und Diät- und Ernährungsberatung sowie im staatlichen Examen. Diese permanente Anpassung ist einerseits gut und logisch, bedeutet aber andererseits einen deutlichen Mehraufwand für die Lehrenden über Jahre hinweg. Fast jedes Mal, wenn eine Fallaufgabe bzw. Tagesplanaufgabe eingesetzt wurde, mussten Form und Lösungsraster angepasst werden. Daneben ergab sich die Schwierigkeit, dass sich in der Denkweise des G-NCP – kombiniert mit Clinical-Reasoning-Strategien – unsere Lösungsraster ändern mussten. Das bedeutete auch einen Lernprozess für die Lehrenden.

Da die fiktiven Übungsfälle eine Umsetzung des G-NCP in seiner eigentlichen Form mit z. B. Reflexionsschleifen erschweren, haben wir uns ziemlich rasch entschieden, den G-NCP außerdem in unsere Praxisaufgaben einzubauen. In den Praxiseinsätzen ab dem 2. Ausbildungsjahr haben die Lernenden für jeden Einsatz einen Praxisbegleitordner. Dieser Praxisbegleitordner beinhaltet die Beschreibung der Lernziele und Kompetenzbereiche und ein „Logbuch", in welchem die Lernenden eine Eigenreflexion der Kompetenzbereiche vornehmen. Als letzter Bereich muss für jeden Praxiseinsatz (Diätetik, Diät- und Ernährungsberatung sowie Stationseinsatz) ein echter Patientenfall G-NCP-gerecht anonymisiert dokumentiert und beschrieben werden im Umfang von 3–5 DIN-A-4-Seiten. Diese G-NCP-Fälle aus den Praxiseinsätzen werden nicht bewertet, die vollständige und pünktliche Abgabe ist aber zum erfolgreichen Absolvieren des Praxiseinsatzes erforderlich. Hierbei liegt ein deutlicher Schwerpunkt auf der Reflexion des Prozesses und des Falls, um diesen Bereich abzudecken, der im Unterricht mit fiktiven Fällen schwer erreichbar ist. Die realen Fallbeschreibungen fließen wiederum in Anwendungsbeispiele für Lehrsituationen oder als Ausgangspunkt für die Gestaltung weiterer fiktiver Übungsfälle ein.

Kompetenzraster G-NCP

Ein Feedback zu den bearbeiteten Fällen erhalten die Lernenden in unterschiedlichen Vorgehensweisen. Hierzu zählen klassische Korrekturen durch die Lehrenden, Besprechung der Fälle vor dem praktischen Unterricht mit selbstständiger Korrektur durch die Lernenden oder gegenseitige Partnerkorrektur. Ein weiteres individuelles Feedback zu ihrem Wissensstand erhalten die Lernenden durch das Konzept der Kompetenzraster. Die Berufsfachschule Diätassistenz am UKE arbeitet seit dem Jahr 2009 mit Kompetenzrastern und hat im Zuge dessen 6 verschiedene Kompetenzraster entwickelt, die entsprechend eines Rahmenkonzeptes regelhaft eingesetzt werden. Hierzu zählte auch bereits ein Kompetenzraster für „diätetische Fälle und Tagespläne". Dieses wurde auf die Schritte des G-NCP angepasst und analog zu unserem schulinternen Entwicklungsprozess laufend adaptiert. Tab. 7.2 zeigt die aktuelle Version.

▶ **Lernkompetenz** Die regelmäßige Arbeit mit Kompetenzrastern bedeutet Förderung der Lernkompetenz durch systematische Feedbackkultur und führt somit dazu, dass aus Lernenden *„reflektierende Praktiker"* entstehen (Merzinger 2006). Bei den Lernenden erfolgt eine Auseinandersetzung mit transparenten Fremderwartungen, es

Tab. 7.2 Kompetenzraster G-NCP

Kompetenzbereich	Zu bewertende Aspekte (operationalisiert in 4 Stufen)
Grundhaltung/ Methodenkompetenz	– Pünktlichkeit/Arbeitsvorbereitung – Zeiteinteilung/Tempo – selbstständiges Arbeiten – Sorgfalt/Genauigkeit

Fachkompetenz im G-NCP	– *Ernährungsassessment/Zuordnung gemäß ICF*
	– *Ernährungsdiagnose*
	– *Planung der Ernährungsintervention*
	  a) Festlegung der empfohlenen täglichen Energie- und Nährstoffzufuhr
	  b) Benennung „smarter" Ziele mit konkreten Maßnahmen zur Umsetzung
	  c) Definition der NCK und messbaren NCI*
	– *Durchführung der Ernährungsintervention*
	  a) Umsetzung der Ziele der Ernährungstherapie und Anamnese aus der Fallbeschreibung
	  b) diätetische Koch- und Küchentechnik/küchentechnische Wertigkeit
	  c) Optik und Kreativität
	– *Evaluation und Reflexion des Arbeitsprozesses*

Arbeiten in der EDV	– Umgang mit PC-Programmen
Soziale Kompetenz	– Bei Teamarbeit

*Begriff gemäß G-NCP 2015. Aktuelle Bezeichnung wäre „Definieren der Prozessindikatoren und Vergleichskriterien"

wird die Selbstreflexionsfähigkeit gestärkt und damit eine Basis für die individuelle Entwicklung selbstgesteuerten Lernens geschaffen. Kompetenzraster sollen den Vorgang des Bewusstmachens des eigenen Lernens stärken sowie die überfachlichen Kompetenzen durch Verantwortungsübernahme für den eigenen Lernprozess stärken (Merzinger 2006).

Wesentliches Ziel des Einsatzes ist es zum einen, Bewertungskriterien von Seiten der Lehrenden zu objektivieren und zu definieren, und zum anderen, Selbst- und Fremdeinschätzung abzugleichen. Die in den Kompetenzrastern in vier Stufen operationalisierten Anforderungen (steigernde Anforderung von Stufe 1 zu Stufe 4) sind einerseits die Basis für die Bewertungen in den genannten Bereichen und dienen andererseits der genauen Einschätzung. Die jeweiligen Kompetenzraster werden stets zuerst von den Lernenden ausgefüllt und danach von den Lehrenden, um dann in einem persönlichen Feedbackgespräch einen Abgleich vorzunehmen und individuelle Lernhilfen zu geben. Das Kompetenzraster G-NCP umfasst 4 Kompetenzbereiche mit jeweils mehreren Aspekten in den 4 Stufen (siehe Tab. 7.2).

Tab. 7.2 bildet die Kompetenzbereiche im Kompetenzraster G-NCP und die zu bewertenden Aspekte operationalisiert in vier Stufen ab, in der Tab. 7.3 wird beispielhaft die

Tab. 7.3 Operationalisierung für die Bewertung der Ernährungsdiagnose (PESR-Statement & Priorisierung)

Stufe 1	Stufe 2	Stufe 3	Stufe 4
Ernährungsdiagnosen sind nicht schlüssig	Ernährungsdiagnosen sind teilweise schlüssig	Ernährungsdiagnosen sind überwiegend schlüssig	Ernährungsdiagnosen sind alle schlüssig
Kaum Ernährungsprobleme identifiziert	Die wichtigsten Ernährungsprobleme sind identifiziert	Ernährungsprobleme weitgehend identifiziert	Alle Ernährungsprobleme vollständig identifiziert
Priorisierung nicht oder nicht stimmig vorgenommen	Eine Priorisierung fand statt, teilweise stimmig	Priorisierung der wichtigsten Ernährungsdiagnosen stimmig	Priorisierung der Ernährungsdiagnosen stimmig

Operationalisierung für die Bewertung der Ernährungsdiagnose dargestellt. Auszüge aus dem Kompetenzraster, Fachkompetenz im G-NCP, im Rahmen diätetischer Fälle sind dem Kapitelanhang 2 zu entnehmen.

Bewertung und Erfahrung aus der Implementierung
Die Einführung des G-NCP bedeutete für Lehrende und Lernende mehrere Paradigmenwechsel: Das therapeutische Arbeiten nach G-NCP impliziert, dass auch im Bereich Ausbildung mehrere Lösungen möglich sind! Wesentlich bei der Beurteilung sind Stringenz und Begründung der Herleitung der Lösung innerhalb eines fallbezogen angemessenen Lösungsrahmens. Im Gegensatz dazu wurden früher häufig Fälle verwendet, die eine klare und eindeutige Lösung beinhalteten. Dies entsprach zwar nicht der therapeutischen Realität, hatte aber pädagogisch eindeutige Vorteile in der Leistungsbeurteilung. Aber auch Fälle, die lösungsoffener sind, müssen gemäß dem Wissensstand der Lernenden „konstruiert" werden und eine unterschiedliche Komplexität aufweisen. Es lassen sich unserer Erfahrung nach im Ausbildungskontext gut Fälle einsetzen, die sich an realen Fällen orientieren, aber hinsichtlich der Komplexität didaktisch gestuft werden und sich der therapeutischen Realität allmählich weiter annähern.

▶ **Empfehlung** Papierfälle können den Berufsalltag nie komplett ersetzen. Wir versuchen diese Hürde auszugleichen, indem wir die Lernenden tatsächliche G-NCP-Fälle in den Praxiseinsätzen dokumentieren und reflektieren lassen.

Die Problematik der Abwägung von differierenden Aspekten sowie die Schwierigkeit, dass im Rahmen von Therapie immer mehrere Optionen möglich sind, fällt den Lernenden schwer. Sie sind es nicht gewöhnt, dass es nicht die eine korrekte Lösung gibt. Dies ist im Schulalltag, in dem es auch um Bewertungen und Prüfungen geht, eine manchmal schwer konfliktgeladene Situation. Lernende wünschen sich aus nachvollziehbaren Gründen die eine richtige Musterlösung und damit auch eine gewisse Beurteilungssicherheit. Dies erfordert ein sehr hohes und auch zeitintensives Maß an Abstimmung im Team der Lehrenden und auch immer wieder viele Diskussionen. Unzufriedenheit bei den Lernenden wie den Lehrenden wird sich nie ganz vermeiden lassen und muss ausgehalten werden.

Beispiele:

- Priorisierung von Ernährungsdiagnosen: Diese richtet sich nach der Schwere des Ernährungsproblems, aber auch der Wahrscheinlichkeit der Lösung sowie den Wünschen und Bedürfnissen der Patient*innen. Die Abwägung dieser teils widersprüchlichen Aspekte ist für Lernende anfangs sehr schwierig umzusetzen und führt im Ausbildungsalltag zu vielen Diskussionen.
- Das Stellen der Ernährungsdiagnosen: Für die Lernenden ist es ein großer Schritt, von der Fokussierung auf die medizinische Diagnose hin zu einer Ernährungsdiagnose zu kommen. Auch die Formulierung des präzisen Ernährungsproblems innerhalb des PESR-Statements bietet Interpretationsspielraum.
- Die Formulierung smarter Ziele der Ernährungstherapie und die Anleitung geeigneter Maßnahmen führt auch noch immer zu Differenzierungsproblemen und Diskussionen.

Wie beschrieben, haben wir anfangs das Monitoring und die Evaluation zunächst bewusst herausgelassen. Dies resultierte auch daraus, dass diese Aspekte in der anfänglichen Theorie noch nicht vollständig ausgereift waren und somit den Transfer in den Ausbildungskontext erschwerten. Zu einem späteren Zeitpunkt haben wir als Team dann überlegt, wie wir in unserem Ausbildungssystem anhand fiktiver Fälle durch die Lernenden eine hypothetische Evaluation beschreiben lassen können. Die Lernenden können diesen Aspekt besser meistern, wenn sie bereits Patientenkontakte im Praxiseinsatz hatten. Aufgrund dessen führen wir diesen Teilschritt erst im späteren Verlauf der Ausbildung ein. Gänzlich zufrieden sind wir mit diesem Konstrukt noch nicht und dies ist sicherlich einer der Aspekte, die auch zukünftig didaktisch für den Ausbildungskontext noch passgenauer umgesetzt werden muss.

Als Kernstück für die Ausbildung wurde ein Formular für die Fallbearbeitung im G-NCP entwickelt, welches den G-NCP formal in einer stringenten Form abbildet. Hierbei entsteht das Problem, das Reflexions- und Evaluationsschleifen nicht gut sichtbar werden. Zudem lassen sich diese für fiktive Fälle schwer darstellen. Aus diesem Grund haben wir dann in einem weiteren Schritt den G-NCP in unsere Praxisaufgaben integriert. Dies führt dazu, dass jede*r Lernende drei echte Patientenfälle als G-NCP-Fälle beschreiben und reflektieren muss.

Schlussfolgernd lässt sich feststellen, dass der G-NCP für Lernende in besonderer Weise geeignet ist, therapeutisches Denken und Handeln schrittweise zu lernen. Für die Lehrenden bedeutete dies ebenfalls eine Reflexion und Anpassung des Lehr- und Beurteilungsverhaltens sowie anfänglich einen deutlich höheren Arbeitsaufwand. Für das Team war und ist es eine Herausforderung, die curricularen und inhaltlichen sowie formalen Anpassungen immer wieder abzustimmen und mitzutragen.

Wir stellen fest, dass sich die Kompetenzen der Lehrenden in Bezug auf die Erfassung der Fallbeispiele und v. a. die Diversität von Fällen deutlich gesteigert hat. Rückblickend zeigt sich auch, dass Lernende stärker auf die individuelle Fallsituation eingehen und es ihnen im Verlauf der Ausbildung zunehmend besser gelingt, ihre therapeutische Entscheidung abzuwägen. Zusammenfassend lässt sich also konstatieren, dass sich die Qualität der Ausbildung, gemessen an der therapeutischen Kompetenz der Lernenden, mit der Einführung des G-NCP deutlich gesteigert hat!

Kapitelanhang
Anhang 1 Formular G-NCP für Lernende

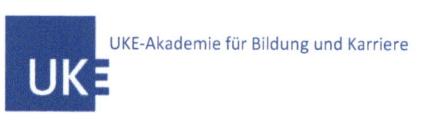

UKE-Akademie für Bildung und Karriere

Berufsfachschule
für Diätassistenz

G-NCP BFS Diätassistenz am UKE

Name Schüler:in:
Datum:

Angaben zur Person der Patient:in:

Name:
Behandlung erfolgt: ☐ ambulant ☐ stationär

1. Ernährungsassessment (gemäß ICF):

Personbezogene Faktoren	
Körperfunktionen und Körperstrukturen	
Aktivitäten (u.a. Ernährungsweise)	
Externe (umweltbezogene) Faktoren	
Partizipation/ Teilhabe	

(Darstellung in der Tabelle oder im Schaubild möglich)
⇨ Wenn Ihnen jetzt bereits NCI auffallen, tragen Sie diese unter 3g ein.

2. Ernährungsdiagnosen (als PESR-Statement):

Nr.	P = Problem	E = Ursache/ Hypothesen	S = Symptome/ (An-) Zeichen	R = Ressourcen

3. Planung der Ernährungsintervention:

a) **Priorisierung der Ernährungsdiagnosen**
Abwägung nachfolgenden Kriterien:
- Schwere des Ernährungsproblems
- Sicherheit
- Wahrscheinlichkeit, das Ernährungsproblem durch Intervention zu lösen
- Bedürfnisse, Erwartungen, Vorstellungen und Ressourcen Patient:in
⟶ Reihenfolge festlegen und begründen und mit Ziffern in die Tabelle unter 2.) eintragen

b) **Auswahl & Definition geeigneter Interventionsform**

© UKE Akademie für Bildung und Karriere, Berufsfachschule für Diätassistenz

7 Anwendung des G-NCP in Ausbildung und Lehre am Beispiel der Berufsfachschule ...

z.B. stationäre Ernährungstherapie mit Tagesplanberechnung:
⇨ Festlegung/Berechnung der empfohlenen täglichen Zufuhr an Energie und relevanten Nährstoffen (entsprechend der Aufgabenstellung)

z.B. Beratung:
⇨ Erstellen eines Beratungskonzeptes (siehe 3 c-g)

c) Definieren **individueller „smarter" Ziele** der Ernährungstherapie aus Sicht von DA und Patient:in

z.B. Intervention Tagesplanberechnung (TP)
⇨ Definieren individueller „smarter" Ziele mit der Benennung von konkreten Hinweisen, wie diese zu erreichen sind („diättherapeutische Maßnahmen") aus Sicht von Patient:in und DA
z.B. Intervention Beratung:
⇨ Definieren individueller „smarter" Ziele mit der Benennung von konkreten Hinweisen, wie diese zu erreichen sind Maßnahmen zur Umsetzung der Ernährungstherapie) aus Sicht von Patient:in und DA

Ziele der Ernährungstherapie (für Intervention TP oder Beratung)	Maßnahmen zur Umsetzung der Ernährungstherapie (für Intervention TP oder Beratung)

Mögliche weitere Ziele der Ernährungstherapie aus Sicht der Patient:in:

© UKE Akademie für Bildung und Karriere, Berufsfachschule für Diätassistenz

d) Festlegung der **Themenschwerpunkte** (Inhalte) **der 5 Beratungseinheiten** und Priorisierung (sinnvolle Reihenfolge).

Festlegung der Schwerpunkte und deren Reihenfolge:

Beratungseinheit	Thema
1	
2	
3	
4	
5	

Begründung der Festlegung der Schwerpunkte und deren Reihenfolge:

e) **Formulierung** der **Grob- und Feinlernziele** für die Beratungseinheiten:

Beratungseinheit / Thema	Groblernziel(e) Beratung (1-2 Groblernziele je Beratung)
1.	
2.	
3.	
4.	
5.	

Feinlernziele für die durchzuführenden Beratungseinheit: (4-6 Feinlernziele)/Nr. der Einheit:

f) Erstellen eines **schriftlichen Ablaufplanes (stichwortartig)** für die ausgewählte Beratungseinheit einschließlich Auswahl und Planung des Einsatzes **beratungstechnischer Mittel sowie geeigneter Medien** (in Abhängigkeit vom Beratungsthema, Zielperson/en und der Beratungssituation).
Für den Ablaufplan sollen die eingesetzten Medien nummeriert und in einer Medienliste unter dem Ablaufplan mit genauen Angaben dargestellt werden.

Ablaufplan für die ausgewählte Beratungseinheit
(hier Text schreiben)

g) **Definition der zu erhebenden messbaren Daten (NCK & NCI - Nutrition Care Indikatoren)[1]**
Zeitpunkte der Überprüfung festlegen und überlegen, wie überprüft wird (Methode / Instrument: z.B. Überprüfung mittels Ernährungsprotokoll, -anamnese)

NCI (Nutrition Care Indikator)	Methode/Instrument	Zeitpunkt	NCK (Nutrition Care Kriterium) (Bezugsgröße)

4. Durchführung der Ernährungsintervention: (entsprechend der Aufgabenstellung)

zum Beispiel:
- ☐ Berechnung eines Tagesplanes entsprechend der Planungen (empfohlene tägliche Zufuhr), Ziele und Wünschen Patient:in (s. Anamnese)
- ☐ Zubereitung des berechneten Tagesplans
- ☐ Fallarbeit (entsprechend der Aufgabenstellung)
- ☐ Durchführung der Beratung inkl. Dokumentation

5. Monitoring: (entsprechend der Aufgabenstellung)
(Monitoring findet fortlaufend während des Prozesses statt)

NCI - Nutrition Care Indikatoren: Wie haben sich NCI verändert?
(Messung je nach definierter Methode/Instrument, z.B. aktuelle Anamnese durchführen und überprüfen oder erneutes Ernährungsprotokoll)

6. Evaluation
(Evaluation findet am Ende des Prozesses statt)

a) Evaluation der NCI
Misst der Indikator, was er messen soll?
Misst der Indikator Veränderungen, die auf die Intervention zurückzuführen sind?

b) Reflexion des gesamten Prozesses[2]
Abwägung, ob die gewählten Ziele und Interventionsformen sinnvoll waren und die Methoden angemessen

---

[1] Gemäß G-NCP 2015
[2] im schulischen Kontext erfolgen Monitoring und Evaluation auch bereits bezogen auf Teilbereiche

© UKE Akademie für Bildung und Karriere, Berufsfachschule für Diätassistenz

Anhang 2 Auszüge Kompetenzraster G-NCP

UKE-Akademie für Bildung und Karriere
BFS Diätassistenz

Auszüge aus dem Kompetenzraster G-NCP (German Nutrition Care Prozess) im Rahmen diätetischer Fälle[1]

	Stufe 1	Stufe 2	Stufe 3	Stufe 4
Grundhaltung / Methodenkompetenz				
Fachkompetenz im G-NCP				
Ernährungsassessment (Zuordnung gemäß ICF)	Daten im Ernährungsassessment unvollständig zugeordnet, wesentliche Aspekte fehlen	Daten sind teils korrekt erkannt und zugeordnet	Daten sind größtenteils erkannt und korrekt zugeordnet	Daten sind vollständig erkannt und zugeordnet
Ernährungsdiagnose (PESR-Statement & Priorisierung)	Ernährungsdiagnosen sind nicht schlüssig, kaum Ernährungsprobleme identifiziert, Priorisierung nicht oder nicht stimmig vorgenommen	Ernährungsdiagnosen sind teilweise schlüssig, die wichtigsten Ernährungsprobleme sind identifiziert, eine Priorisierung fand statt, teilweise stimmig	Ernährungsdiagnosen sind überwiegend schlüssig, Ernährungsprobleme weitgehend identifiziert. Priorisierung der wichtigsten Ernährungsdiagnosen stimmig	Ernährungsdiagnosen sind alle schlüssig, alle Ernährungsprobleme vollständig identifiziert, Priorisierung der Ernährungsdiagnosen stimmig
Planung der Ernährungsintervention: a) Festlegung der empfohlenen täglichen Zufuhr (Sollwerte der Tagesplanberechnung)	Berechnung der Energiemenge und Festlegung der zu berechnenden Sollwerte ist häufig nicht korrekt	Berechnung der Energiemenge und Festlegung der zu berechnenden Sollwerte ist oft korrekt	Berechnung der Energiemenge und Festlegung der zu berechnenden Sollwerte ist überwiegend korrekt und der Rechenweg oft ersichtlich	Berechnung der Energiemenge sowie Festlegung der zu berechnenden Sollwerte ist immer korrekt und der Rechenweg ersichtlich
Planung der Ernährungsintervention: b) Benennung „smarter" Ziele mit konkreten Maßnahmen zur Umsetzung (diättherapeutische Maßnahmen)	Darstellung der Ziele der Ernährungstherapie und der diättherapeutischen Maßnahmen sind lückenhaft und falsch.	Darstellung der Ziele der Ernährungstherapie und die diättherapeutischen Maßnahmen werden teilweise korrekt oder unvollständig, mögliche Ziele der Patient:in nicht berücksichtigt	Darstellung der Ziele der Ernährungstherapie sind vollständig, alle erforderlichen diättherapeutischen Maßnahmen sind benannt, teilweise nach Relevanz geordnet, mögliche Ziele der Patient:in weitgehend antizipiert	Darstellung der Ziele der Ernährungstherapie korrekt, alle erforderlichen diättherapeutischen Maßnahmen sind benannt und nach Relevanz geordnet, mögliche Ziele der Patient:in antizipiert

[1] An dieser Stelle wird nur derjenige Teil des Kompetenzrasters abgebildet, der sich direkt mit der Fachkompetenz im G-NCP befasst.

© UKE Akademie für Bildung und Karriere, Berufsfachschule für Diätassistenz

Planung der Ernährungsintervention: c) Definition der NCK (Nutrition Care Kriterien) und messbaren NCI (Nutrition Care Indikatoren) einschließlich Methode und Zeitpunkt	Kann keine NCI und dazugehörige NCK erkennen und benennen	Hat Schwierigkeiten, NCI und dazugehörige NCK zu erkennen und zu benennen, Methoden und Zeitpunkte werden nicht oder nur selten benannt	kann NCI und dazugehörige NCK größtenteils erkennen und benennen, Methoden und Zeitpunkte sind weitgehend benannt und passend	kann NCI und dazugehörige NCK richtig erkennen und korrekt benennen, benennt passende Methoden und Zeitpunkte
Durchführung der Ernährungsintervention: a) Umsetzung der Ziele der Ernährungstherapie (diättherapeutische Maßnahmen) und Anamnese im Tagesplan	Ziele & diättherapeutische Maßnahmen werden nicht umgesetzt. Lebensumstände und Gewohnheiten der Patient:in werden nicht berücksichtigt	Ziele & diättherapeutische Maßnahmen sind z.T. umgesetzt. Lebensumstände und Gewohnheiten der Patient:in werden teilweise berücksichtigt.	Ziele & diättherapeutische Maßnahmen werden häufig umgesetzt. Lebensmittelauswahl und Zusammenstellung entspricht den Lebensumständen und Gewohnheiten der Patient:in.	Ziele & diättherapeutische Maßnahmen werden stets umgesetzt. Lebensumstände und Gewohnheiten der Patient:in sind bei Lebensmittelauswahl und Zusammenstellung immer berücksichtigt und kreativ umgesetzt.
b) diät. Koch- und Küchentechnik / küchentechnische Wertigkeit	Küchentechnische Erfordernisse werden nicht beachtet, verwendet keine oder falsche Rezepturen, Vorgaben zur küchentechn. Wertigkeit nicht berücksichtigt	Küchentechnische Erfordernisse werden kaum beachtet, verwendet wenige oder oft falsche Rezepturen, Plan beinhaltet kein Gebäck bzw. nicht Wertigkeit 2	Küchentechnische Erfordernisse werden beachtet, verwendet korrekte Rezepturen, Plan beinhaltet Gebäck & Speise Wertigkeit Stufe 2	Küchentechnische Erfordernisse werden immer beachtet, verwendet korrekte und kreative Rezepturen, Plan beinhaltet höhere küchentechn. Wertigkeit als gefordert
c) Optik und Kreativität	Speisenfolge zeigt viele Wiederholungen, mehrfach unpassende Kombinationen, farblich nicht abgestimmt	Speisenfolge wenig abwechslungsreich, z.T. unpassende Kombinationen, farblich selten abgestimmt	Speisenfolge ist abwechslungsreich, passende Kombinationen, farblich abgestimmt	Speisenfolge ist immer abwechslungsreich, stets passende Kombinationen, farblich sehr gut abgestimmt, einfallsreich und kreativ
Evaluation & Reflexion des Arbeitsprozesses	ist nicht in der Lage, den Arbeitsprozess rückblickend zu betrachten und zu bewerten	kann den Arbeitsprozess zum Teil rückblickend betrachten und bewerten	kann den gesamten Arbeitsprozess rückblickend betrachten, analysieren und bewerten	Kann den gesamten Arbeitsprozess rückblickend analysieren, bewerten und Lösungsvorschläge für problematische Situationen entwickeln
Arbeiten in der EDV				
Soziale Kompetenz				

© UKE Akademie für Bildung und Karriere, Berufsfachschule für Diätassistenz

Literatur

Klemme B, Siegmann G (2015) Clinical Reasoning – Therapeutische Denkprozesse lernen, 2. Aufl. Thieme, Stuttgart, New York

Merziger P (2006) Entwicklung selbstregulierten Lernens im Fachunterricht. Lerntagebücher und Kompetenzraster in der gymnasialen Oberstufe. Studien zur Bildungsgangforschung, Bd 14. Verlag Barbara Budrich, Opladen

Schmidt HG, Norman GR, Boshuizen HP (1990) A cognitive perspective on medical expertise theory and implication. Acad Med 65(10):611–621

Verband der Diätassistenten – Deutscher Bundesverband e.V. (VDD) (2015) VDD-Leitlinie für die Ernährungstherapie und das prozessgeleitete Handeln in der Diätetik Bd 1. Manual für den German-Nutrition Care Process (G-NCP). Pabst Science Publisher Lengerich

8

Anwendung des G-NCP in Ausbildung und Lehre am Beispiel des Ausbildungszentrums für Ernährung und Diätetik an der Universitätsmedizin Mainz

Karina Woschek

Das Ausbildungszentrum für Ernährung und Diätetik an der Universitätsmedizin Mainz

Das Ausbildungszentrum für Ernährung und Diätetik an der Universitätsmedizin Mainz existiert seit 1978 und ist die einzige Bildungseinrichtung für Diätassistent*innen (Ernährungstherapeut*innen[1]) in Rheinland-Pfalz. Träger ist die Universitätsmedizin Mainz. Die 50 Ausbildungsplätze werden durch Bewerber*innen aus ganz Deutschland sowie aus europäischen und nichteuropäischen Ländern belegt.

Das Kernteam besteht aus 6 Personen (5,3 Vollzeitkräfte) und wird um 22 klinikinterne und externen Dozenten*innen aus den Bereichen der Diätetik, Medizin, Psychologie, Pädagogik und Pflegewissenschaft ergänzt. Die praktische Ausbildung findet im Diabetes- und Ernährungsteam sowie der Betriebsküche der Universitätsmedizin Mainz statt. Um darüber hinaus eine umfassende praktische Vorbereitung auf das Berufsfeld zu geben, kooperiert das Ausbildungszentrum mit weiteren 14 Kliniken, Pflegeeinrichtungen und Arztpraxen v. a. im Rhein-Main-Gebiet, aber auch bundesweit.

In 8 Ausbildungszentren der Universitätsmedizin Mainz werden ca. 600 Auszubildende in 10 Gesundheitsfachberufen ausgebildet. Das Ausbildungszentrum für Ernährung und Diätetik verfügt über eigene Schulungsräume, technische Ausstattung und Tools für die

---

[1] Siehe Kap. 2.

K. Woschek (✉)
Universitätsmedizin der Johannes Gutenberg-Universität Mainz Ausbildungszentrum für Ernährung und Diätetik, Mainz, Deutschland
E-Mail: karina.woschek@unimedizin-mainz.de

© Der/die Autor(en), exklusiv lizenziert an Springer-Verlag GmbH, DE, ein Teil von Springer Nature 2025
D. Buchholz, S. Ohlrich-Hahn (Hrsg.), *Der German-Nutrition Care Prozess*, Berufspraxis: Ernährung, https://doi.org/10.1007/978-3-662-70974-0_8

digitale Lehre sowie eine Lehrküche, in der das Fachwissen praxisnah eingeübt und erprobt wird. Zudem wird das Bildungsangebot für Lernende durch Kooperationen mit den Hochschulen, die berufsspezifische Bachelorstudiengänge anbieten, ergänzt.

Die Lehre am Ausbildungszentrum wird durch das Gesetz über den Beruf des Diätassistenten und der Diätassistentin sowie die zugehörige Ausbildungs- und Prüfungsverordnung geregelt. Darüber hinaus wird das Ziel verfolgt, die Kompetenzen der Lernenden zu fördern und ihnen wissenschaftsbasierte Denk- und Handlungsstrukturen zu vermitteln, die sie sowohl während der Ausbildung als auch später im Beruf benötigen, um eigenverantwortlich ernährungstherapeutische Entscheidungen treffen zu können.

Implementierung des G-NCP in die Ausbildung
Die ersten Veröffentlichungen zum *Nutrition Care Process* (NCP) im Jahr 2011 (Buchholz und Ohlrich 2011), Vorträge auf Kongressen und die gesetzliche Verankerung des „Diaetologischen Prozesses" in das Berufsgesetz in Österreich im Jahr 2006, resultierten in Mainz darin, dass im Team beschlossen wurde, den (damals noch) NCP ab 2012 in den Unterricht zu integrieren.

Erste Schritte und Herausforderungen zwischen 2012–2018
Da das Ausbildungszentrum in Mainz zu einem sehr frühen Zeitpunkt beschloss, das prozessgeleitete Handeln in das interne Curriculum aufzunehmen, bestand die große Herausforderung darin, mit Hilfe der deutschsprachigen Literatur den komplexen und anspruchsvollen Themenbereich des prozessgeleiteten Handelns in der Diätetik autodidaktisch zu erarbeiten. Als Grundlage dienten v. a. die Publikationen in der Ernährungsumschau und der Diät + Information (ex. Buchholz und Ohlrich 2011; Buchholz et al. 2012). Vor dem Hintergrund, dass in vielen europäischen Ländern ein diätisches Prozessmodell noch keinen Einzug in die Lehre oder Praxis gefunden hatte, war es weiterhin schwer, Lernziele festzulegen, zu operationalisieren sowie adäquate Wege zu finden, um den Lernprozess effizient gestalten zu können. Zentral war daher der regelmäßige Austausch im Team, sodass sich ein gemeinsames Verständnis über die Zusammenhänge aller Komponenten des prozessgeleiteten Handels entwickeln konnte.

Im Team wurde ein bis heute Anwendung findendes, zweistufiges, didaktisches Konzept erarbeitet, das im ersten Schritt aus der Vermittlung relevanter theoretischer Grundlagen bestand, und im zweiten Schritt um eine betreute Selbstlernphase ergänzt wurde. Tab. 8.1 zeigt die Inhalte für den Input der theoretischen Grundlagen durch das Lehrpersonal mit integrierten Gesprächsphasen und Transferübungen in Kleingruppen und in der Einzelarbeit.

Zunehmende Erfahrung der Lehrenden und das Feedback der Lernenden führten zu einer kontinuierlichen Anpassung der Herangehensweise und der damit einhergehenden Lehr-Lern-Interaktionen.

Ein wichtiges didaktisches Instrument sind Fallbeispiele. Sie wurden bereits vor der Implementierung des Prozessmodells in Mainz eingesetzt und nun Schritt für Schritt ausgebaut,

Tab. 8.1 Übersicht der Themen und deren Einbettung im Konzept[a] des prozessgeleiteten Handelns

Thema	Inhalte
Subjektive Krankheitstheorie	– Unterschied zu objektiven Krankheitsmodellen – Komponenten einer subjektiven Krankheitstheorie – Auswirkungen auf das prozessgeleitete Handeln
German-Nutrition Care Prozess (G-NCP)	– Geschichtliche Entwicklung und Hintergründe für die Entstehung von Prozessmodellen, Aufbau, Bedeutung für die Diätetik – Assessmentverfahren und Assessmentinstrumente – PESR-Statement: Regeln für die Formulierung, Einordnung im G-NCP, Kategorien von Ressourcen – Nutrition-Care-Kriterien, Nutrition-Care-Indikatoren – Regeln für die Zielformulierung (inkl. theoretischer Grundlagen zur Zielformulierung und Operationalisierung) – Planung und Evaluation der Ernährungsinterventionen
Clinical Reasoning	– Definition und Bereiche des Clinical Reasonings – Formen des Clinical Reasonings – Schritte des hypothetisch-deduktiven Reasonings – Was haben Unterschiede in der Vorgehensweise von Berufsanfänger*innen und Expert*innen mit Clinical Reasoning zu tun? – individuelles Krankheitsskript, Mustererkennung – Metakognition – Voraussetzungen bzw. notwendige Kompetenzen von Therapeut*innen

[a] Dieses didaktische Konzept wurde mehrfach terminologisch und inhaltlich modifiziert. Mit Erscheinen aktueller Publikationen zum G-NCP flossen diese in die Konzeptgestaltung ein

sodass eine Ableitung von Ernährungsdiagnosen möglich war. Die Fallbeispiele waren anfänglich so konzipiert, dass nur die ärztliche Diagnose vorgegeben war. Aufgabe der Lernenden war es, fiktiv aufgrund des Unterrichts in Diätetik und Krankheitslehre, so realitätsnahe Assessmentdaten wie möglich zu erarbeiten.

Vorgegeben wurde die medizinische Diagnose, z. B. metabolische Dysfunktion-assoziierte Steatohepatitis (MASH). Die Lernenden sollten auf Basis ihres erworbenen Fachwissens einen typischen Fall mit Angaben zum Alter, Geschlecht, möglicher Dauer der Erkrankung, Beschwerden, sozialem Hintergrund und Essgewohnheiten komplettieren. Sie sollten auch überlegen, wie die problematischen Ernährungsgewohnheiten aussehen könnten, die zu einer MASH führen (lebensmittelbezogen und nährstoffbezogen), dies in ein „passendes" Ernährungsprotokoll von mind. 3 Tagen überführen und mit dem Nährwertberechnungsprogramm auswerten.

Anfangs war die Erarbeitung als Einzelarbeit vorgesehen. Anschließend tauschten sich die Lernenden in einer Partnerarbeit über ihre Ergebnisse aus. Ziel dieser Diskussion war es, die Angaben zum Fall auf Plausibilität und Nachvollziehbarkeit zu prüfen. Als Grundlage für diese Prüfung dienten die Unterlagen des Unterrichts (z. B. Krankheitslehre), Leitlinien und eigene Erfahrungen aus den praktischen Einsätzen, insbesondere in Ernährungs- und Diabetesteams, wie etwa dem der Universitätsmedizin, oder in Rehabilitationseinrichtungen. Diese Vorgehensweise setzte ein hohes Maß an Sicherheit in der Theorie der entsprechenden Krankheitsbilder voraus. Zudem erforderte sie eine ausgeprägte Vorstellungskraft, um sowohl die Erkrankung selbst als auch alle Faktoren, die die Ernährungssituation eines betroffenen Menschen beeinflussen, zu berücksichtigen. Es stellte sich relativ schnell heraus, dass v. a. leistungsstarke Lernende von diesem Lernarrangement profitierten, während weniger leistungsstarke trotz eines hohen Maßes an Unterstützung durch die Lehrenden überfordert waren.

Darauf wurde das Konzept modifiziert. Es wurden zum einen umfangreichere Assessmentdaten vorgegeben, zum anderen wurde die Aufgabenstellung nicht mehr in Einzelarbeit, sondern in Kleingruppenarbeit bearbeitet. Dabei wurde darauf geachtet, in den Gruppen leistungsstärkere und leistungsschwächere Lernende zusammenzuführen. Diese Herangehensweise erwies sich als lernförderlicher, da sie zu einer höheren Akzeptanz und weniger Frustration bei den Lernenden führte. Allerdings entstanden dadurch sehr stereotype Fallbeschreibungen. Insbesondere hinsichtlich der persönlichen Ernährungssituationen ergab sich weiterhin eine Überforderung.

Weitere Anpassungen und Implementierung des G-NCP-Prozesses zwischen 2018–2023

Mit dem Erscheinen vom *Manual für den German Nutrition Care Process* (VDD 2015) und ergänzenden Publikationen fand der G-NCP in den Schulen, Hochschulen und in der Praxis zunehmend Eingang. Daraus resultierte eine Erweiterung der theoretischen Grundlagen zum prozessgeleiteten Handeln und deren Umsetzung in der beruflichen Lehre und in der Praxis, sodass Erfahrungen und Wissen zur Implementierung des G-NCPs entstanden und ausgetauscht werden konnten. Davon profitierte auch unsere Ausbildungsstätte.

Aufgrund der Feststellung, dass unsere Aufgabenstellung zwar kreatives Arbeiten und ganzheitliches Denken förderte, den Lernenden aber trotz der intensiven Betreuung ein roter Faden fehlte, wurde die Ausarbeitung eines Fallbeispiels erneut umgestellt.

Der G-NCP basiert auf der International Classification of Functioning, Disability and Health (ICF) und dem biopsychosozialen Modell, weshalb ab 2018 die Fallbeispiele von den Lehrkräften konzipiert wurden. Es werden nun umfangreiche Assessmentdaten vorgegeben, die von den Lernenden nach den ICF-Kategorien geordnet werden können (Siehe Kapitelanhang, Anlage 1). Dadurch war sofort eine richtungsweisende Auslegung der Ernährungsdiagnose möglich, was einen intensiven Austausch von Lehrenden und Lernenden zu bestehenden Ernährungsproblemen ermöglichte. Wenn im Fallbeispiel beispielsweise angegeben wurde, dass der Patient eine Vorliebe für Süßigkeiten hat und mehrmals in der Woche beim Fernsehen Süßes isst, ergibt sich der Hinweis auf das Problem einer zu hohen Aufnahme von einfachen Kohlenhydraten.

Bei dieser Herangehensweise zeigte sich, dass klar definierte Fallvorgaben den Lernenden eine intensivere Auseinandersetzung mit dem Krankheitsbild und dem Lebensumfeld des Patienten ermöglichten. Für Lehrende bot dies die Gelegenheit, die Fälle deutlich variabler und realitätsnäher sowie in Anpassung an den jeweiligen Ausbildungsstand der Schüler*innen zu gestalten.

Seit 2020 werden die Fälle von den Lernenden in Form einer 15-seitigen Hausarbeit mit klar vorgegebenen Kriterien bearbeitet. Im Laufe des 2. und 3. Ausbildungsjahres werden zwei solcher Hausarbeiten angefertigt. Zentral dabei sind eine schriftliche Reflexion zu ihren eigenen Fähigkeiten, Einstellungen und Arbeitsstrategien und ein Feedback über Erfolge und Schwierigkeiten bei der Fallbearbeitung. Für die Bearbeitung eines Falles durch die Lernenden wurden durchschnittlich 10 Unterrichtseinheiten (7,5 h) benötigt. Die Kontrolle inkl. eines strukturierten Feedbacks durch die Lehrenden wird mit 1,5–2,5 h angesetzt.

Aktueller Stand der Implementierung des G-NCP

Die ab dem Jahr 2018 implementierte Vorgehensweise führte zu einer verbesserten Auseinandersetzung der Lernenden mit dem Krankheitsbild und den damit verbundenen Ernährungsproblemen. Es war zwar feststellbar, dass bestimmte Elemente bei der Bearbeitung eines Fallbeispiels nach dem G-NCP unterschiedlich leicht- bzw. schwerfallen. Aber die Lernenden sind zunehmend in der Lage, die G-NCP-Schritte bis zur Durchführung der Intervention strukturiert, systematisch und gründlich zu bearbeiten. Als problematisch stellten sich die zeitlichen und personellen Ressourcen für die Beurteilung von G-NCP-Ausarbeitungen auf Seiten der Lehrenden heraus. Korrektur und Feedback eines G-NCP Falls ergab bei der Kursstärke von durchschnittlich 18 Lernenden bis zu 45 Arbeitsstunden für eine Lehrperson.

Es wurde daher innerhalb des Teams überlegt, wie sichergestellt werden kann, dass die Lernenden das eigene fallbezogene Handeln kritisch reflektieren, sich jedoch der zeitintensive Korrekturaufwand durch die Lehrenden reduziert. Im Ergebnis legten wir fest, dass die Fallkonzeptionen beibehalten werden, aber die Fallausarbeitung in Form einer standardisierten Tabelle erfolgen soll. Zudem führten wir ein Peer-Feedback durch die Lernenden ein.

Seit März 2024 erhalten die Lernenden eine Tabellenvorlage, um den Fall strukturiert nach dem G-NCP zu bearbeiten (Siehe Kapitelanhang, Anlage 2). Um den Lernprozess zu festigen und das eigenverantwortliche Lernen zu fördern, entwickelten wir zusätzlich einen Leitfaden, der entweder zur Selbstkontrolle oder im Rahmen des Peer-Feedbacks, nach dem Ausfüllen der Tabellenvorlage eingesetzt werden kann. Dieser ist wie ein Kriterienkatalog aufgebaut und unterstützt die Lernenden, das Aufgabenverständnis und ihre Lernergebnisse besser einschätzen und steuern zu können (Siehe Kapitelanhang, Anlage 3).

Die Komplexität der Fallbearbeitung nach dem G-NCP erfordert von den Lernenden ausgeprägte Fähigkeiten im selbstorganisierten Lernen. Diese werden schrittweise angebahnt. Der Fokus im Unterricht liegt zuerst bei der theoretischen Vermittlung der Grundlagen des G-NCP. Hieran anknüpfend folgen Übungen und Lernaufgaben anhand kurzer ausgewählter Fallsequenzen, die noch keinen kompletten Fall abbilden. Erst danach werden die Fallbeispiele ausgearbeitet, wobei die Ergebnisse der Einzelarbeit im Rahmen des kooperativen Lernens (Peer-Feedback) mithilfe des Leitfadens reflektiert und ggf. korrigiert werden.

Die erste Fallarbeit mit G-NCP wird nicht benotet. Es erfolgt jedoch eine Korrektur und intensive Besprechung durch die Lehrenden. Da es nicht immer möglich ist, eindeutig Richtig-falsch-Lösungen zu geben, müssen die Inhalte diskutiert werden, was die Einschätzung des dafür benötigten Zeitumfangs erschwert und variieren lässt.

Aus den Erfahrungen am Ausbildungszentrum für Ernährung und Diätetik an der Universitätsmedizin Mainz lässt sich feststellen, dass bestimmte Aspekte bei der Fallbearbeitung den Schüler*innen weniger Schwierigkeiten bereiten und manche häufiger (Tab. 8.2).

Resümee: Implementierung des G-NCP in der Ausbildung
Mittlerweile hat sich das prozessgeleitete Handeln nach dem G-NCP in der Lehre fest etabliert. In der beruflichen Praxis ist dies noch nicht immer der Fall. Diese Diskrepanz spiegelt

Tab. 8.2 Schwierigkeiten bei der Fallbearbeitung nach dem G-NCP

Aspekt	Häufige Schwierigkeiten
Clusterung und Ordnung von Assessmentdaten nach ICF-Kategorien	Identifizierung von weiteren nützlichen Assessmentdaten z. B. zu Ernährungsgewohnheiten wie Mahlzeitenfrequenz, Auswahl der Lebensmittel
Formulierung von „P" beim PESR-Statement, da ziemlich schnell verstanden wird, dass das Ernährungsproblem auf Nährstoffe ausgerichtet ist	Formulierung von Ursachen (E) und Zuordnung von „passenden" (das Problem beweisenden) Symptomen (S) beim PESR-Statement
Planung von Interventionen, die auf das Wissen zurückzuführen sind	Verwendung von unterschiedlichen Ursachenkategorien
Festlegung der Nutrition-Care-Kriterien (sobald Nutrition-Care-Indikatoren feststehen[a])	Planung von Interventionen, die auf Ursachen zurückzuführen sind, die mit Verhalten oder Einstellung zusammenhängen
Bestimmung der Dauer/Frequenz der Interventionen bei der Interventionsplanung	Identifizierung von Nutrition-Care-Indikatoren Ableitung messbarer Zielwerte für die Intervention, insbesondere wenn sie nicht nährstoffbezogen sind, und Rückschlüsse auf Monitoring- und Evaluationsparameter

[a] Begriff gemäß G-NCP 2015. Aktuelle Bezeichnung wäre „Festlegung der messbaren Indikatoren und der passenden Vergleichskriterien"

auch die Situation der praktischen Ausbildung in Mainz wider. Die konsequente Anwendung in der Lehre hat jedoch Auswirkungen auf die Praxispartner. Einige Praxispartner haben den G-NCP (zumindest) teilweise implementiert und immer mehr beginnen, ihn umzusetzen.

Aus schulischer Perspektive betrachtet, haben wir uns vorgenommen, die Verzahnung von Lehre und Praxis stärker zu fokussieren. Um dem Ziel näherzukommen, das prozessgeleitete Handeln in der Diätetik umfänglich zu implementieren, wollen wir die inhaltliche und methodische Abstimmung zwischen den Lernorten Schule und Praxiseinrichtungen verstärken. Geplant wäre, die Praxispartner zukünftig durch Schulungen mehr für das Thema G-NCP zu sensibilisieren. Dies erfordert aber zusätzliche personelle Ressourcen und die Schaffung von adäquaten Schnittstellen, die derzeit noch nicht gegeben sind. Um den G-NCP in der praktischen Ausbildung verbindlich und umfänglich darzustellen, zu üben und zu reflektieren, müssen dringend Rahmenbedingungen geschaffen werden. Eine verbindliche Praxisanleitung und deren Finanzierung ist im geltenden Diätassistentengesetz nicht vorgesehen.

Die Aufnahme des G-NCP als Qualitätssicherungsinstrument in Leitlinien und Publikationen sowie in die Heilmittelrichtlinie bestätigt, dass der Weg, der in Mainz seit dem Jahr 2012 eingeschlagen wurde, der richtige ist. Hervorzuheben ist insbesondere, dass die Lernenden durch die Beschäftigung mit dem G-NCP nicht nur ihr fachspezifisches Wissen festigen, sondern Softskills trainieren können. Das Erkennen möglicher Ernährungsprobleme und ihre Ursachen kann deutlich verbessert werden. Durch die Planung der ernährungstherapeutischen Intervention können die Lernenden an ihrer Problemlöse- und Methodenkompetenz arbeiten. Herauszustellen ist aber auch, dass nicht nur die Lernenden, sondern auch die Lehrenden vom prozessgeleiteten Arbeiten nach dem G-NCP profitiert haben. So ist es aufgrund der einheitlichen Begrifflichkeit und Vorgehensweise erheblich einfacher, Fälle zu erarbeiten, zu bewerten und (zum Teil ergebnisoffen) zu diskutieren. Dadurch gelingt es uns, Praxissituationen besser abzubilden und die Lernenden gut auf berufliche Anforderungen vorzubereiten.

Kapitelanhänge
Anhang 1: Fallbeispiel

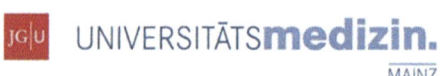

Leitfragen zur Fallbearbeitung

Ernährungsassessment:
- Sind die Assessmentdaten korrekt den ICF-Kategorien zugeordnet?
- Fehlen wichtige Informationen?
- Wurden ggf. notwendige Ergänzungen sinnvoll und korrekt zugeordnet sowie farblich anders markiert?
- Ist ersichtlich, welche Assessmentinstrumente/Ernährungserhebungsmethode angewendet wurde?
- Ist eine sinnvolle Begründung für die Verwendung der Assessmentinstrumente/Ernährungserhebungsmethode vorhanden?

Nutrition-Care-Kriterien (NCI) / Nutrition-Care-Indikatoren (NCK)*:
- Beziehen sich die ausgewählten Indikatoren / Kriterien auf folgende Punkte:
  - Um initial den Ausgangszustand des Nutzers zu bestimmen oder
  - das Ernährungsproblem zu beweisen oder
  - um die Interventionsziele auszuhandeln oder
  - die Veränderungen im Verlauf des Prozesses zu betrachten oder
  - das ernährungsbezogene Outcome zu beurteilen?

- Sind NCI und NCK richtig zugeordnet oder wurden sie vertauscht?
  - Sind die genannten NCI messbar oder beobachtbar?
  - Wurde bei NCI der Ist-Zustand beschrieben?
  - Beziehen sich die NCK auf Referenzwerte aus anerkannten Leitlinien oder Standards? Sind die Quellen der Referenzwerte/Leitlinien vollständig?

Ernährungsdiagnosen:
- Sind die PESR – Statements folgerichtig und korrekt formuliert?
- Gibt es eine präzise Beschreibung des „P"? Ist das Problem durch das „S" erkennbar/bewiesen?
- Bei mehreren Diagnosen: Werden verschiedene Kategorien von Ursachen „E" benutzt, außer der Wissensursache oder verschiedene, bzw. passende „S"?
- Wurden die Diagnosen folgerichtig priorisiert? Wurde die Priorisierung nachvollziehbar begründet?

Planung der Ernährungsinterventionen:
- Sind die einzelnen Einheiten sinnvoll aufeinander aufgebaut?
- Sind die Abstände zwischen den Einheiten angemessen?
- Insbes. bei Kindern: ist erkennbar, wie die Interventionen stattfinden: mit Eltern, mit einem Elternteil, mit dem Kind allein? Andere Personen aus dem Umfeld des Nutzers?
- Sind Medien benannt worden? Wenn ja: passen sie zu den Inhalten und Methoden?
- Fehlen wichtige Inhalte in der Planung??
- Beziehen sich die geplanten Interventionen auf alle PESR-Statements? Sind Monitoringparameter benannt worden? Wurden sie zielführend ausgewählt?
- Ist die Dauer der Intervention angemessen (Gesamtzeitraum/jeweilige Einheit)?

Durchführung:
- Ist ersichtlich, wer (z.B. Diätassistent*in, weitere Mitarbeitende oder Angehörige*r) und in welchem Setting die geplanten Interventionen durchführt (z.B. Klinik, zu Hause, ambulant)?

Evaluation:
- Sind sinnvolle Evaluationsparameter ausgewählt?
- Sind diese korrekt beschrieben? Messbar?
- Ist die Evaluation ausreichend oder fehlt noch was Wichtiges?

Erfüllung von formalen Kriterien:
- Deckblatt? Name? Nummerierung der Seiten? Übersichtlichkeit?

---

* Begriffe gemäß G-NCP 2015. Aktuelle Bezeichnung wäre „Prozessindikatoren und Vergleichskriterien"

© Ausbildungszentrum für Ernährung und Diätetik, Universitätsmedizin Mainz

Anhang 2: Formblatt zur Ausarbeitung des G-NCP

Vorlage: G-NCP Ausarbeitung

JGU UNIVERSITÄTSmedizin.
MAINZ

Name Schüler:in		Name / Fachbetreuung	
Kurs		Abgabedatum	

FALLVORGABEN

Name des Nutzers		Medizinische Diagnose	
Aufgabenstellung			
Hintergrund des Nutzers anhand der ICF-Komponenten			
Körperfunktionen			
Personbezogene Faktoren			
Umweltfaktoren			
Aktivitäten			
Partizipation			

1. Prozessschritt: Ernährungsassessment

Ergänzen Sie Assessmentdaten des Nutzers mit weiteren fiktiven Informationen, die Sie für die Identifizierung der ernährungsbezogenen Probleme benötigen. Tragen Sie diese Ergänzungen, **farblich anders markiert** in die Tabelle ein. Beachten Sie dabei, dass dieser Schritt während der gesamten Beratung kontinuierlich als Re-Assessment abläuft.

© Ausbildungszentrum für Ernährung und Diätetik
Universitätsmedizin Mainz

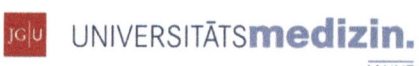

Vorlage: G-NCP Ausarbeitung

1.1. Anwendung von Assessmentinstrumenten und Ernährungserhebungsmethoden

1.2. Nutrition-Care-Indikatoren (NCI) und Nutrition-Care-Kriterien (NCK)		
NCI	NCK	Beurteilung

Vorlage: G-NCP Ausarbeitung

2. Prozessschritt: Ernährungsdiagnose				
Nr.	Ernährungsdiagnose		Priorität	Begründung der Priorität
1	P			
	E			
	S			
	R			
2	P			
	E			
	S			
	R			
3	P			
	E			
	S			
	R			

© Ausbildungszentrum für Ernährung und Diätetik
Universitätsmedizin Mainz

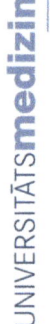

Vorlage: G-NCP Ausarbeitung
3. Planung der Ernährungsintervention und Monitoring

Diätform:

Art der Intervention:

Bei begleitender kommunikativer Intervention werden folgende Schritte geplant:

Nr.	Dauer	Zeitpunkt	Inhalte der Intervention	Medien /Hilfsmitteln	Monitoringparameter	Adressierte Ernährungs-Dg.

© Ausbildungszentrum für Ernährung und Diätetik
Universitätsmedizin Mainz

UNIVERSITÄTSmedizin.
MAINZ

Vorlage: G-NCP Ausarbeitung

4. Durchführung der Intervention

5. Evaluation

6. Anhänge

© Ausbildungszentrum für Ernährung und Diätetik
Universitätsmedizin Mainz

Anhang 3: G-NCP-Leitfragen für die Erstellung der G-NCP-Ausarbeitung

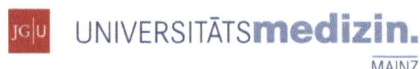

Fallbeispiel: Sabine Müller (fiktives Fallbeispiel)

Medizinische Diagnosen
- Birkenpollenallergie, Hausstaubmilbenallergie
- Neudiagnose: Zöliakie vor 4 Wochen

Untersuchung	Ergebnis	Einheit	Referenzbereich
IgA i.S.	120	mg/dl	70 – 400
Ak Transglutaminase IgA i.S.	120,8	U/ml	< 7,0
Jejunalbiopsie	Marsh 2		

Körperfunktionen und Körperstrukturen
- Körpergröße 1.73 m
- Gewicht: 88 kg

Aktivitäten
- isst zum Mittag in der Mensa der Arbeitsstelle
- Hat unter der Woche wenig Zeit für die Zubereitung des Essens, an den Wochenenden kocht sie abends zusammen mit ihrem Ehemann
- Patientin möchte gerne abnehmen und wieder 60 kg wiegen wie zu ihrer Jugendzeit
- Patientin benutzt diverse Apps zur Überwachung der Energieaufnahme und ihres Kalorienverbrauchs
- Am Wochenende schläft sie gerne aus, abends kocht sie mit ihrem Mann

Teilhabe
- 1-2x / Woche jeweils 1 Stunde Training mit Personaltrainer
- Wochenende: Fahrradtouren mit dem Ehemann, Ausflüge mit ihrem Neffen

Umweltfaktoren
- Bekommt Unterstützung von ihrem Ehemann, der sich auch glutenfrei ernähren möchte
- Ein Termin für eine Ernährungsberatung steht kurz bevor
- Medikation: Pentatop 100 mg: 1 Tablette täglich, Livocab Nasenspray nach Bedarf

Personbezogene Faktoren
- Geschlecht: weiblich
- Alter: 47 Jahre
- Beruf: leitende Angestellte bei der Deutscher Bank
- Verheiratet, keine Kinder

Aufgabenstellung
Berechnen Sie einen exemplarischen Ernährungstherapieplan für einen Tag am Wochenende.

Literatur

Buchholz D, Ohlrich S (2011) Der Nutrition Care Process. Im Bereich der Diättherapie und Ernährungsberatung prozessgeleitet arbeiten. D&I 05.2011

Buchholz D, Erickson N, Meteling-Eeken M, Ohlrich S (2012) Der Nutrition Care Process und eine standardisierte Sprache in der Diätetik – Status Quo, Implikationen & Perspektiven. Ernahrungs Umsch 59(10):586–593

VDD (Hrsg) (2015) Manual für den German-Nutrition Care Process (G-NCP): Ein Standardwerk für die Durchführung, Weiterentwicklung, Überprüfung und Qualitätssicherung der Diätetik in Deutschland; Verband der Diätassistenten – Deutscher Bundesverband e. V. (Hrsg) Pabst Science Publishers, Lengerich

9

Implementierung des G-NCP in die Lehre im Bachelorstudiengang Diätetik Hochschule Neubrandenburg

Sabine Ohlrich-Hahn

Vorstellung der Institution

Die Hochschule Neubrandenburg – University of Applied Sciences – bietet in vier Fachbereichen insgesamt 37 Bachelor- und Maststudiengänge an.

Der Bachelorstudiengang Diätetik besteht seit 2014 und hat inzwischen mehr als 120 Absolvent*innen von Berufsfachschulen zum akademischen Abschluss „Bachelor of Science in Diätetik" geführt. Zugangsvoraussetzung sind neben der Hochschulreife das Zeugnis zum Berufsabschluss und die Erlaubnis zur Führung der Berufsbezeichnung als Diätassistent*in. Das Studium umfasst 7 Semester (210 ECTS), wobei die ersten 3 Semester (90 ECTS) aus der berufsfachschulischen Ausbildung[1] anerkannt werden. Der Einstieg erfolgt in das 4. Fachsemester. In das modularisierte Studium ist ein 16-wöchiges Pflichtpraktikum integriert, in dem Studierende eine Forschungsfrage (i. d. R. eine Humanstudie) konzeptionieren und bearbeiten sowie die Daten erfassen, die anschließend im Rahmen der Bachelorarbeit aufbereitet werden.

Der Studiengang Diätetik verfügt über zwei Professuren und eine wissenschaftliche Mitarbeiterin, er ist an der Hochschule Neubrandenburg am Fachbereich Agrarwirtschaft und Lebensmittelwissenschaften verortet. Das führt zu fachlichen und personellen

---

[1] Alternativ kann seit 2022 auch ein Bachelorstudiengang in Ernährung und Diätetik angerechnet werden.

S. Ohlrich-Hahn (✉)
Studiengang Diätetik, Fachbereich Agrarwirtschaft und Lebensmittelwissenschaften,
Hochschule Neubrandenburg – University of Applied Sciences, Neubrandenburg, Deutschland
E-Mail: ohlrich@hs-nb.de

Synergien, in denen die gesamte Wertschöpfungskette von der Nahrungserzeugung bis zur Wirkung auf den Menschen abgebildet werden kann. Anknüpfungspunkte und Lehraustausch bestehen auch zum Fachbereich Gesundheit, Pflege, Management. Über das Neubrandenburg Institut für Evidenzbasierte Diätetik (NIED), das eng mit dem Studiengang verbunden ist, steht eine umfangreiche und moderne Geräteausstattung (u. a. bioelektrische Impedanzanalyse, Handkraftmessung, indirekte Kalorimetrie, Blutdruckmessung) zur Verfügung, die auch für Lehrzwecke genutzt werden kann. Des Weiteren verfügt der Studiengang über einen Raum zur Durchführung von Ernährungsberatungen.

Gründe für die Implementierung des G-NCP
Durch das Studium werden, aufbauend auf die berufsfachschulische Ausbildung, Kompetenzen für das wissenschaftsbasierte, prozessgeleitete Handeln im Handlungsfeld Diätetik vermittelt. Der Bachelorabschluss zielt in besonderem Maße auf die Kompetenzentwicklung von reflektierenden Praktiker*innen (Schön 1983) ab. Die Studierenden setzen sich analytisch und kritisch-reflexiv sowohl mit theoretischem als auch praktischem Wissen auseinander und argumentieren ihre Ansätze wissenschaftsbasiert. Ein Prozessmodell ist dafür unabdingbar, deshalb wurde der G-NCP von Beginn an bei der Konzeptentwicklung des Studiengangs berücksichtigt und im Modulplan verankert. Weil die Studierenden zum Zeitpunkt der Lehre bereits über einen Berufsabschluss verfügen, also als Angehörige eines Heilberufes selbstständig therapieren können, lässt sich die Anwendung des G-NCP während des Studiums bereits sehr praxisorientiert realisieren.

Verankerung im Modulplan
Wie im Modulplan erkennbar (Abb. 9.1), folgen ausgehend von Grundlagenmodulen zunächst Module, die eine erweiterte theoretische Fundierung bilden, gefolgt von Modulen, die zur praktischen Anwendung führen. Der G-NCP ist im engeren Sinne an die Module Theorie und Praxis ernährungsbezogener Interventionen geknüpft. Beide Module sind für das 5. Semester (entspricht dem 2. Studiensemester) vorgesehen und entsprechen einem studentischen Arbeitsaufwand von etwa 300 h (10 ECTS[2]). Der G-NCP wird als Handlungsgrundlage jedoch im gesamten Verlauf des Studiums thematisiert.

Theoretische Fundierung des G-NCP
Für die Erarbeitungen der Grundlagen des G-NCP erwies es sich als großer Vorteil, dass international zunehmend zum prozessgeleiteten Handeln in der Diätetik publiziert wurde, sodass neben dem G-NCP-Manual (VDD 2015) eine umfangreiche Datengrundlage zur Verfügung stand (u. a. Lacey und Pritchett 2003; Runia et al. 2012; AND 2013; Charney und Peterson 2013; Ross et al. 2013; EFAD 2014; Vivanti et al. 2015; Lövestam et al. 2016; Swan et al. 2017; BDA 2019). Von 2015–2018 war der Studiengang am EU-geförderten Projekt *Improvement of Education and Competences in Dietetics* (IMPECD)

---

[2] European Credit Transfer and Accumulation System – entwickelt zur besseren Vergleichbarkeit nationaler Bildungssysteme auf internationaler Ebene.

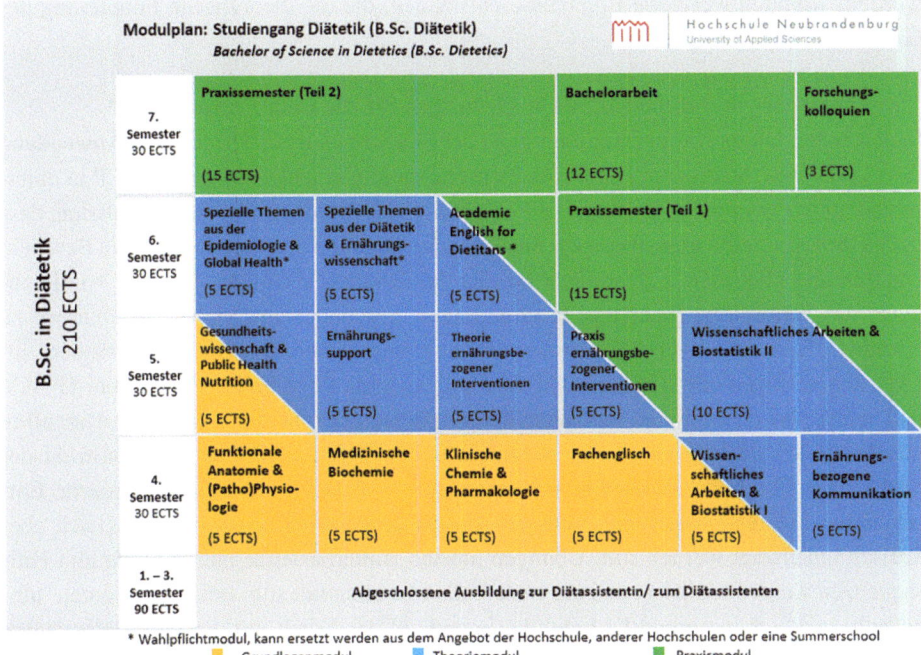

Abb. 9.1 Modulplan Studiengang Diätetik 2022

beteiligt, bei dem aus vier Ländern (Österreich, Belgien, Niederlande und Deutschland) Erfahrungen mit nationalen Prozessmodellen eingebracht, ausgetauscht und für die Anwendung in der Lehre aufbereitet wurden (Buchholz et al. 2018; Vanherle et al. 2018; Kohlenberg-Müller et al. 2019). Ebenso haben das kritische Hinterfragen im Team, eigene Lehrerfahrungen und der intensive Austausch mit den Studierenden zu einer immanenten Schärfung beigetragen.

Akademische Lehre, die zugleich auf einer abgeschlossenen berufsfachschulischen Ausbildung fußt, kann sich stärker der Vertiefung der Theorien und Methoden „hinter dem G-NCP" widmen und diese umfangreicher in alle Prozessschritte einbringen, z. B. Clinical Reasoning und kritisches Denken bei der Datenerhebung und Beurteilung, der Planung, Evaluation sowie der wissenschaftlichen Reflexion des G-NCP. Weil das erforderliche berufliche Wissen bereits vorhanden ist, können die Studierenden Erfahrungen bei der eigenen Anwendung des G-NCP sammeln und seine Erforschung unter Praxisbedingungen durchführen. Der Studiengang Diätetik versteht sich daher als impulsgebend für die Ausgestaltung und Weiterentwicklung des G-NCP. Die Hochschule unterhält Kooperationsbeziehung zu fast allen Berufsfachschulen, an denen in Deutschland Diätassistent*innen (Ernährungstherapeut*innen) ausgebildet werden. Daraus resultieren regelmäßige Treffen der Kooperationspartner, bei denen der G-NCP ein zentrales Thema ist und Lehrerfahrungen, Fragen und Anregungen diskutiert und aufgegriffen werden, wodurch wertvolle Ergebnisse entstanden, die die theoretische Fundierung des G-NCP weiter voranbrachten.

Vorgehensweise und didaktische Überlegungen für die Lehre zum G-NCP
In den ersten Jahren war der Kenntnisstand der Studierenden zur Theorie und Anwendung des G-NCP sehr heterogen. Die Berufsfachschulen implementierten den G-NCP in unterschiedlichem Tempo und Umfang in ihre Lehre. Es gab Studierende, die nur wussten, dass es das Prozessmodell gibt, aber auch Studierende, die schon gut über den Aufbau Bescheid wussten und über erste Erfahrungen bei der Anwendung verfügten. Deshalb wurde anfangs der Vermittlung theoretischer Grundlagen, verbunden mit vielen Fallübungen zu einzelnen Prozess(teil)schritten, großer Umfang eingeräumt. Das hat sich verändert, inzwischen verfügen alle Studierenden zu Studienbeginn über gutes Wissen zum G-NCP und seiner Anwendung v. a. im Rahmen von (papierbasierten) Fallbeispielen. Daraufhin konnte die Vermittlung der theoretischen Grundlagen des G-NCP in ein Konstrukt der hochschulischen Lehre überführt werden, in deren Mittelpunkt die therapeutische Entscheidungsfindung steht, die evidenzbasiert argumentiert und umgesetzt, zugleich aber kritisch hinterfragt werden soll. Übungen anhand papierbasierter Fallbeispiele und Fallsequenzen wurden reduziert und auf reale Fallsituationen mit sog. Beispielpatienten[3] umgestellt. Inzwischen nimmt die Lehre basierend auf der Arbeit mit den Beispielpatienten den größten Umfang ein. Der Bezug auf reale Personen bringt den unschätzbaren Vorteil, dass sich auf Tatsachen berufen werden kann, wenn es um die Fallbearbeitung geht, z. B. hinsichtlich der Komplettierung von Assessmentdaten, aber auch zu unmittelbaren Reaktionen auf Interventionsmaßnahmen und deren Ergebnisse.

▶ So wird jeder/jede Studierende zum Experten für den eigenen realen Fall und muss das Vorgehen anhand der Prozessschritte planen, umsetzen und evaluieren, aber dabei auch verbalisieren, reflektieren und in Falldiskussionen argumentieren.

Konzept Beispielpatienten
Wir rekrutieren die Beispielpatienten über unterschiedliche Wege, z. B. über Aufrufe bei Mitarbeitenden und Studierenden unserer Hochschule, in der regionalen Presse, aber auch unter Studienteilnehmenden am NIED. Mittlerweile hat sich das herumgesprochen, sodass wir zunehmend auch aktiv von Interessent*innen kontaktiert werden. Es schafft Rechtssicherheit, dass die Studierenden bereits über einen Berufsabschluss verfügen, der zum eigenverantwortlichen Arbeiten berechtigt. Aus rechtlichen Gründen und hinsichtlich der Variabilität der Fälle bewegen wir uns v. a. im Bereich der Primär- und Sekundärprävention. Weil auch diese Fälle sehr komplex sein können, bieten sie genügend Ansatzpunkte für die Durchführung des G-NCP. Ausgeschlossen werden Fälle mit medizinisch

---

[3] Wir verwenden den Begriff Beispielpatienten als didaktische Verallgemeinerung genderneutral und unabhängig von der settingbezogenen Rolle analog zum Begriff Nutzende im G-NCP.

behandlungsbedürftigen Akuterkrankungen. Liegen diagnostizierte Erkrankungen vor, erfolgt eine Klärung in Anlehnung an die ärztliche Notwendigkeitsbescheinigung.

Die Arbeit mit den Beispielpatienten läuft über ein Semester und umfasst immer den Zeitraum von Ende September bis Anfang/Mitte Februar. Jede/jeder Studierende durchläuft mit „seinem" Beispielpatienten den gesamten G-NCP. In der Planungs- und Vorbereitungsphase oder wenn sich im Zuge der Durchführung Unklarheiten ergeben, steht das Studiengangteam für Konsultationen zur Verfügung. Als praktikabel hat sich erwiesen, dass jede/jeder Studierende einen Termin für das Ernährungsassessment, mindestens zwei Interventionseinheiten von 45–60 min und einen Evaluationstermin mit direktem Patientenkontakt selbst organisiert und durchführt. Dass wir für die Interventionseinheiten länger Zeit vorgeben, als in Praxissituationen üblicherweise zur Verfügung steht, soll den Studierenden ermöglichen, bestimmte Methoden und Techniken, v. a. zur Verhaltensmodifikation, bewusst zu erproben.

Bis auf die Messungen im Assessment und bei der Outcomeevaluation sind die Studierenden angehalten, alle Einheiten mit Patientenkontakt in Bild und Ton aufzuzeichnen und datenschutzkonform zu verwahren. Die Zustimmung der Beispielpatienten wird vorab eingeholt und ist Bedingung für die Teilnahme. Die Videoaufzeichnungen stoßen anfangs immer auf einen gewissen Widerstand bei den Studierenden und müssen zum Teil mit Nachdruck eingefordert werden. Es lässt sich aber gut argumentieren, dass die Aufzeichnung den Studierenden v. a. zur eigenen Nutzung dienen, weil sie im Nachhinein und in Ruhe alles mehrfach anschauen und für die Selbstreflexion verwenden können. Spätestens dann wird deren Nutzen sehr geschätzt und nicht mehr in Frage gestellt.

Im Semesterverlauf finden Seminare statt, in denen jede/jeder Studierende zweimal seinen Beispielpatientenfall gemäß G-NCP darstellt und begründet. Gefordert ist dabei, nicht nur darzulegen, was gemacht wurde bzw. werden soll, sondern v. a. das Warum, also die gedanklichen Schritte und Überlegungen zu verbalisieren, die zu therapeutischen Entscheidungen geführt haben („Denken über das Denken"). Diese werden gemeinsam diskutiert, woraus sich Impulse ergeben, die in die weitere Gestaltung des Prozesses mit den Beispielpatienten einfließen.

Die erste Präsentation umfasst die Prozessschritte Ernährungsassessment und Ernährungsdiagnose mit Ableitung von Planungsüberlegungen und inkludiert auch die fachlichen Grundlagen für die Fallsituation. Bei der zweiten Präsentation liegt der Schwerpunkt auf der Beschreibung der Durchführung einer thematischen Interventionseinheit, wobei sehr ausführlich auf einen Ausschnitt von ca. 20 min eingegangen werden soll, bei dem Verhaltensmodifikation im Mittelpunkt steht. Ergänzend wird ein Ausblick auf die geplante Outcomeevaluation gegeben. In beiden Präsentationen können kurze Videosequenzen gezeigt werden, die beispielhaft Situation zeigen, die als besonders gelungen oder verbesserungswürdig angesehen werden.

Dem Datenmanagement wird ein besonderer Stellenwert eingeräumt, dafür werden alle Messwerte genutzt, die von den Studierenden selbst erhoben wurden, z. B. zur Energie- und Nährstoffaufnahme, zur Mahlzeitengestaltung, aus Skalenabfragen, anthropometrischen Messungen oder aus der bioelektrischen Impedanzanalyse. Zusätzlich werden

Laborwerte und (wenn erforderlich) Ergebnisse medizinischer Diagnostik (z. B. H_2-Atemtest) genutzt, die die Beispielpatienten zur Verfügung stellen. Weil die Datenerhebungen an realen Personen vorgenommen werden, wird auch eine Outcomeevaluation ermöglicht.

Die Arbeit mit den Beispielpatienten mündet in eine Prüfungsleistung. Zum einen wird ein Referat gehalten, in dem v. a. die Aufbereitung der Daten und das darauf basierende Vorgehen dargelegt wird, zum anderen eine Hausarbeit erstellt, bei der die Reflexion im Mittelpunkt steht.

Lehrsituationen Ernährungsassessment mit Blick auf die weiteren Prozessschritte
Wie bereits erwähnt, legen wir großen Wert auf das Management messbarer Daten, damit die Studierenden sowohl schlüssige Ernährungsdiagnosen als auch realistische therapeutische Ziele ableiten und eine Outcomeevaluation durchführen können.

Die Studierenden erhalten für die Beispielpatienten zu Beginn ein Blatt mit den Stammdaten und wenigen Informationen. Der Kapitelanhang, Musterformular Teilnehmerakquise, zeigt ein Beispiel. Aufgrund dieser Angaben werden die Studierenden aufgefordert, ein Pre-Assessment-Image (siehe Abschn. 3.5.2) durchzuführen und sich dazu Notizen zu machen. Ihre Gedanken und Überlegungen werden in der Gruppe diskutiert und in zweierlei Hinsicht weiter genutzt.

Zum einen sind sie Ausgangspunkt für die Planung des Ernährungsassessments, z. B. welche Werte bedeutsam sowie welche Assessmentinstrumente zu deren Erhebung angezeigt und geeignet wären. Zum anderen soll auch bewusst werden, dass ein unreflektiertes Pre-Assessment-Image zu Vorurteilen oder ggf. Stigmatisierung führen und die therapeutische Beziehung nachhaltig stören kann. Zu diesem Zweck reflektieren die Studierenden nach der Durchführung des Assessments, welche ihrer Überlegungen und Hypothesen zutreffend waren und welche nicht.

Nach der Durchführung des Assessments werden alle gemessenen oder operationalisierten Werte in einer Übersicht zusammengefasst. Tab. 9.1 zeigt unser Muster mit vier möglichen Beispielspalten. Wir verwenden die Tabelle sowohl für papierbasierte Fälle als auch für die Beispielpatienten. Es gibt jedoch eine Besonderheit: Die Studierenden können das Assessment mit dem Beispielpatienten auch nutzen, um Messungen standardisiert zu üben (z. B. Bauchumfang, Hautfaltendicke, Handkraft, Blutdruck, Tests zur Beurteilung der muskulären Leistungsfähigkeit). Dafür werden in vorausgehenden Lehrsituationen die Grundlagen geschaffen und sind Standard Operating Procedures (SOP's) hinterlegt. Für die Zusammenstellung müssen die Studierenden jedoch beachten, letztlich die Messergebnisse in die Tabelle zu übernehmen, die für die jeweilige Fallsituation relevant sind. Die „pädagogische Idee" dahinter ist, dass in Praxissituationen nie alle vorhandenen Assessmentinstrumente zum Einsatz kommen. Es muss zum einen eine gezielte Auswahl getroffen werden, zum anderen aber auch „in die Breite und Tiefe gedacht werden", um ggf. Messwerte zu erheben und zu berücksichtigen, die erst auf den zweiten Blick Bedeutsamkeit erhalten.

Dann werden die Messwerte mit einem Referenzwert (Kriterium) abgeglichen, um den Interventionsbedarf zu erkennen, dafür gibt es eine gesonderte Tabellenspalte. Alle mit

Tab. 9.1 Mustertabelle zur Erfassung der Assessmentergebnisse

Gemessener/ operationalisierter Ausgangswert	Vergleichskriterium Referenzwert mit Quelle	Begründung/Bewertung des Vergleichs[a]	Interventionsbedarf? (ja/nein)	Weitere Verwendung im G-NCP
BMI 37,3 kg/m^2	WHO Adipositas Grad 2 35–39,9 kg/m^2	Der BMI ist zu hoch und in Anbetracht des Lebensalters sowie des Risikoprofils der Person dringend therapiebedürftig	Ja	Symptom für PESR, Grundlage für Planung des Gewichtsziels, bei der Outcomeevaluation prüfen
Kalziumaufnahme 980 mg/d	DACH 1000 mg/d	Differenz von 20 mg ist unerheblich	Nein	Re-Assessment, weil Ca-Quellen entfallen können, wenn Energiereduktion angezeigt ist
Blutdruck (RR) 150/90 mm Hg	ESH Guidelines[b]; NVL-Hypertonie[c] Hypertonie Grad 1	Arterielle Hypertonie ist Risiko für kardiovaskuläre Ereignisse und Niereninsuffizienz	Ja	Aufklärung, ärztlichen Rat einzuholen, RR sinkt bei erfolgreicher Gewichtsreduktion, bei der Outcomeevaluation prüfen
Wohlbefinden/ Lebensqualität (WHO fünf[d]) 18 Punkte	Max. 25 Punkte	Etwa um 1/3 gemindert	Ja	Sollte ansteigen, bei der Outcomeevaluation prüfen

[a] gemäß evidenzbasierter diätetischer Praxis
[b] Mancia et al. 2023
[c] Bundesärztekammer. Nationale Versorgungsleitlinie Hypertonie 2023
[d] https://www.psykiatri-regionh.dk/who-5/Documents/WHO5_German.pdf

„ja" gekennzeichneten Werte werden zum Prozessindikator. Zusätzlich werden Überlegungen angestellt, ob bzw. wie die Messwerte im weiteren Verlauf des G-NCP genutzt werden.

Die Prozessindikatoren werden bei der Erstellung der PESR-Statements als Symptom genutzt. Wir legen besonderen Wert darauf, dem Ernährungsproblem nicht nur energie- und nährstoffbezogene Messwerte, sondern auch Daten zum körperlichen Status, medizinische Daten und Laborwerte zuzuordnen. Das ermöglicht Zielableitungen und deren Evaluation, z. B. für das Gesundheitsstatusoutcome. Eine Fähigkeit, die immer wichtiger wird, um Nutzenbewertungen in der Diätetik argumentieren und durchführen zu können.

Übertragung therapeutischer Verantwortung an die Studierenden

Die Arbeit mit den Beispielpatienten stellt erhebliche Anforderungen an die Studierenden. Es ist unser Anliegen, so viel wie möglich in ihre Eigenverantwortung zu übertragen. Dazu zählt auch die organisatorische und strukturelle Verantwortung, was schon mit dem Erstkontakt und der organisatorischen Abwicklung beginnt. Lediglich die Akquise und die rechtliche Absicherung (Einverständnis- und Datenschutzerklärung) erfolgen über den Studiengang. Alle weiteren Terminkoordinationen, Raumbuchungen in der Hochschule für die Durchführung der Beratungseinheiten usw. übernehmen die Studierenden selbst. Im Verlauf der Intervention kommt hinzu, dass Nachfragen und Erinnerungen stattfinden, z. B. an das Einreichen von Ernährungsprotokollen oder anderen Unterlagen, um den vorgesehenen Prozess in der zur Verfügung stehenden Zeit gewährleisten zu können. Die Studierenden erleben, dass Patient*innen nicht immer einhalten, was sie beispielsweise in Zielvereinbarungen zugesagt haben, oder Termine kurzfristig verschieben, und müssen lernen, dementsprechend zu reagieren. Hier mit dem richtigen Maß zwischen Verständnis und Konsequenz zu reagieren, fällt ihnen oft noch schwer. Gerade solche Situationen werden in den Seminaren (auch aus ethischer Sicht) beispielhaft diskutiert, um angemessene Strategien zu finden.

▶ Ob eine Fallsituation aus fachlich-diätetischer Sicht richtig gelöst wird, lässt sich auch gut an papierbasierten Fällen üben. Aber durch das Konzept Beispielpatienten gelingt es uns, in Lehrsituationen neben fachlich und methodisch an die Fallsituation gekoppelten Anforderungen, Fähigkeiten zu trainieren, die in der Interaktion mit den Patient*innen zur Anwendung kommen. So entstehen zugleich authentische Situationen, in denen Studierende unmittelbar auf die zu betreuende Person reagieren müssen. Zudem kann eine realitätsnahe Outcomeevaluation stattfinden.

Die berufliche Wissensbasis nimmt zu und ist ständig im Fluss, deshalb ergeben sich im Berufsalltag häufiger Situationen, bei denen Ernährungstherapeut*innen erkennen und reflektieren müssen, ob ihr Fach- und Methodenwissen (noch) ausreicht oder beispielsweise durch Fort- oder Weiterbildung erweitert werden muss. Wir versuchen, diese Situation „in Ansätzen" nachzustellen. Im Rahmen der ersten Präsentation müssen die Studierenden die relevanten diätetischen Fakten, die sie für ihre Intervention berücksichtigen, vertieft unter

Angabe der Quellen zusammenstellen. Zugleich reflektieren sie, ob das in der Ausbildung Erlernte sicher und anwendungsbereit verfügbar ist. Erkennen sie dabei Lücken sind sie in der Verantwortung, diese zu schließen.

Fazit
Ziel unseres Studiengangs ist die Vertiefung der Theorien und Methoden „hinter dem G-NCP". Hierzu ist es unerheblich, ob die zu beratende Person gesund ist oder eine medizinische Indikation vorliegt. Individuelle Ziele und Maßnahmen zur Lösung von Ernährungsproblemen müssen bei biomedizinisch Gesunden immer und bei Patient*innen häufig ausgehandelt werden. Auch die Ursachen für Ernährungsprobleme sind ähnlich, z. B. Verhaltensursachen, fehlende praktische Fertigkeiten, fehlendes Ernährungswissen, bei denen die Studierenden unabhängig vom Setting Prävention oder Therapie eklektisch Theorien, Modelle und die dazugehörigen Methoden oder Techniken auswählen und anwenden müssen.

Es ist aber zugleich unabdingbar, dass die Studierenden auf Basis eines vertieften beruflichen Wissens, verknüpft mit Fähigkeiten, wissenschaftlich zu arbeiten, anhand messbarer Ergebnisse die Wirksamkeit diätetischer Intervention aufzeigen und argumentieren können. Das inkludiert die Befähigung, den G-NCP in die Konzeption zur Durchführung und Auswertung einfacher Humanstudien einzubringen. Das bildet einen echten Mehrwert einer akademischen Qualifikation in der Diätetik und sollte in Akademisierungskonzepten grundsätzlich Berücksichtigung finden. Hierbei sehen wir uns auf einem guten Weg, Kompetenzen zu erreichen, welche zunehmende Wichtigkeit erfahren und zur Evaluation diätetischer Fragestellungen national und international unerlässlich sind.

Kapitelanhang

Musterformular für die Teilnahmeakquise als Beispielpatient zur Weitergabe an die Studierenden

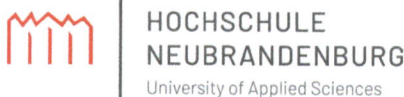

Angaben zur Person

Name: Mustermann   Vorname: Max   Alter: 46

Tätigkeit: Ingenieur

Größe: 1,70 m   Gewicht: 81 kg

Bitte beschreiben Sie kurz, warum Sie eine Ernährungsberatung in Anspruch nehmen möchten:

In jüngeren Jahren war ich sportlich sehr aktiv. Im Laufe der Jahre sind die sportlichen Aktivitäten und die Motivation immer weniger geworden, was sich körperlich bemerkbar macht und die Lust auf Bewegung weiter dämpft. Ich weiß auch, welchen positiven Einfluss die Ernährung auf die Gesundheit haben kann (Ich bin großer Fan der „Ernährungs-Docs"). Mit fehlt aber bislang die Motivation, bestimmte Dinge dauerhaft in meinen Alltag zu übernehmen. Ich kann mir vorstellen, dass eine Aufnahme meines Ist-Zustandes, einen Ansporn liefern könnte und meine Tätigkeiten und Erfolge überwacht werden.

Über welchen Weg soll die Kontaktaufnahme seitens der Studierenden erfolgen:

- ☐ per Mail   _____ (bitte E-Mail-Adresse einfügen)
- ☐ telefonisch   _____ (bitte Nummer/n angeben)

Soll die Kontaktaufnahme telefonisch erfolgen, geben Sie bitte an, zu welchen Zeiten Sie am besten erreichbar sind.

Ort, Datum   ……………………………….

……………………………………..
Unterschrift

Teilnahmeakquise_Patientenbogen_Musterbeispiel

Literatur

Academy of Nutrition and Dietetics (Hrsg) (2013) International dietetics & nutrition terminology (IDNT) reference manual. standardized language for the nutriton care process, 4. Aufl. Chicago

Buchholz D, Kolm A, Vanherle K et al (2018) Process models in dietetic care – a comparison between models in Europe. Ernahrungs-Umschau 65(9):154–163

Charney P, Peterson SJ (2013) Practice paper of the academy of nutrition and dietetics abstract: critical thinking skills in nutrition assessment and diagnosis. J Acad Nutr Diet 113(11):1545

EFAD – European Federation of the Associations of Dietitians Professional Practice Committee (PPC) (2014) Vision paper: The implementation of a Nutrition Care Process (NCP) and Standardized Language (SL) among dietitians in Europe. https://drf.nu/wp-content/uploads/2014/08/EFAD-Prof-Practice-Committee-2014.pdf. Zugegriffen am 10.09.2024

Kohlenberg-Müller K, Ramminger S, Kolm A et al (2019) Nutrition assessment in process-driven, personalized dietetic intervention – The potential importance of assessing behavioural components to improve behavioural change: results of the EU-funded IMPECD project. Clin Nutr ESPEN 32:125–134

Lacey K, Pritchett E (2003) Nutrition care process and model: ADA adopts road map to quality care and outcomes management. J Am Diet Assoc 103(8):1061–1072

Lövestam E, Orrevall Y, Koochek A et al (2016) The struggle to balance system and lifeworld: Swedish dietitians' experiences of a standardised nutrition care process and terminology. Health Sociol Rev 25(3):240–255

Mancia et al 2023 ESH Guidelines for the management of arterial hypertension The Task Force for the management of arterial hypertension of the European Society of Hypertension: Endorsed by the International Society of Hypertension (ISH) and the European Renal Association (ERA). J Hypertens 41(12):1874–2071

Ross D, Loeffler K, Schipper S et al (2013) Do scores on three commonly used measures of critical thinking correlate with academic success of health professions trainees? A systematic review and meta-analysis. Acad Med 88(5):724–734

Runia S, Visser W, Heerkens Y et al (2012) Diëtist, laat zien wat je doet! ICF Diëtetiek en evaluatie dieetbehandeling herzien. Ned Tijdschr voor Voeding & Diëtetiek 67(3):20–22

Schön D (1983) The reflective practitioner: how professionals think in action. Basic Books, New York

Swan WI, Vivanti A, Hakel-Smith NA et al (2017) Nutrition care process and model update: toward realizing people-centered care and outcomes management. J Acad Nutr Diet 117(12):2003–2014

The Association of UK Dietitians (BDA) (2019) Manual of dietetic practice, 6. Aufl. Wiley-Blackwell, Oxford

Vanherle K, Werkmann AM, Baete E et al (2018) Proposed standard model and consistent terminology for monitoring and outcome evaluation in different dietetic care settings: results from the EU-sponsored IMPECD project. Clin Nutr 37(6):2207f

Verband der Diätassistenten Deutscher Bundesverband e. V. (VDD) (Hrsg) (2015) VDD-Leitlinie für die Ernährungstherapie und das prozessgeleitete Handeln in der Diätetik. Bd 1. Manual für den German-Nutrition Care Process. Papst Science Publisher. Lengerich

Vivanti A, Ferguson M, Porter J et al (2015) Increased familiarity, knowledge and confidence with Nutrition Care Process Terminology following implementation across a statewide health-care system. Nutr Diet 72(3):222–231

10

Die praktische Anwendung des German-Nutrition Care Prozesses (G-NCP) am LMU Klinikum München

Barbara Scheerer, Fanny Daume und Nicole Erickson

Vorstellung des Universitätsklinikums
Das LMU Klinikum gilt mit seinen beiden Münchner Standorten am Campus Großhadern und Campus Innenstadt als Maximalversorger und zählt zu den größten Universitätskliniken in Deutschland und Europa. Jährlich vertrauen rund 500.000 Patient*innen der Kompetenz, Fürsorge und dem Engagement der Mitarbeitenden in 28 Fachkliniken, 13 Instituten und 7 Abteilungen sowie den 53 interdisziplinären Zentren.

Das interdisziplinäre Zentrum für Ernährungsmedizin (IZDE), welches 2017 gegründet wurde, betreut Patient*innen im stationären sowie im ambulanten Setting. Insgesamt stehen 4,35 Planstellen für die stationäre Versorgung zur Verfügung. Diese werden teilweise durch Drittmittelstellen ergänzt. Das Angebot des IZDE wird durch die Beratungsstelle für Ernährung am Patientenhaus des Comprehensive Care Center (CCC) München komplettiert. Hier sind 2 Mitarbeiter*innen tätig, die ausschließlich für die ambulante Versorgung von Tumorpatient*innen zuständig sind. Das Beratungsangebot wird durch ein stets wachsendes Forschungsteam ergänzt, wobei der Fokus auf die Effekte der Ernährungstherapie auf onkologische Erkrankungen und Prävention gesetzt wird.

B. Scheerer (✉) · F. Daume
LMU Klinikum München, Interdisziplinäres Zentrum für Diätetik und Ernährungsmedizin (IZDE), München, Deutschland
E-Mail: Barbara.Scheerer@med.uni-muenchen.de; fanny.daume@med.uni-muenchen.de

N. Erickson
LMU Klinikum München, Krebszentrum – CCC München LMU – Comprehensive Cancer Center, München, Deutschland
E-Mail: Nicole.Erickson@med.uni-muenchen.de

Implementierung des G-NCP

Die Einführung des G-NCP begann mit der Etablierung des Ernährungsteams im Jahr 2017. Ziel war es, die Ernährungsmedizin nach nationalen und internationalen Qualitätsstandards zu etablieren. Zu Beginn konzentrierte sich die Implementierung auf den stationären Bereich, wobei auch das ärztliche Personal in den Prozess einbezogen wurde. Der Implementierungsprozess umfasste 5 Schritte:

1. Sicherstellen eines einheitlichen Beratungsablaufs und einheitlicher Dokumentation.
   - Erstellen von Standard Operating Procederes (SOP's) für den Beratungsablauf, sowie von Patienteninformationen mit krankheitsspezifischen Ernährungsempfehlungen und Freigabe durch ein multidisziplinäres Team.
   - Entwurf eines einheitlichen Dokumentationsbogens mit Platz für ein PESR-Statement und Integration in die Krankenhausdokumentationssoftware.
2. Auswahl eines geeigneten Screeningtools und Festlegung der notwendigen Ernährungsparameter für die Auslösung eines klinischen Auftrags (Anforderung der Ernährungstherapie) im klinischen Arbeitsplatzsystem (KAS) und anschließende Implementierung gemeinsam mit der IT-Abteilung des Klinikums.
3. Koordination mit der Abteilung für Kodierung und Abrechnung.
4. Verabschiedung des Ablaufpfades und Freigabe sämtlicher SOP's und der Beratungsunterlagen durch das Qualitätsmanagement.
5. Fortlaufende Schulungen für das Ernährungsteam, Ärzt*innen und Pflegekräfte.

Als zusätzliche Qualitätsmaßnahme werden regelmäßige stichprobenartige Überprüfungen der PESR-Statements hinsichtlich ihrer Präzision der Formulierungen, der Quantifizierbarkeit der Symptome, der Nachvollziehbarkeit und Plausibilität sowie anderer Dokumentationsparameter durchgeführt, die vom Ernährungsteam erstellt werden. Die Ergebnisse dieser Prüfungen werden sowohl in Teamsitzungen als auch im individuellen Austausch diskutiert und führen bei Bedarf zu einer Anpassung und Optimierung der Maßnahmen Die Implementierung war kein strikt linearer Prozess, sondern durchlief in Entwicklungsschleifen mehrere Qualitätskontrollen und Anpassungen durch alle beteiligten Parteien. Der Prozess wird laufend weiterentwickelt.

Insbesondere in der Diagnosestellung mit dem PESR-Statement sahen wir das Potenzial, effizienter und strukturierter arbeiten zu können. Die PESR-Statements fördern die Transparenz im Team und ermöglichen es den Mitarbeitenden, nahtlos zusammenzuarbeiten. Einen weiteren, entscheidenden Vorteil sahen wir in der verbesserten Kommunikation. Die Anwendung des G-NCP erleichtert die klare Kommunikation von Befunden und Empfehlungen auch außerhalb des Teams, wodurch der hohe Stellenwert der Ernährungstherapie besser darstellt werden kann. Das ist v. a. wichtig, da sich die Ernährungstherapeut*innen auf den onkologischen Stationen teilweise tageweise dienstlich bedingt abwechseln. Die Wahrscheinlichkeit, dass eine Person im Laufe der Zeit von mehreren Therapeut*innen betreut wird, ist sehr hoch.

Erfahrungen bei der Implementierung des G-NCP
Seit Ende 2017 ist die Implementierung sowohl im stationären als auch im ambulanten Bereich abgeschlossen. Die Einführung eines neuen Prozesses, der oft mit zusätzlichem Aufwand oder notwendigen Anpassungen verbunden ist, wird in der Regel nicht sofort angenommen. Um diesem Umstand entgegenzuwirken, wurden gezielte Kommunikationsstrategien und kontinuierliche Schulungen eingesetzt. Diese Methode hat dazu beigetragen, dass v. a. der Kern des G-NCP-Prozesses – ein gut formuliertes PESR-Statement und seine Bedeutung und Anwendbarkeit – verstanden und akzeptiert wurde.

▶ **Hinweis** Mit einer guten Kommunikation im Team und allen Beteiligten lässt sich die Akzeptanz für die Einführung eines neuen Prozesses fördern.

Das Screening auf Mangelernährung ist ein notwendiger Schritt, um den G-NCP-Prozess zu initiieren, und wird in den Leitlinien gefordert. Eine Studie aus unserem Forschungsteam hat Defizite in den Screeningraten aufgezeigt (Jost et al. 2023). Unsere Ergebnisse führen zu dem Schluss, dass ein von den Patient*innen ausgefüllter Screeningbogen, basierend auf dem PG-SGA,[1] zu signifikant höheren Screeningraten führt.

Seit Mai 2024 existiert am LMU Klinikum ein interdisziplinärer digitaler Screeningbogen für Patient*innen mit Tumorerkrankung mit dem Ziel, die Screeningraten in den Bereichen Ernährung, Psychoonkologie und der Palliativversorgung zu sichern. Dieser digitale Screeningbogen bietet die Möglichkeit, elektronische Anforderungen automatisch anzulegen. Zugehörige Dokumente werden zusätzlich hinterlegt, was den Screeningprozess erleichtert.

Allgemein kann die Verfügbarkeit und die Qualität von Ernährungsdaten, wie z. B. Labordaten variieren. Dies kann die Anwendung des G-NCP v. a. im Bereich des Ernährungsassessments einschränken. Unzureichende Daten für die Bewertung und Überwachung der Ernährungssituation der Patient*innen gefährden den erfolgreichen Prozessablauf. Wir achten konsequent darauf, bei den Labordaten Werte nachzufordern oder bitten schon im Vorab darum, bei der Blutabnahme diese Werte (bspw. Gesamteiweiß, Albumin, CRP) zu bestimmen.

Fazit
Zusammenfassend hat die Implementierung des prozessgeleiteten Ansatzes in der Ernährungstherapie durch die einheitliche und strukturierte Durchführung und Dokumentation der Beratungstätigkeiten wesentlich zur Qualitätssicherung beigetragen. Darüber hinaus hat dieser Ansatz die intra- und interdisziplinäre Kommunikation gefördert. Unser Ernährungsteam führt weiterhin regelmäßige Fallbesprechungen durch, die auf Basis des G-NCP vorgestellt werden. So werden auch neue Teammitglieder schnell mit unserer Vorgehensweise vertraut, was die Kontinuität in den Abläufen sichert. Die standardisierte

---

[1] Patient-Generated Subjective Global Assessment, validiertes Screening- und Assessmentinstrument zur Erhebung des Ernährungszustandes (Erickson et al. 2019).

Vorgehensweise anhand des Prozessmodells ermöglicht eine gezielte, patientenorientierte Arbeit und führt zu sichtbaren Erfolgen in kurzer Zeit, da nicht zuletzt auch durch das Monitoring Abweichungen frühzeitig erkannt und korrigiert werden können und die Patient*innen ihre Ernährungsziele schneller erreichen. Dies stärkt nicht nur für die Patient*innen die Effizienz der Therapie, sondern verbessert auch die Zusammenarbeit innerhalb des Teams und mit anderen Fachbereichen.

Literatur

Erickson N, Storck LJ, Kolm A et al (2019) Tri-country translation, cultural adaptation, and validity confirmation of the scored patient-generated subjective global assessment. Support Care Cancer 27(9):3499–3507

Jost N, Erickson N, Bratu E et al (2023) Closing the cancer care gap with a patient-reported nutrition screening: a retrospective analysis of a quality improvement project on an oncology ward (CCC study). Clin Nutr ESPEN 57(193):246–252

11 Anwendung des G-NCP am Universitätsklinikum Leipzig

Kristin Quaas und Lars Selig

Vorstellung Ernährungsteam am Universitätsklinikum Leipzig
Das Universitätsklinikum Leipzig (UKL) ist mit 61 Kliniken und Abteilungen und mehr als 1450 Betten ein Krankenhaus der Maximalversorgung. Jährlich werden rund 56.000 Patient*innen stationär und teilstationär sowie über 300.000 Patient*innen im ambulanten Sektor behandelt. In der Krankenversorgung, Forschung und Lehre der Universitätsmedizin Leipzig (UML) sind insgesamt mehr als 6000 Mitarbeiter beschäftigt.

Das Ernährungsteam des Universitätsklinikums Leipzig (UKL) wird ärztlich von Privatdozent Dr. Haiko Schlögl und ernährungstherapeutisch durch Professor Dr. Lars Selig, Autor dieses Beitrages, geleitet. Es besteht aus drei Ernährungsmediziner*innen, 24 Ernährungstherapeut*innen, einem Biologen und einer Pflegefachperson mit Spezialisierung Ernährungsmanagement (Stand Oktober 2024). Seit über zwei Jahrzehnten ist das Team kontinuierlich gewachsen und inzwischen eines der größten deutschlandweit. 19 Ernährungstherapeut*innen sind im Bereich der Erwachsenenmedizin, 5 in der Pädiatrie tätig.

Das Universitätsklinikum ist zudem Trägereinrichtung für die Akademie für Berufliche Qualifizierung am UKL, einer Berufsfachschule für Gesundheitsberufe, wo bspw. Pflegende, Physiotherapeut*innen und Diätassistent*innen (Ernährungstherapeut*innen) ausgebildet werden. Vier Ernährungstherapeut*innen des UKL-Ernährungsteams verfügen über eine pädagogische Zusatzqualifikation und fungieren zugleich als Praxisanleiter*innen,

---

K. Quaas (✉) · L. Selig
Klinik und Poliklinik für Endokrinologie, Nephrologie und Rheumatologie
Universitätsklinikum Leipzig, Leipzig, Deutschland
E-Mail: kristin.quaas@medizin.uni-leipzig.de; lars.selig@medizin.uni-leipzig.de

eine davon, Autorin Kristin Quaas, ist zugleich stellvertretende Teamleiterin im Ernährungsteam. Ausbildungsstätte und Ernährungsteam arbeiten eng zusammen. So ergibt sich eine Win-Win-Situation. Einerseits, weil den Lernenden praxisnahe und aktuellste Lehrinhalte mit Fokus auf die Patientenversorgung und die interprofessionelle Zusammenarbeit vermittelt werden, andererseits, weil die Auszubildenden das Ernährungsteam bereits bei vielen Routineaufgaben unterstützen können.

Die täglichen Verantwortlichkeiten des Ernährungsteams umfassen das komplette Spektrum der Ernährungstherapie und damit unterschiedlichste Interventionen von der Anpassung der oralen Ernährung und der damit verbundenen kommunikativen Interventionsformen, wie Aufklärung, Schulung und Beratung, über die Versorgung mit oraler Nahrungssupplementation und enteraler Ernährung bis zur Erstellung parenteraler Compoundingpläne und zur Prähabilitation insbesondere viszeralchirurgischer Patient*innen. Dies unterstreicht die Relevanz einer strukturierten Vorgehensweise und betont die Notwendigkeit der interdisziplinären Zusammenarbeit, wie es der German-Nutrition Care Prozess (G-NCP) vorsieht. Diese trägt dazu bei, Herausforderungen des Schnittstellenmanagements in einem Klinikum der Maximalversorgung mit Blick auf eine hohe Qualität der Patientenversorgung zu bewältigen. Zugleich besteht die Möglichkeit zur schnellen und effektiven Individualisierung der Ernährungstherapie und ermöglicht, spezifische Patientenbedürfnisse unter ressourcenorientiertem zeitlichen Aufwand zu berücksichtigen.

Implementierung des G-NCP

Die Auseinandersetzung mit dem G-NCP begann bei uns mit seinem Bekanntwerden in der Berufsgruppe im Zeitraum 2013–2015. Zu diesem Zeitpunkt bestand das Ernährungsteam bereits. Wir standen vor der Herausforderung, mit unserem kontinuierlich wachsenden Team eine systematische und evidenzbasierte Vorgehensweise bei Mangelernährung zu etablieren. Dafür bot der G-NCP eine gute Grundlage.

Wir hatten nicht den Anspruch, sofort alle Schritte des G-NCP umfassend einzuführen. Wir beschränkten uns zunächst auf das Ernährungsassessment und das hierbei inkludierte Screening von Mangelernährung für ein definiertes Patientenkollektiv. Zeitversetzt kamen die Ernährungsdiagnose und die Planung der Ernährungsintervention aus therapeutischer Sicht hinzu. Ganz besonderen Wert mussten wir auf die begleitende elektronische Dokumentation legen, damit unsere Tätigkeiten klinikintern sichtbar und für die Leistungsabrechnung (Fallzahlen, Schweregrade etc.) nutzbar wurden. Das im G-NCP verankerte Monitoring und die Evaluation sind im stationären Alltag aktuell noch nicht regelhaft leistbar, da Patientenkontakte durchaus nur einmal stattfinden. Häufigere Patientenkontakte ergeben sich zwar, wenn es zu Komplikationen, Verlegungen innerhalb des Hauses und Wiederaufnahme (Rehospitalisierung) kommt. Aufgrund begrenzter zeitlicher und personeller Kapazitäten konnten wir diese Fälle zunächst noch nicht vollumfänglich, sondern nur in Ansätzen berücksichtigen.

Erste Schritte bei der Implementierung

Wir begannen mit der Implementierung für stationär behandelte hämatoonkologische Patient*innen und deren Dokumentation. Das Mangelernährungsrisiko wird mit dem Nutritional Risk Screening (NRS 2002) (Kondrup et al. 2003) erfasst. Vor- und Hauptscreening wurden zunächst von einer Ernährungstherapeutin/einem Ernährungstherapeuten durchgeführt. Bei Feststellung eines erhöhten Risikos folgte ein umfassendes Assessment, aus dem hauptsächlich eine stationäre Ernährungsberatung zur Sicherstellung der Energie- und Nährstoffzufuhr sowie Festlegungen für das Schnittstellenmanagement resultierten. Dabei wurde nach der Risikoeinschätzung und dem Assessment in kollegialer Rücksprache die Umsetzung einer individuellen Ernährungstherapie oder Ernährungsberatung im stationären Setting geplant, beispielsweise die Anpassung der oralen Kost durch die Erweiterung der Auswahl im Rahmen einer Wunschkost oder einer kalorischen Anpassung, ein angepasstes Angebot von Trinknahrungs- oder Eiweißsupplementen oder eine künstliche Ernährungstherapie (enteral/parenteral).

Die ersten Schritte wurden engmaschig durch die Autorin begleitet und dokumentiert. Es zeigten sich sowohl Chancen als auch Hürden, die in der Tab. 11.1 zusammengefasst sind.

Sich verändernde Ansprüche an die Dokumentation in einem fortlaufenden Prozess führten zu einer intensiven Auseinandersetzung mit diesem Thema. Die Chancen erwiesen sich als Vorteile, diese bestärkten uns darin, die Implementierung fortzusetzen und auf weitere Bereiche und Patientenkollektive auszuweiten. Zugleich fanden wir gute Wege, um die Hürden allmählich kleiner werden zu lassen.

Tab. 11.1 Erkannte Chancen und Hürden bei der Erstimplementierung des G-NCP am UKL

Chancen	Hürden
In der Kommunikation mit ärztlichem/pflegerischem Personal wurden Argumentationsketten transparenter	Gesteigerter Zeitaufwand für die Implementierung
Vereinfachte Vertretungen im Team, Nachvollziehbarkeit der Ernährungstherapie teamintern, interdisziplinär und in der Kommunikation mit Patient*innen	Umfangreichere Dokumentation so komprimieren, dass Aussagekraft und Umsetzung für andere Fachdisziplinen ermöglicht wird
Einfachere Priorisierung der Ernährungstherapieansätze im klinischen Alltag sowie Planung des Monitorings und ggf. Evaluation der Interventionsziele	Häufige Umstellung elektronischer Dokumentationen, da immer mehr Patient*innen und Fachbereiche einbezogen wurden
Sensibilisierung anderer Disziplinen (pflegerisch/ärztlich) für neue Abläufe mit Orientierung an aktuellen Leitlinien, z. B. am Beispiel der Nutrition-Care-Indikatoren und der Nutrition-Care-Kriterien	Zeitaufwand für den Schulungsbedarf, da wir alle Professionen am Haus zu aktuellen Themen und Leitlinien der Ernährungsmedizin schulen, um die Kooperation zu fördern

Standard Operating Procedures (SOP's)
In einem großen Krankenhaus werden für alle Disziplinen transparente Pfade der Nachvollziehbarkeit und ein leistbarer Weg der Dokumentation benötigt. Um diese Pfade organisatorisch übersichtlich darstellen zu können, erwiesen sich Standard Operating Procedures (SOP's) als besonders geeignet. In diesen schriftlich hinterlegten und für alle an der Ernährungstherapie Beteiligten verbindlichen Dokumenten sind detaillierte Arbeitsschritte festgehalten. Sie sind als Formular in einem Dokumenten-Management-System hinterlegt und jederzeit einsehbar. Jede Fachrichtung hat die Möglichkeit, rasch und unkompliziert auf diese Dokumente zuzugreifen. Dies ermöglicht es, auch in Situationen, in denen ein/e Ernährungstherapeut*in nicht unmittelbar verfügbar ist, einen umfassenden Überblick zu erhalten. Trotz des Strebens, die Prozessschritte innerhalb des Ernährungsteams möglichst transparent und vergleichbar zu halten, ist es uns wichtig, jedem Mitglied im Ernährungsteam die therapeutische Entscheidung und eigene Entfaltung zu belassen. Beispielhaft wird im Kapitelanhang unsere SOP „Screening UCCL und Erstvorstellung" aufgeführt. Mit deren Einführung gelang es auch, das Vorscreening in der elektronischen Patientenakte (via SAP) zu verankern.

> **Elektronische Implementierung des Screenings**
>
> Die elektronische Implementierung des Screenings für stationäre Patient*innen gelang durch ein „Change Request" mit Genehmigung des Klinikvorstandes. Unter Ressourcenschonung aller anderen Gesundheitsfachberufe, inkl. ärztlicher und pflegerischer Kolleg*innen, wurde entschieden, ausschließlich das NRS-Vorscreening in die standardisierte Aufnahme des zentralen Patientenmanagements zu implementieren. Mit der Bearbeitung der vier Fragen, einschließlich Angaben des Körpergewichts und der Körpergröße, erfolgt bei Auffälligkeiten eine automatisierte Information an das Ernährungsteam, sodass anschließend ein ganzheitliches Assessment und ein entsprechendes Procedere für die Ernährungstherapie durch eine/n Ernährungstherapeut*in erfolgt. ◄

Bedeutung von Ernährungsdiagnosen
Um die Sichtbarkeit, aber auch die Abgrenzung der Tätigkeit von Ernährungstherapeut*innen im klinischen Setting sicherzustellen, erwies sich der G-NCP als wunderbares Werkzeug. Gerade im Bereich der klinischen Ernährung, wo eine sehr enge Zusammenarbeit mit dem ärztlichen Personal erfolgt, war es uns sehr wichtig, genau aufzuzeigen, was die Ernährungstherapeut*innen leisten. Neben den relevanten Assessmentdaten bilden die dokumentierten Ernährungsdiagnosen die „Brücke" zu den jeweiligen ernährungstherapeutischen Maßnahmen. Unsere Dokumentation inkl. der Ernährungsdiagnosen kann von jedem/jeder eingesehen werden, der Zugang zur elektronischen Patientendokumentation hat.

In jeder Dokumentation wird als Ernährungsdiagnose mindestens 1 PESR-Statement erfasst. Wenn es um Mangelernährung geht, ergibt sich in den meisten Fällen als Ernährungsproblem eine unzureichende Energie- und/oder Nährstoffzufuhr mit nachfolgend unbeabsichtigtem Gewichtsverlust, das dann auf der Basis der konkreten Assessmentwerte spezifiziert und mit den konkreten Patientendaten (Signs[1]) belegt werden kann. Ergänzend haben wir aufgrund unserer Erfahrungen eine Liste häufig vorkommender Ursachen zusammengestellt, die je nach Situation passend ergänzt werden können, beispielsweise Appetitmangel, Übelkeit und Geschmacksveränderungen als Nebenwirkungen einer Antitumortherapie oder gastrointestinale Beschwerden. In der akutmedizinischen Situation zeigen sich Ressourcen und Barrieren wechselnd, hier vermerken wir v. a. Besonderheiten zur Adhärenz (z. B. Akzeptanz von Trinknahrung) oder zur Unterstützung im häuslichen Bereich.

> **Einordnung der Ernährungsdiagnose von anderen Fachdisziplinen**
>
> Es gelingt uns immer besser, andere Fachdisziplinen für die Einordnung der Ernährungsdiagnose zu sensibilisieren. Beispielsweise erhalten wir regelmäßig Anfragen, ob wir nicht etwas gegen Übelkeit unter einer aktuellen Chemotherapie machen könnten. Hier leisten wir stationär und ambulant viel Aufklärungsarbeit, können aber verdeutlichen, dass wir die daraus resultierenden Konsequenzen oder verstärkenden Faktoren detektieren und mit den Betroffenen hinsichtlich einer Lösung oderLinderung besprechen. Zugleich geben wir Anregungen zum Einsatz von Antiemetika oder zur möglichen Anpassung der Schmerzmedikation, da dies nicht von Ernährungstherapeut*innen umsetzbar ist. ◄

Maßnahmen für die Ernährungsintervention und Monitoring
Wir führen auf, welche Maßnahmen zur Verbesserung der Ernährungssituation eingeleitet wurden. In der Klinik bedienen wir uns des Stufenschemas der Ernährung (Valentini et al. 2013) und nehmen dabei auch die Patientenautonomie sehr ernst, sodass wir Patient*innen in die Entscheidungen, welche ernährungstherapeutischen Maßnahmen letztlich zu Anwendung kommen, involvieren. Mehrere unserer SOP's beinhalten bereits Hinweise zum Monitoring und zur Evaluation. Wir sind dabei, diese Aspekte weiter auszubauen.

▶ **Empfehlung** Für die Schritte Planung und Durchführung der Intervention zur Ableitung individueller Interventionsziele verwenden wir zusätzlich evidenzbasierte Checklisten, die als Formulare hinterlegt sind. Diese Checklisten gehen auf Anregungen und Beispiele von Erickson et al. (2017) zurück, sie sind teilweise der Publikation entnommen, werden von uns aber auch individuell angepasst und erweitert. Dabei werden neben der Ernährungsintervention auch Hinweise für die Lebensstilintervention und medizinische Intervention hinterlegt, sodass sie sich in besonderem Maße interdisziplinär nutzen lassen.

---

[1] Laut G-NCP Symptome, da sich bei uns im Klinikum der englischsprachige Begriff „Signs" bereits durchgesetzt hatte, wurde er beibehalten.

Nutzung für die Praxisanleitung

Die SOP's und Checklisten nutzen auch die Auszubildenden der Berufsfachschule im Praxiseinsatz im stationären Setting. Sie werden im Rahmen der praktischen Ausbildung zum/zur Ernährungstherapeut*in (Diätassistent*in) an die prozessgeleitete Ernährungstherapie herangeführt. Zu beobachten ist, dass die Auszubildenden anfängliche Startprobleme aufweisen, aber der unmittelbare Patientenkontakt große Vorteile bringt. Erfahrungen der Praxisanleiter*innen besagen, dass unbekannte Situationen in unterschiedlichen Abteilungen häufiger durchlaufen werden müssen, um den „Rundumblick" für die Ernährungstherapie und das begleitende Ernährungsmanagement zu erhalten.

Ausblick

Aus unserer Sicht birgt der G-NCP großes Potenzial zur Sichtbarkeit der Ernährungstherapie und zur Zusammenarbeit mit anderen Fachdisziplinen. Es muss verstanden werden, wie alle Fäden am Patienten/an der Patientin zusammenlaufen müssen. Jedem muss klar sein, wo seine Aufgaben und Grenzen liegen. So gelingt es, insgesamt eine hohe Betreuungsqualität zu erreichen, zugleich aber Dopplungen in der Betreuung und eine Ressourcenverschwendung zu vermeiden. Eine umfassende Therapie ist nur erreichbar, wenn die Spezialist*innen sich austauschen und Hand in Hand zusammenarbeiten. Wechsel der Therapeut*innen stellen seit der Implementierung des G-NCP ein geringes Problem für Patient*innen und Kolleg*innen dar, da aufgrund der vergleichbaren Vorgehensweise eine Kontinuität in der Betreuung gesichert werden kann. Diese subjektive Wahrnehmung ist eine Rückmeldung unseres großen Teams. Insgesamt kann der G-NCP im Krankenhaus dazu beitragen, die Versorgung von Patient*innen mit ernährungsbezogenen Problemen zu optimieren, die Effizienz im klinischen Alltag zu steigern und die Patientensicherheit zu erhöhen. Dies versuchen wir im UKL Tag für Tag umzusetzen und den G-NCP dabei als „Partner und Unterstützer" einzusetzen.

Kapitelanhang

SOP Screening UCCL-Erstvorstellung[2]

---

[2] UCCL = Universitäres Cancer Center Leipzig. In der SOP werden die Komponenten des PESR-Statements in englischer Sprache aufgeführt, weil diese zum Zeitpunkt der Einführung bereits klinikintern etabliert waren.

11 Anwendung des G-NCP am Universitätsklinikum Leipzig

Seite 1 von 3	**SOP** **Screening UCCL-Erstvorstellung**	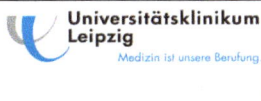

Ausdruck unterliegt nicht dem Änderungsdienst!

Erstvorstellung UCCL-Ernährungsteam

Medizinische Hauptdiagnose:

Nebendiagnosen:

erfolgte OP´s:

Therapieverläufe

Zugänge:

Laborwerte	CRP:	Albumin:

Aktuelle Körpergröße:	cm Patientenangabe ( ) / gewogen ( )
Aktuelles Körpergewicht:	kg (leichte Kleidung/ ohne Schuhe; - 1 kg)
BMI:	kg/m²

Mobilität/Bewegung:

Gewichtsverlauf:

Errechneter Proteinbedarf (1,2 g -1,5 g / kg KG):	g/Tag
Errechneter kcal-Bedarf (25-30 kcal/kg KG):	kcal/Tag
Errechneter Flüssigkeitsbedarf :	ml/ Tag

Orale Nahrungsaufnahme: bei … Appetit werden tgl … Haupt- und … Nebenmahlzeiten in …. Umfang im Rahmen einer … Ernährung verzehrt,

Vorlieben:

Aversionen:

Zugang zu Lebensmitteln/Wer kocht:

Ersteller: Kristin Quaas, Carsten Güttich B.Sc., Janett Laue B.Sc., Lars Selig, M.Ed.	Prüfer: Lars Selig, M.Ed.	Freigeber: Lars Selig, M.Ed.	Revision: 01/2023
Erstellende Organisationseinheit: IN3T1			ID Nummer: 33266

© Universitätsklinikum Leipzig

	SOP	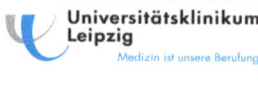
Seite 2 von 3	**Screening UCCL-Erstvorstellung**	

Ausdruck unterliegt nicht dem Änderungsdienst!

<u>24-h-Recall</u>

F:

ZM:

M:

ZM:

A:

ZM:

Trinkmenge:

Beschwerden:

TN/EEN/PEN:

NEM:

Nahrungsmittelallergie/-unverträglichkeit

Genussmittel

Familie/Soziales Umfeld/Partizipation:

Problem	
Ecology	
Sign	
Ressourcen	

Procedere

Zielvereinbarung

WV am

Seite 3 von 3	**SOP** **Screening UCCL-Erstvorstellung**	**Universitätsklinikum Leipzig** Medizin ist unsere Berufung

Ausdruck unterliegt nicht dem Änderungsdienst!

Evaluation/Monitoring UCCL

WV UCCL-Ernährungsteam am:

Aktuelle Körpergröße:	cm Patientenangabe ( ) / gewogen ( )
Aktuelles Körpergewicht:	kg (leichte Kleidung/ ohne Schuhe; - 1 kg)
BMI:	kg/m²

NRS Punkte:	Ernährungszustand:_____/Krankheitsschwere:_____/Alter:_____

Gewichtsverlauf

Orale Nahrungsaufnahme: bei .. Appetit werden tgl .. Haupt- und ..Nebenmahlzeiten in .. Umfang verzehrt

<u>24-h-Recall</u>

F:

ZM:

M:

ZM:

A:

ZM:

Trinkmenge:

TN/EEN/PEN:

NEM:

- Beschwerden

- Stuhlgang:

- Mobilität:

Problem	
Ecology	
Sign	
Ressourcen	

Procedere

WV am

Literatur

Erickson N, Schaller N, Berling-Ernst A et al (2017) Ernährungspraxis Onkologie. Behandlungsalgorithmen, Interventions-Checklisten, Beratungsempfehlungen. Schattauer GmbH, Stuttgart

Kondrup J, Allison SP, Elia M et al (2003) ESPEN Guidelines for nutrition screening 2002. Clinical Nutr 22(4):415–421

Valentini L, Volkert D, Schütz T et al (2013) Leitlinie der Deutschen Gesellschaft für Ernährungsmedizin (DGEM): DGEM Terminologie in der Klinischen Ernährung. Aktuelle Ernährungsmed 38:97–111

Anwendung des G-NCP in der Ernährungsambulanz des Universitätsklinikums Leipzig mit besonderem Fokus auf das Heilmittel Ernährungstherapie

12

Lars Selig

Kurzvorstellung – Ernährungsambulanz am Universitätsklinikum Leipzig

Das Universitätsklinikum Leipzig (UKL) ist mit mehr als 1400 stationären Betten und jährlich mehr als 56.000 stationären Fällen ein Haus der Maximalversorgung und weist durch Hochschulermächtigungen für zahlreiche Fachgebiete zudem eine ambulante Versorgung für weit mehr als 300.000 Patient*innen pro Jahr auf. In diese Struktur wurde bereits vor 20 Jahren eine Ernährungsambulanz integriert, die seit ihrer Implementierung mit der Detektion von Ernährungsproblemen zugewiesener Patient*innen befasst ist. Der Mammutanteil entfällt dabei auf Personen mit dem Krankheitsbild Adipositas, inkl. konservativer wie bariatrischer Versorgung, und auf Patient*innen der onkologischen Ambulanz. Der Anteil von Patient*innen mit ernährungsbezogenen Problemen aus anderen Fachrichtungen nimmt jedoch stetig zu und resultiert aus Krankheitsbildern der Inneren Medizin (Pulmologie, Gastroenterologie, Endokrinologie u. v. m.), aus der Chirurgie durch Prähabilitation und dem perioperativen Management, sowie zielgerichtet bei Organexplantationen oder symptomatischen Beschwerden sowie der Allergologie. Seit Anfang 2023 ist das Heilmittel ambulante Ernährungstherapie am Universitätsklinikum Leipzig genehmigt und die Sprechstunden sind entsprechend eingerichtet. In der Ambulanz sind somit die Voraussetzungen erfüllt, das Heilmittel für beide Indikationen vorhalten zu können.

Die Ernährungsambulanz betreut bis zu 150 Patient*innen wöchentlich, aufgrund der begrenzten Indikationsstellung entfällt aber nur ein geringer Prozentsatz auf die Heilmittelsprechstunde. Die Sprechstunden der Ernährungsambulanz werden durch das Ernährungsteam abgesichert, wobei sich mehrere Ernährungstherapeut*innen abwechseln.

L. Selig (✉)
Klinik und Poliklinik für Endokrinologie, Nephrologie und Rheumatologie, Universitätsklinikum Leipzig, Leipzig, Deutschland
E-Mail: lars.selig@medizin.uni-leipzig.de

© Der/die Autor(en), exklusiv lizenziert an Springer-Verlag GmbH, DE, ein Teil von Springer Nature 2025
D. Buchholz, S. Ohlrich-Hahn (Hrsg.), *Der German-Nutrition Care Prozess*, Berufspraxis: Ernährung, https://doi.org/10.1007/978-3-662-70974-0_12

Heilmittel Ernährungstherapie

Die Ernährungstherapie wurde 2018 in die Heilmittelrichtlinie aufgenommen, jedoch auf die Indikationen seltene angeborene Stoffwechselstörungen und Mukoviszidose beschränkt. Damit wurde erstmalig erreicht, dass für Betroffene ein Anspruch auf Ernährungstherapie besteht, deren Kosten durch die Gesetzlichen Krankenkassen getragen werden.

Der GKV-Spitzenverband als zentrale Interessensvertretung der gesetzlichen Kranken- und Pflegekassen handelte mit den sog. maßgeblichen Verbänden (Berufsverband Oecotrophologie e. V. [VDOE], Deutsche Gesellschaft der qualifizierten Ernährungstherapeuten und Ernährungsberater e. V. [QUETHEB], Verband der Diätassistenten – Deutscher Bundesverband e. V. [VDD], Verband für Ernährung und Diätetik e. V. [VFED]) gemäß § 125 Abs. 1 SGB V. einen verbindlichen Vertrag aus, in dem die Versorgung mit Leistungen der Ernährungstherapie und deren Vergütung geregelt wird. Er legt die Rahmenbedingungen für die Erbringung und Abrechnung von Ernährungstherapie zu diesen beiden Indikationen fest, um eine qualitativ hochwertige Versorgung der Patient*innen sicherzustellen. Bei den Vertragsverhandlungen für die Umsetzung des Heilmittels konnten wichtige Teile der Anlage 1 zur Leistungsbeschreibung zum Vertrag nach § 125 Absatz 1 SGB V über die Versorgung mit Leistungen der Ernährungstherapie und deren Vergütung auf Grundlage des German-Nutrition Care Prozess (G-NCP) ausgehandelt werden.

Der G-NCP in der Hochschulambulanz

Für die Umsetzung und das Verankern des G-NCP in die Ambulanz partizipierten wir von der zu diesem Zeitpunkt in der Klinik bereits implementierten Struktur des G-NCP. So konnten das entsprechende Wording und Dokumentationsvorlagen zugleich für die Ambulanz genutzt werden. Um trotz wechselnder personeller Besetzung der Ernährungstherapeut*innen in den Sprechstunden eine kontinuierliche Betreuung zu ermöglichen, war die Standardisierung von Procedere und Dokumentation indiziert. Hierfür den G-NCP zu nutzen, hat sich im Laufe der Ambulanzgeschichte sehr gut etabliert und bewährt.

Die Übernahme des G-NCP-gerechten Wordings, z. B. die Formulierung von entsprechenden Ernährungsdiagnosen, wurde sukzessive mit der Implementierung des G-NCP in der Ambulanzstruktur verknüpft. Unser Ziel ist eine standardisierte Dokumentation, die von allen Ernährungstherapeut*innen in gleicher Weise vorgenommen und verstanden wird.

In der konkreten Umsetzung ermöglicht uns das die Identifikation von Mangelernährung sowie eine systematische Erfassung des Ernährungsstatus. Ernährungsprobleme und ihre Ursachen, die Erfassung ernährungsabhängiger oder -beeinflussender Symptome sind Ausgangspunkt für Ableitung und Entwicklung individueller Therapiepläne, damit im Rahmen der Ernährungstherapie die spezifischen Bedürfnisse unserer Patient*innen berücksichtigt werden können. Die strukturelle Verankerung des G-NCP fördert die interdisziplinäre Zusammenarbeit in den Hochschulambulanzen, da die Ernährungstherapie evidenzbasiert und zielgerichtet erfolgt und wir zugleich eine konsequente und transparente Dokumentationskultur sicherstellen, die in die zentrale Patientenakte einfließt.

Schaffung der notwendigen Strukturen
Um eine Standardisierung der Planungen und Abläufe zu gestalten, wurden von unserem Team Standard Operating Procedures (SOP) erstellt, welche eine definierte Vorgehensweise aufzeigen, ohne dabei die individuelle therapeutische Situation aus dem Blick zu verlieren. Die SOP Steatorrhoe bei Mukoviszidose ist beispielhaft im Kapitelanhang aufgeführt. Als Teil der jeweiligen SOP sind Checklisten hinterlegt, die für verschiedenste Schwerpunkte erstellt wurden. Als initiale Vorlage waren uns die für den Bereich Onkologie von Erickson et al. (2017) erstellten Checklisten eine wertvolle Anregung. Weil sie neben der Indikation einen symptomatischen Ansatz haben, waren sie auf viele andere Patientensituationen übertragbar. Beispielsweise treten Steatorrhö, Diarrhö oder unbeabsichtigter Gewichtsverlust bei unterschiedlichen Krankheitsbildern auf, erfordern jedoch eine vergleichbare Vorgehensweise, um damit verbundene Ernährungsprobleme lösen zu können. Insgesamt helfen die in den SOP's formulierten Algorithmen, Ernährungsdiagnosen zu formulieren und die jeweiligen Interventionsziele und -maßnahmen abzuleiten.

Auch der begleitenden Dokumentation widmeten wir viel Aufmerksamkeit. Initial wurde versucht, im Klinikinformationssystem (KIS) eine gesonderte Eingabemaske erstellen zu lassen, welche eine Dokumentation und Nachvollziehbarkeit der Ernährungsdiagnose und daraus abgeleiteter Ernährungsinterventionen abbilden sollte. Dies konnte aus diversen Gründen nie finalisiert werden, letztlich stellte sich die Dokumentation in der elektronischen Patientenakte als Fließtext am einfachsten und effektivsten heraus. Für diesen Fließtext haben wir Textbausteine hinterlegt, welche regelmäßig angepasst werden. Diese können je nach Bedarf in den Fließtext übernommen werden, was zum einen eine Einheitlichkeit und zum anderen eine deutliche Zeitersparnis mit sich bringt. Zum Beispiel lassen sich Checklisten aus der SOP bei Bedarf direkt als Textbaustein in die elektronische Patientenakte übernehmen und können dort bearbeitet oder ergänzt werden.

> **Beispiele von Textbausteinen zur Dokumentation von Assessmentdaten**
>
> - Gewichtsverlust von mehr als 5 % innerhalb der letzten 2 Wochen oder Exsikkose = wöchentliche Vorstellung + Arzt/Ärztin benachrichtigen.
> - Aktuelle Größe: ___ cm ( )Patientenangabe oder ( )gemessen.
> - Aktuelles Gewicht: ___ kg (leichte Kleidung/ohne Schuhe; − 1 kg; gemessen).
> - Errechneter Proteinbedarf (1,2–1,5 g/kg KG): ____ g.
> - Errechneter kcal-Bedarf (25–30 kcal/kg KG): ____ kcal.
> - Taillenumfang ____ cm (leichtes Shirt, keine Kompressions- oder Miederware, auf vollen cm aufrunden). ◄

Patientenbeispiel Mukoviszidose (CF)
Wir möchten ein typisches Patientenbeispiel aus der Heilmittelsprechstunde nutzen, um unsere Vorgehensweise im Team bei der Entstehung einer SOP besser nachvollziehbar zu machen:

Herr H. (28 Jahre) hat eine Mukoviszidose mit Lungenmanifestation (aktuell mittelschwere obstruktive Ventilationsstörung), exokriner Pankreasinsuffizienz und Osteopenie. Er ist seit langem Patient in der CF-Sprechstunde am UKL und wird einmal jährlich routinemäßig durch die Ernährungsambulanz betreut. Sein Gewicht hielt sich stabil an der Grenze zum Untergewicht, sodass der Fokus bisher immer auf die ausreichende Energie- und Fettzufuhr (Mehrbedarf sicherstellen) und die adäquate Berechnung der Einnahme von Pankreasenzymen gelegt wurde.

Im letzten Jahr erfolgte die medikamentöse Einstellung mit einem CFTR-Modulator (Kaftrio®). Herr H. hat seitdem 11 kg zugenommen. Es stellte sich heraus, dass er seine Ernährung nicht an die veränderten Bedingungen der Medikation angepasst hatte. Daraus ergaben sich nun völlig neue Ernährungsprobleme.

Herr H. ist kein Einzelfall seit Einführung dieser neuen Therapieform. Circa 85 % der CF-Patient*innen sprechen auf CFTL-Modulatoren an. Das zeigte uns, dass wir innerhalb unserer Heilmittelambulanz auf diese und ähnliche Fälle gut vorbereitet sein müssen. Wir beschlossen, eine SOP „Ernährung bei CFTR-Modulatoren-Einnahme" zu entwickeln.

Bei CFTR-Modulatoren (Cystic Fibrosis Transmembrane Conductance Regulator) handelt es sich um eine neue Gruppe von Arzneimitteln zur Behandlung der CF. Sie verbessern die Funktion des defekten CFTR-Proteins, sodass die Aktivität des CFTR-Transporters steigt. Daraus resultiert eine sinkende Krankheitsaktivität, z. B. signifikante Verbesserung der Lungenfunktion, Normalisierung der Fettverdauung.

Wir führten mehrere Teamsitzungen durch, bei denen folgende Überlegungen im Mittelpunkt standen:

1. Fachliche Analyse der Situation – was ändert sich, wenn eine Umstellung auf CFTR-Modulatoren (Kaftrio®) erfolgt?
2. Welche „neuen" Ernährungsprobleme können daraus erwachsen?
3. Welche Werte werden benötigt, um die aktuelle Situation einschätzen zu können? Welche Assessmentinstrumente sind vorhanden/sind anzuwenden → Wie muss das Assessment im Rahmen der routinemäßigen Betreuung angepasst werden?
4. Was muss aus der bisherigen routinemäßigen Kontrolle beibehalten werden?
5. Sind nach Umstellung engmaschigere Kontrollen ratsam? – Wie könnten diese innerhalb der Heilmittelregularien realisiert werden?
6. Was ändert sich bei der Intervention?
    - Energiezufuhr anpassen,
    - Lebensmittelauswahl auf LM mit weniger Fettanteil umstellen,
    - Enzymsubstitution variabler gestalten.

7. Werden zusätzliche Interventionseinheiten erforderlich? Mit welchen Inhalten?
8. Welche Intervalle sind sinnvoll, um eine an CFTR-Modulatoren (Kaftrio®) angepasste Enzymschulung zu entwickeln?
9. Welche Materialien können den Patient*innen für das häusliche Umfeld mitgegeben werden?

Wir haben die Ergebnisse zu den Punkten 1–9 zuerst stichpunktartig zusammengefasst und dann in einer „zweiten Runde" nochmals diskutiert und geprüft. Gegenwärtig sind wir dabei, alle wesentlichen Aspekte in die Systematik einer SOP zu überführen. Unter Berücksichtigung ggf. noch notwendiger Anpassungen soll die SOP nach Erprobung im Kliniksystem hinterlegt und für die elektronische Dokumentation (KIS) verfügbar gemacht werden. Unserer Erfahrung besagt: Das Schreiben einer SOP geht relativ schnell, besonders, wenn dafür auf bereits erstellte Checklisten zurückgegriffen werden kann. Aber ihre Implementierung, bis sie von jeder/jedem Mitarbeitenden genutzt wird, ist aufwendiger. Insgesamt dauert es etwa 1 Jahr von der Entwicklung bis zur Handlungsfähigkeit, zumal diese Arbeit „zusätzlich" zur Klinik- und Ambulanzroutine bewältigt werden muss.

Ambulanzorganisation
Im Klinikalltag muss nicht nur die Qualität der fachlichen Betreuung der Patient*innen sichergestellt werden. Es besteht die Herausforderung, diese auch in die Rahmenbedingungen und Strukturen des Ambulanzbetriebs einzupassen. Die Ambulanzplanung und im Konkreten die Umsetzung der Anforderungen einer Heilmittelambulanz zeigen sehr eindrucksvoll, dass die „Kunst einer optimalen Organisation" mit der Anwendung des G-NCP, also mit der Implementierung einer standardisierten Vorgehensweise, viel besser gelingen kann. Dies gewährleistet eine kontinuierliche Optimierung der Arbeitsabläufe und trägt zur Effizienzsteigerung bei, weil spezifische Prozessschritte in allen Bereichen nachvollzogen und bei Bedarf angepasst werden können.

In meiner Funktion als Leitung bin ich verantwortlich für ein effektives Personalmanagement sowie die Mitarbeiterführung und die optimale Auslastung von Räumen und Geräten. Ein ausgewogenes Verhältnis zwischen Anforderungen und Kapazitäten ist essenziell für den täglichen Ambulanzbetrieb. Es ist von zentraler Bedeutung, sowohl Über- als auch Unterforderung aller Therapeut*innen zu vermeiden, um die Motivation und die Zufriedenheit der Kolleg*innen, aber auch die Qualität der therapeutischen Interventionen zu gewährleisten. Durch regelmäßige Überprüfungen und Anpassungen können wir sicherstellen, dass die personellen und materiellen Ressourcen bestmöglich im Sinne einer guten Patientenversorgung genutzt werden.

Fazit

Zusammenfassend konnten wir durch die Nutzung des G-NCP sowohl in der Ambulanz als auch in der Klinik deutliche Mehrwerte generieren. Zum einen sind klare Evaluationsparameter beschrieben, an welchen sich die Therapieziele ausrichten und prüfen lassen. Zum anderen wird durch die Einheitlichkeit der Dokumentation verhindert, dass ausufernde Befunde mit nichtzielführenden Aussagen hinterlegt werden. Die ambulante Struktur fußt auf regelmäßigen Vorstellungsterminen, welche aufgrund der G-NCP-Struktur zeitlich begründet terminiert werden und entsprechend in längeren oder kürzeren Abständen erfolgen.

Mit der Implementierung des G-NCP haben wir am Universitätsklinikum Leipzig einen klaren und strukturierten Rahmen für die Ernährungstherapie geschaffen, indem wir Abläufe durch standardisierte Verfahren (SOP) beschreiben. Dies führt dazu, dass alle Ernährungstherapeut*innen in der Lage sind, Ernährungsprobleme von Patient*innen schnell und effektiv zu identifizieren, Interventionsziele zu definieren und die geplanten Maßnahmen anhand der in den SOP's enthaltenen Checklisten zu organisieren und durchzuführen. Diese einheitliche Vorgehensweise fördert die Vergleichbarkeit der Ergebnisse und erleichtert die Kompensation kurzfristiger Personalausfälle. Zudem wird durch Transparenz unseres Vorgehens die interprofessionelle und interdisziplinäre Zusammenarbeit gefördert, was unseren Patient*innen zugutekommt. Dass unser Ernährungsteam heute zu einem der größten deutschlandweit zählt und beispielgebend für andere wirkt, sehen wir als Bestätigung und Anerkennung unserer Vorgehensweise.

Kapitelanhang

SOP Steatorrhoe[1]

---

[1] UCCL = Universitäres Cancer Center Leipzig. In der SOP werden die Komponenten des PESR-Statements in englischer Sprache aufgeführt, weil diese zum Zeitpunkt der Einführung bereits klinikintern etabliert waren.

Seite 1 von 4	**SOP_G-NCP** **Steatorrhoe bei Mukoviszidose**	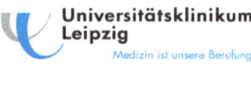

Ausdruck unterliegt nicht dem Änderungsdienst!

Definition:

Bei Mukoviszidose handelt es sich um eine genetisch bedingte Stoffwechselerkrankung, die vor allem die Atemwege und die Bauchspeicheldrüse betrifft. Patienten mit Mukoviszidose leiden häufig unter einer gestörten Funktion der Bauchspeicheldrüse, die Verdauungsenzyme produziert. Dadurch kann es zu einer unzureichenden Verdauung von Nahrungsfetten kommen, was zu Steatorrhoe führen kann.

Steatorrhoe ist daher ein häufiges Symptom bei Patienten mit Mukoviszidose aufgrund der mangelnden Produktion von Verdauungsenzymen. Die Einnahme von Pankreasenzympräparaten kann dazu beitragen, die Symptome zu lindern und die Nährstoffaufnahme zu verbessern. Die Behandlung von Steatorrhoe bei Mukoviszidose-Patienten erfordert daher eine individuelle Betreuung durch Fachärzte und Ernährungsfachkräfte.

Die Folgen einer Steatorrhoe können vielfältig sein und hängen von der Schwere der Fettmalabsorption ab. Zu den Hauptfolgen einer Steatorrhoe gehören:

- Mangelernährung: Durch die unzureichende Aufnahme von Nährstoffen, insbesondere von Fetten, können Mangelerscheinungen auftreten. Dies kann zu Gewichtsverlust, Muskelschwäche, Müdigkeit und anderen Symptomen führen.
- Fettlösliche Vitaminmangel: Da fettlösliche Vitamine wie Vitamin A, D, E und K zusammen mit Fetten aufgenommen werden, kann eine Steatorrhoe zu einem Mangel an diesen Vitaminen führen.
- Patienten mit Steatorrhoe leiden oft unter fettigen Stühlen, Blähungen, Bauchschmerzen, Übelkeit und Durchfall aufgrund der unverdauten Fette im Stuhl.

Es ist wichtig, eine Steatorrhoe frühzeitig zu erkennen und zu behandeln. Hier ist der Einsatz von Pankreasenzymen essenziell und Patienten müssen entsprechend darauf geschult werden.

Anamnese:

Allgemein: relevante Begleiterscheinungen und Symptome dokumentieren, dann priorisieren

<u>Laborwerte:</u> Blutbild, Elektrolyte (Natrium, Kalium, Chlorid), Nierenwerte, Serumalbumin, Lipase im Stuhl

<u>Medikamente:</u> Pankreasenzym, Supplemente, …

<u>Anthropometrische Messungen:</u> Körpergewicht, Körpergröße, Gewichtsverlauf, BIA-Messung

<u>Flüssigkeitsaufnahme/ Hydrationsstatus:</u> evaluieren

<u>Stuhlfrequenzen/ Stuhlverhalten:</u> evaluieren

eventuell Schweregradabstufungen – System nutzen, z.B. "Common Terminology Criteria of Adverse Events"

Ersteller: Kristin Quaas, Lars Selig, M.Ed.	Prüfer: Lars Selig, M.Ed.	Freigeber: Lars Selig, M.Ed.	Revision: 01/2024
Erstellende Organisationseinheit: IN3T1			ID Nummer: 33266

© Universitätsklinikum Leipzig

	SOP_G-NCP	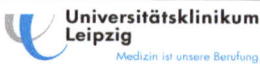
Seite 2 von 4	**Steatorrhoe bei Mukoviszidose**	

Ausdruck unterliegt nicht dem Änderungsdienst!

Lebensstil und Essgewohnheiten:

- Energieaufnahme/ Fokus auf Fettaufnahme
- Lebensmittelaversionen/ Speiseplangestaltung → Ernährungsprotokoll
- Mahlzeitenfrequenz, Portionsgrößen, Zubereitungen….
- Körperliche Aktivitäten
- Essumfeld

Beispielhafte Ernährungsdiagnose/ PESR

Problem (P): Unvermögen des Patienten die Einnahme von Pankreasenzymen auf seinen Verzehr fetthaltiger Lebensmittel abzustimmen

Ursache (E): Wissensdefizit des Patienten

Symptome/ Zeichen (S): Auftreten typischer Steatorrhoesymptome

- Fettiger Stuhl: Der Stuhl kann fettig, ölig, glänzend und schwer abzuspülen sein. Er kann auch schwimmfähig sein und einen unangenehmen Geruch haben.
- Blähungen: Aufgrund der unverdauten Fette im Darm können Blähungen auftreten, die zu einem aufgeblähten Bauch und Unwohlsein führen.
- Gewichtsverlust: Durch die unzureichende Aufnahme von Nährstoffen, insbesondere von Fetten, kann es zu Gewichtsverlust kommen.
- Mangelerscheinungen: Aufgrund der gestörten Fettverdauung können Mangelerscheinungen von fettlöslichen Vitaminen wie Vitamin A, D, E und K auftreten, die verschiedene Symptome verursachen können.
- Bauchschmerzen: Patienten mit Steatorrhoe können unter Bauchschmerzen, Krämpfen, Übelkeit und Durchfall leiden.
- Müdigkeit und Schwäche: Aufgrund der unzureichenden Nährstoffaufnahme und Mangelerscheinungen können Müdigkeit, Schwäche und Erschöpfung auftreten.

Ressourcen: (+) hohe Motivation des Patienten, eine situationsangepasste Einnahme der Pankreasenzyme im Rahmen einer Schulung zu erlernen.

Wissenschaftlicher Hintergrund:

- Bezüglich exokriner Pankreasinsuffizienz: S3-Leitlinie Pankreatitis– Leitlinie der Deutschen Gesellschaft für Gastroenterologie, Verdauungs- und Stoffwechselkrankheiten (DGVS)
- Bezüglich Mukoviszidose: S1-Leitlinien der Gesellschaft für Pädiatrische Gastroenterologie und Ernährung (GPGE) - Mukoviszidose (Cystische Fibrose): Ernährung und exokrine Pankreasinsuffizienz

Seite 3 von 4	SOP_G-NCP Steatorrhoe bei Mukoviszidose	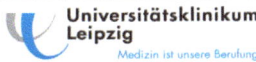 Universitätsklinikum Leipzig Medizin ist unsere Berufung

Ausdruck unterliegt nicht dem Änderungsdienst!

Praxisempfehlungen:

Berechnung des Energiebedarfs:

Der Energiebedarf von CF-Patienten unterscheidet sich zum Teil erheblich von dem Gesunder.
- um 130 - 150 % gesteigerter Bedarf an Energie
- Ruhegrundumsatz um 5 - 35 % erhöht
    - zum Beispiel durch: gesteigerte Atemarbeit, schwere chronische Entzündung und Nebenwirkungen der medikamentösen Therapie

Therapie: Pankreasenzymsubstitution

Mit der Pankreasenzym-Substitutionstherapie sollte unverzüglich nach adäquater Diagnosestellung einer Pankreasinsuffizienz begonnen werden.
- Pankreasenzymgabe muss auf die Nahrungsfettzufuhr abgestimmt werden
- Fraktionierte Einnahme der Enzyme, über die Nahrungsaufnahme verteilt
    - Enzyme werden kurz nach Beginn einer Mahlzeit oder die Hälfte kurz nach dem Beginn und die zweite Hälfte zur Mitte einer Mahlzeit eingenommen
    - Enzyme dürfen nicht unter das Essen gemischt werden
- Dosis muss individuell angepasst und graduell verändert werden
    - Beginn 2.000 IE pro 1 Gramm Nahrungsfett
- Bei mangelhaftem Effekt der Pankreasenzymsubstitution, trotz ausreichender Gabe kann der Grund in der reduzierten Bikarbonatsekretion liegen, weshalb der Einsatz von H2-Rezeptor-Blockern oder Protonenpumpeninhibitoren hilfreich sein kann.

Behandlungsziele:

- Normalisierung der Fettverdauung durch ausreichende, an den Fettgehalt der verzehrten Speisen angepasste Gabe von Pankreasenzymen
- Verminderung weiterer Malabsorption bzw. Malassimilation und der damit verbundenen Probleme (z.B. Gewichtsverlust, Nährstoffdefizite)

Ersteller: Kristin Quaas, Lars Selig, M.Ed.	Prüfer: Lars Selig, M.Ed.	Freigeber: Lars Selig, M.Ed.	Revision: 01/2024
Erstellende Organisationseinheit: IN3T1			ID Nummer: 33266

© Universitätsklinikum Leipzig

Seite 4 von 4	SOP_G-NCP Steatorrhoe bei Mukoviszidose	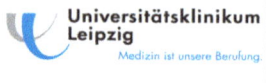

Ausdruck unterliegt nicht dem Änderungsdienst!

Checkliste:

Interventionscheckliste bei Steatorrhoe
Die folgende Checkliste dient dem klinischen Ernährungsteam zur standardisierten Ernährungsberatung. Die individuelle Betrachtung relevanter Begleiterscheinungen steht bei der Beratung immer Vordergrund.

Ernährungsintervention

Auf die regelmäßige und richtige Einnahme von Pankreasenzymen hinweisen:

- Regelmäßige Einnahme überwachen (z.B. durch die Verwendung eines Protokolls)- v.a. auf die Einnahme bei kleinen Zwischenmahlzeiten achten
- Auf die unzerkaute Einnahme der Enzyme hinweisen
- Zeitpunkt der Einnahme anpassen (z.B. nach den ersten Nahrungsbissen, bei einem fettreichen Essen dann kontinuierlich und gleichmäßig auf die gesamte Mahlzeit verteilt)
- Einnahme eventuell dokumentieren, für Überblick
- Dosierung an die Fettaufnahme (vgl. Ernährungsprotokoll) anpassen
- Einnahme mit wenig Flüssigkeit
- Bei Dysphagie:
  - Kapsel öffnen
  - Nicht zerkauen oder zerkleinern
  - Auf Teelöffel geben und komplett abschlucken
  - Mund gut ausspülen

berechnet ☐
fest ☐

aktuelle Dosierung:
_____
_____

Lebensstilintervention (fakultativ)

Aspekte der Lebensstilintervention können im Kompetenzbereich fakultativ besprochen werden.

Medizinische Intervention

Medikamentöse Unterstützung mit dem behandelnden Ärzteteam besprechen (z.B. sinnvoller Einsatz von Protonenpumpenhemmern, PPI)

Literatur

Erickson N, Schaller N, Berling-Ernst A et al (2017) Ernährungspraxis Onkologie. Behandlungsalgorithmen, Interventions-Checklisten, Beratungsempfehlungen. Schattauer GmbH, Stuttgart

Der G-NCP in der Freiberuflichkeit – ambulante Praxis für Ernährungstherapie

Alisa Reusch

Vorstellung der ambulanten Praxis

Die Praxis Ernährungstherapie Heinzel wurde im Dezember 2019 gegründet und ist eine Anlaufstelle im nördlichen Bayern für Fragen sowie Anliegen rund um das Thema Diätetik. Sie befindet sich in einer ländlichen Gegend und umfasst ein Einzugsgebiet mit etwa 8200 Einwohnern. Für die Zuweisung von Patient*innen wird mit mehreren niedergelassenen Ärzt*innen, vorwiegend Hausärzt*innen und Internist*innen, zusammengearbeitet. Angeboten werden ausschließlich Einzelberatungen, mittlerweile liegen Erfahrungen aus der Betreuung von knapp 100 Patient*innen vor. Die häufigsten Indikationen umfassen Nahrungsmittelunverträglichkeiten, wie Lactoseintoleranz, Fructosemalabsorption, Erkrankungen der Schilddrüse und des Fettstoffwechsels sowie Übergewicht/Adipositas und deren Begleiterkrankungen.

Die Praxis wird nebenberuflich von mir selbst, Alisa Reusch, Ernährungstherapeutin (Diätassistentin) und B.Sc. Diätetik, geführt. Außerdem bin ich aktuell Vollzeit in einem Unternehmen mit dem Fokus digitale Gesundheitsanwendungen tätig. Zuvor konnte ich Berufserfahrungen im klinischen Alltag in einem Krankenhaus mit unterschiedlichen Fachabteilungen sowie einer Reha-Klinik mit dem Schwerpunkt Innere Medizin und Psychosomatik sowie einer Reha-Klinik für Kinder und Jugendlichen sammeln. Aktuell liegen eine Zertifizierung bei der Zentralen Prüfstelle Prävention sowie ein aktuelles Fortbildungszertifikat (VDD) vor. Zur Verstärkung wurde im November 2023 eine Mitarbeiterin für büroorganisatorische Aufgaben außerhalb der Ernährungstherapie im Umfang einer geringfügigen Beschäftigung angestellt. Im Praxisrepertoire steht ein Gerät für die Bioelektrische Impedanzanalyse zur Verfügung.

A. Reusch (✉)
Ernährungstherapie Heinzel, Burgsinn, Deutschland

Erste Berührungspunkte mit dem G-NCP
Ein erstes Kennenlernen des G-NCP erfolgte 2016/2017 im letzten Ausbildungsjahr zur Ernährungstherapeutin (Diätassistentin) am Uniklinikum Würzburg. Im Rahmen des Unterrichts wurde der Ablauf des prozessgeleiteten Handelns in der Diätetik vorgestellt, allerdings fand der G-NCP in den verschiedenen Praktika noch keine explizite Anwendung. Rückwirkend betrachtet ist jedoch festzustellen, dass einige Prozessschritte Bestandteil der täglichen Arbeit waren, ohne ausdrücklich benannt zu werden. Unter anderem wurde stets damit gestartet, vor der eigentlichen Beratung Informationen über den/die Patient*in einzuholen, was in Teilen dem Schritt des Ernährungsassessments entspricht. Auch eine Planung der Beratungseinheiten erfolgte und leitete deren Durchführung.

Ein intensivierter Kontakt mit dem G-NCP erfolgte im Rahmen des Studiums. Im dualen Studiengang B.Sc. Diätetik an der Hochschule Fulda wurde der G-NCP sowohl während eines Projekts im Modul Diättherapie als auch im Modul Qualitätsmanagement ausführlich behandelt. Zunächst wurde auf die Theorie des prozessgeleiteten Handelns in der Diätetik eingegangen und im weiteren Verlauf auf ein Patientenfallbeispiel übertragen, welches alle Prozessschritte umfasste und mit einer Portfolio-Prüfung abschloss.

Implementierung des G-NCP
Bei der Gründung der eigenen Praxis für Ernährungstherapie stand fest, dass der G-NCP in den Praxisalltag integriert werden soll. Obwohl es über die Theorie hinaus bis dato nur wenige praktische Berührungspunkte gab, war mir die Notwendigkeit eines standardisierten Vorgehens bewusst. Ich erkannte die Chance, direkt vom Beginn meiner Freiberuflichkeit an, eine Struktur für mein Vorgehen zu haben.

Die Implementierung des G-NCPs erfolgte sukzessive. Begonnen wurde mit einem Dokumentationsbogen sowie einer Vorlage für das Ernährungsassessment. Diese Aufzeichnungen bzw. Angaben bilden für mich eine wichtige Grundlage, um sowohl individuell auf den/die Patient*in eingehen, als auch bereits Besprochenes im Verlauf nachvollziehen zu können. Für eine längere Zeit waren dies die beiden einzigen Dokumente, die aktiv im Praxisalltag genutzt wurden, wobei eine stetige Anpassung stattfand. Für die weiteren Schritte, wie die Erstellung der Ernährungsdiagnosen, die Planung und Durchführung der Intervention und die Evaluation wollte ich zuerst Erfahrungen sammeln. Diese Schritte erfolgten zwar in der vorgesehenen Reihenfolge, aber noch nicht immer standardisiert.

Eine erste Anpassung und Verbesserung des Assessmentbogens nahm ich nach etwa 4 Monaten vor. Ich merkte, dass noch nicht alle wichtigen Informationen strukturiert festgehalten wurden. Auf Basis des biopsychosozialen Modells der ICF erweiterte ich die Übersicht um das Bewegungsverhalten, Angaben zur Partizipation (Teilhabe) sowie Umweltfaktoren. Als Fazit des Assessments wurden die Problembenennungen als entscheidender Teil der Ernährungsdiagnose festgehalten und Stichpunkte zur Zielsetzung der Patient*innen ergänzt. Vollständige PESR-Statements habe ich zu diesem Zeitpunkt noch nicht formuliert.

Mit der Gründung der Praxis begann auch meine Vernetzung mit Ernährungstherapeut*innen. In einem bundesweiten Netzwerk mit anderen freiberuflich tätigen Kolleg*innen findet nicht nur ein regelmäßiger Austausch (etwa 10-mal pro Jahr) statt, sondern auch ein Mentoring. Der kollegiale Austausch und regelmäßige Gespräche eröffnen mir immer wieder neue Ansatzpunkte im Berufsalltag und sorgen dafür, die Implementierung des G-NCP in meinem Berufsalltag weiterzuentwickeln. Aber auch die Vollzeitstelle im Unternehmen eröffnete neue Blickwinkel und Anwendungsbeispiele für den G-NCP. Dies führte dazu, dass 2023 eine umfassende Nachbesserung der bis dahin genutzten Formblätter erfolgte. Dabei wurde die Assessmentvorlage um einige Skalenabfragen (Wichtigkeit der Verhaltensänderung, Selbsteinschätzung der aktuellen Ernährungsweise sowie aktuelles Stresslevel) erweitert, um in der Evaluation darauf zurückblicken und Veränderungen aufzeigen zu können. Daneben wurden Körpersignale (Hunger, Heißhunger/Appetit sowie Sättigung/Völlegefühl), körperliche Beeinträchtigungen, Hindernisse der Verhaltensveränderung, weitere Aspekte der Nahrungsaufnahme sowie positive und negative Aspekte einer Veränderung der aktuellen Verhaltensweisen im Sinne der Ressourcen und Barrieren ergänzt, um für die Erstellung der Ernährungsdiagnosen verlässliche Informationen zu sammeln.

Im Zuge dessen wurde auch der Dokumentationsbogen angepasst. Neu aufgesetzt wurde außerdem eine Vorlage für die Dokumentation der PESR-Statements, die ab diesem Zeitpunkt Anwendung im Praxisalltag fanden. Darüber hinaus wurde im Dokumentationsbogen ein Platzhalter für die Planung der Intervention eingeführt.

Praktische Anwendung des G-NCP
Das prozessgeleitete Handeln mit dem G-NCP bietet mir im Arbeitsalltag eine wichtige Hilfe, mit seinen Prozessschritten ist er ein guter Leitfaden von Anfang bis Ende einer Therapie. Ich stelle jedoch fest, dass sich einige Vorgaben insbesondere aufgrund der begrenzten Zeit schwierig umsetzen lassen. So erfolgt in meiner Praxis im ersten Termin, wie allgemein üblich, ein ausführliches Ernährungsassessment, das mit ersten Erkenntnissen aus der Selbstbeobachtung der Patient*innen ergänzt wird. Darauf aufbauend erstelle ich in der Nachbereitung die PESR-Statements und nehme die Priorisierung und Planung der Intervention vor. Als Grundlage dient mir die Zielsetzung der Patient*innen, welche im Ernährungsassessment erfragt bzw. erfasst wird. Eine gemeinsame Absprache zur Priorisierung der Ernährungsprobleme ist allerdings kaum möglich. Das Einverständnis kann daher erst im zweiten Termin, mit Beginn der Intervention, eingeholt werden. Entsprechend wird anfänglich erläutert, wie ein möglicher Ablauf der Interventionseinheiten aussehen könnte. Ist der/die Patient*in einverstanden, erfolgt das Vorgehen dementsprechend. Wenn nicht, ist eine gemeinsame Anpassung nötig, was allerdings wertvolle Beratungszeit kostet.

Fazit zum G-NCP im Praxisalltag
Inzwischen finden alle Prozessschritte des G-NCP Anwendung, sodass die Implementierung weitestgehend abgeschlossen ist. Ziel ist es, einige Aspekte, wie das Erstellen der PESR-Statements oder die Evaluation unter Berücksichtigung der Prozessindikatoren und Vergleichskriterien, weiter auszuarbeiten und noch konsequenter für den Beratungsalltag zu berücksichtigen.

Somit sehe ich es als eine fortlaufende Aufgabe an, mein prozessgeleitetes Handeln stetig zu optimieren und einzelne Schritte anzupassen bzw. zu vervollständigen. Hierzu sehe ich in meiner Praxis noch weiteren Optimierungsbedarf. Über den therapeutischen Kontext mit den Patient*innen hinaus, birgt der G-NCP das Potenzial, auch in Abschlussberichten für Ärzt*innen Anwendung zu finden. Entstanden ist eine Vorlage, um den überweisenden Ärzt*innen rückmelden zu können, was im Rahmen der Ernährungstherapie festgestellt, erarbeitet und erreicht werden konnte (siehe Kapitelanhang).

Ein weiteres Ziel ist, der Selbstbeobachtung und -reflexion der Patient*innen mehr Raum zu geben, um deren Eigenverantwortung und Adhärenz zu steigern. In der Realität kommt dies allerdings häufig zu kurz, da sowohl die Erwartungshaltung der Patient*innen eine andere sein kann („Sagen Sie mir, was ich tun soll"), als auch die Zeit für eine solch intensive Anleitung zur Selbstreflexion fehlt.

Meine Routine im Arbeitsalltag hat sich mit der Zeit deutlich gesteigert, weshalb sich eine Zeitersparnis, gerade für Vor- und Nachbereitungsaufgaben, ergeben hat. Jedoch wäre mit mehr Praxisbezug in der Ausbildung die Implementierung vermutlich schneller und leichter von der Hand gegangen.

Insgesamt fällt mein Fazit gegenüber dem G-NCP positiv aus. Ich bin froh, dass ich diesen Weg von Anfang an gewählt habe. Auch wenn im Rückblick vieles noch nicht perfekt war, hat es sich gelohnt, überhaupt anzufangen. Das hat mich stetig ein Stück vorangebracht und mir wurde ein Leitfaden für ein strukturiertes Arbeiten an die Hand gegeben. So konnte ich insbesondere im Austausch mit Berufskolleg*innen, aber auch mit Ärzt*innen sicherer in der Kommunikation auftreten. Auch eine hohe Zufriedenheit meiner Patient*innen, die mir rückmelden, dass sie sich in meiner Praxis gut betreut fühlten, bestärkt mich, diesen Weg weiter zu verfolgen. Sie zeigt mir, dass es gelungen ist, die von mir betreuten Personen zielgerichtet bei der Lösung ihrer Ernährungsprobleme zu unterstützen.

Perspektivisch würde ich mir wünschen, dass es gelingt, mit dem prozessgeleiteten Handeln in der Diätetik die Evidenz ernährungstherapeutischer Leistungen belegen zu können. Hierfür wäre eine datenbasierte Erfassung und Auswertung der Outcomeparameter über die gesamte Berufsgruppe hinweg nötig, welche in Deutschland leider noch nicht existiert. Vorstellbar wären in einem ersten Schritt entsprechende Vorlagen, die in den Beratungsalltag integriert werden können, beispielsweise Auflistungen von bestimmten Indikationen und dazu passende Outcomeparameter, vielleicht sogar als digitale Lösung, womit die erhobenen Daten gesammelt, dokumentiert und auch ausgewertet werden können. Aber das bedarf der Zusammenarbeit und sollte daher an die Berufsverbände, wie den VDD adressiert werden. Auch die Hochschulen mit Studiengängen für Diätetik oder vergleichbar könnten eine Vorreiterrolle einnehmen.

Kapitelanhang

Beispiel Abschlussbrief

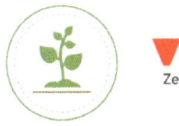 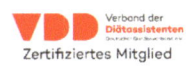
Zertifiziertes Mitglied

Ernährungstherapie Heinzel
Straße
PLZ Ort

Ernährungstherapie Heinzel, Straße, Ort

Herr Dr. med. Vorname, Nachname
Straße
Ort

06.12.2024

Abschlussbericht Ernährungstherapie: Frau XXX

Sehr geehrter Herr Dr. YYY

Vielen Dank für die freundliche Überweisung Ihrer Patientin Frau XXX, geboren am 00.00.1987.
Frau XXX wurde vom 10.06.2024 bis zum 22.11.2024 aufgrund einer Fettlebererkrankung (MASH) bei bestehender Multipler Sklerose von mir ernährungstherapeutisch betreut. Dies umfasste ein Vorabgespräch, einen Assessmenttermin inkl. BIA-Messung, drei Interventionstermine sowie eine abschließende Evaluation ebenfalls inkl. BIA-Messung.

Das Ernährungsassessment ergab:

Körpergröße: 1,68 m, Körpergewicht: 87 kg, BMI: 30,8 kg/m² = Adipositas Grad 1
Taillenumfang: 96 cm
Fettmasse: 39,59 kg bzw. 14,0 kg/m²   Fettfreie Masse: 47,41 kg bzw. 16,8 kg/m²
Viszerales Fett: 2,0 l

Es zeigte sich eine sehr unregelmäßige Mahlzeitenstruktur mit meist zwei Mahlzeiten pro Tag, weshalb die Energiezufuhr zwischen 1800 und 3000 kcal schwankte, insgesamt aber überhöht war (i.D. 600 kcal). Insbesondere die Vorliebe für gesüßte Getränke war täglich erkennbar (mind. 1 Liter Softdrinks oder Saftschorle). Die Obst- und Gemüseauswahl fiel im Alltag sehr beschränkt aus.

Frau XXX gab außerdem an, häufig Hunger zu verspüren, diesen im Arbeitsalltag – meist aufgrund von Stress - jedoch zu übergehen.

Ihr Bewegungsverhalten im Arbeitsalltag ist durch eine sitzende, teils gehende Tätigkeit gekennzeichnet. Darüber hinaus wurde zuletzt keine weitere Bewegung eingebaut.

Die Wichtigkeit einer Verhaltensänderung wurde von ihr selbst mit einer 8 von 10 (Skalenabfrage) verdeutlicht und durch die Motivationsgründe „Steigerung des Wohlbefindens" und „Steigerung der Gesundheit" untermauert.

Insgesamt zeigte sich, dass die Patientin ein ungünstiges Ernährungsverhalten praktiziert, welches zum Entstehen der Fettlebererkrankung beigetragen haben dürfte.

Folgende Ernährungsprobleme wurden identifiziert:
- Unregelmäßige Mahlzeitenzufuhr
- Zu hohe Aufnahme leicht resorbierbarer Kohlenhydrate, insbesondere durch zuckerreiche Getränke

- Zu niedriger Verzehr von Ballaststoffen, durch insgesamt zu niedrigen Verzehr von Gemüse, Obst und Vollkornprodukten

Alles zusammen bewirkt ein geringes Sättigungsgefühl und zusätzlich neigt die Patientin dazu, die wahrgenommenen Hungersignale im Alltag zu übergehen, was letztlich zu einer übersteigerten und ungeregelten Aufnahme von zuckerreichen Lebensmitteln führt.

Behandlungsziel und Ernährungstherapie:

Als persönliches, ernährungsbezogenes Ziel gab Frau XXX eine gesündere Ernährungsweise an. Außerdem war erkennbar, dass sie sich große Sorgen um ihre schwankenden Leberwerte macht.

Ziel meiner Beratung war es, die Patientin bei der Umsetzung einer an ihren Alltag angepassten und ausgewogenen Ernährung unter Berücksichtigung der vorliegenden Erkrankungen zu unterstützen sowie eine moderate Gewichtsreduktion zu ermöglichen. Primär wurde auf die Fettlebererkrankung abgezielt, begleitend ist aber auch ein günstiger Effekt im Hinblick auf die MS-Erkrankung zu erwarten.

In Anlehnung an eine mediterrane Kost wurde die Patientin angeleitet, ihre Gemüse-, Obst- und Ballaststoffzufuhr zu erhöhen. Auch eine alternative Auswahl an energiearmen Getränken wurde thematisiert sowie besprochen, wie Pausenzeiten zwischen den Mahlzeiten einzulegen sind, in welchen keine zuckerhaltigen Getränke konsumiert werden.

Zur Unterstützung wurde eine Übung zur Überprüfung der Körpersignale durchgeführt sowie das Tellermodell als Grundlage der Mahlzeitenplanung besprochen.
Zusätzlich wurde über das Thema Stressessen sowie vorstellbare Möglichkeiten zur Steigerung der Bewegung gesprochen.

Evaluation:

Frau XXX war in allen Terminen sehr adhärent, sehr interessiert und nahm auftretende Hürden im Alltag als neue Erkenntnis an.

Eine Überprüfung des Gewichts nach 5 Monaten ergab eine Gewichtsreduktion von 5 kg, wodurch sich der BMI auf 29,1 kg/m² reduzierte und somit die Adipositas ins Übergewicht veränderte. Eine abschließende BIA-Messung bestätigte den Verlust von Körperfett (Reduktion der FM auf 11,8 kg/m² und des viszeralen Fettes auf 1,7 l) bei weitgehendem Erhalt der fettfreien Masse.

Frau XXX konnte im Laufe der Intervention ihren Mahlzeitenrhythmus auf drei feste Mahlzeiten am Tag mit entsprechenden Pausen (4-5 Stunden) dazwischen festigen und ihre süßen Getränke stetig weiter reduzieren. Außerdem wurde das Tellermodell in den Alltag eingebaut, was dazu führte, dass bei einem Großteil der Mahlzeiten eine Obst- oder Gemüsekomponente verzehrt wird.

Die Betreuung ist somit abgeschlossen. Alle Materialien zu den besprochenen Themen wurden ausgehändigt und liegen Frau XXX in schriftlicher Form vor. Zur Rückfallprophylaxe sollte Frau XXX regelmäßig zu ihrem neu erlernten Ernährungsverhalten ermuntert werden.

Für Rückfragen stehe ich gerne zur Verfügung.

Mit freundlichen Grüßen

Alisa Reusch

Der G-NCP in der medizinischen Rehabilitation der Deutschen Rentenversicherung Bund (DRV Bund)

14

Christine Reudelsterz und Ulrike Worringen

Grundsätzliches zur medizinischen Rehabilitation
Das Wort „Rehabilitation" stammt aus dem Lateinischen und bedeutet „wiederherstellen".

Die gesetzliche Rentenversicherung führt unter dieser Bezeichnung Teilhabeleistungen mit dem Ziel durch, die erheblich gefährdete oder bereits geminderte Erwerbsfähigkeit ihrer Versicherten wesentlich zu bessern oder wiederherzustellen, zumindest aber eine Verschlechterung abzuwenden.

Mit über eine Million durchgeführter medizinischer und beruflicher Rehabilitationsleistungen pro Jahr ist die Deutsche Rentenversicherung (DRV) der größte Reha-Träger in Deutschland und hat somit eine besondere Strukturverantwortung für diesen Versorgungsbereich. Zur medizinischen Rehabilitation gehören neben allen somatischen Indikationen (orthopädische, kardiologische, neurologische, gastroenterologische Rehabilitation u. a.) sowie psychosomatische Rehabilitation auch die Rehabilitation für Kinder und Jugendliche, die Rehabilitation von psychisch Kranken, die Rehabilitation bei Abhängigkeitserkrankungen sowie die Anschlussrehabilitation. Die Leistungen sind sowohl stationär als auch ganztägig ambulant möglich und dauern in den somatischen Indikationen regelhaft 3

C. Reudelsterz (✉)
Abteilung Prävention und Rehabilitation, Dezernat 8023, Bereich Interdisziplinäre Zusammenarbeit, Deutsche Rentenversicherung Bund, Berlin, Deutschland
E-Mail: christine.reudelsterz@drv-bund.de

U. Worringen
Abteilung Prävention und Rehabilitation, Bereichsleitung Interdisziplinäre Zusammenarbeit, Deutsche Rentenversicherung Bund, Berlin, Deutschland
E-Mail: dr.ulrike.worringen@drv-bund.de

Wochen, bei Abhängigkeitserkrankungen bis zu 24 Wochen (DRV Bund 2023c; Reha Bericht 2023d).

Seit Ende 2016 werden auch Präventionsleistungen der Rentenversicherung nach § 14 SGB VI als Pflichtleistungen erbracht. In diesem Zusammenhang wurde RV FIT von der Rentenversicherung etabliert (siehe https://www.rv-fit.de/).

Unmittelbar nach der medizinischen Rehabilitation können nachgehende Leistungen (sog. Reha-Nachsorge) nach § 17 SGB VI von der Rentenversicherung erbracht werden wie beispielsweise

- für Erwachsene im Anschluss an eine medizinische Rehabilitation nach § 15 SGB VI (DRV Bund 2023e),
- im Anschluss an Leistungen zur Kinder- und Jugendrehabilitation nach § 15a SGB VI (DRV Bund 2019).

▶ Das Sozialgesetzbuch IX beschreibt trägerübergreifend Aufgaben der Rehabilitation in Deutschland und bezieht sich dabei auf die *International Classification of Functioning, Disability and Health* (ICF). Die ICF hat damit Eingang in die Sozialgesetzgebung in Deutschland gefunden. Der G-NCP mit seinem Bezug zur ICF ermöglicht ein träger- und berufsgruppenübergreifendes Verständnis von ernährungsbezogener Funktionsfähigkeit und Behinderung sowie ein gemeinsames Bezugssystem in der interprofessionellen Zusammenarbeit und sozialmedizinischen Leistungsbeurteilung. Somit begünstigt der G-NCP eine teilhabeorientierte Ernährungsberatung und Therapie in der medizinischen Rehabilitation.

Das biopsychosoziale Modell und die ICF in der medizinischen Rehabilitation
Die medizinische Rehabilitation der DRV setzt da an, wo berufliche Teilhabe des Menschen verloren gegangen oder gefährdet ist, und soll Fähigkeitsstörungen und sozialen Beeinträchtigungen vorbeugen, sie beseitigen, verbessern oder kompensieren. Für die Beschreibung der Teilhabestörung sind das biopsychosoziale Modell und die ICF maßgeblich (DRV Bund 2017).

> Durch die einheitliche Sprachregelung der ICF können Funktionsfähigkeit, Behinderung und Gesundheit einer Person systematisch und in ihrer Wechselwirkung beschrieben werden (DRV Bund 2017). Die alleinige Krankheitsbetrachtung mit Diagnose und Befund ist nicht ausreichend, weil sich damit die Teilhabestörungen nicht umfassend beschreiben lassen. Für deren Beschreibung werden die Auswirkungen des Gesundheitsproblems auf Funktionen (Körperfunktionen und -strukturen) und Fähigkeiten (Aktivitäten), berufliche Anforderungen (Teilhabe) und psychosoziale Kontextfaktoren (Umwelt- und personbezogene Faktoren) erfasst.

Das Konzept und Begriffssystem der ICF finden sich im Sozialgesetzbuch „Rehabilitation und Teilhabe behinderter Menschen" (SGB IX) wieder. Auch das Gesetz zur Stärkung der Teilhabe und Selbstbestimmung von Menschen mit Behinderungen (Bundesteilhabegesetz) vom 23. Dezember 2016 verweist auf die ICF und legt unter anderem fest, dass der individuelle Bedarf an Leistungen zur selbstbestimmten Lebensführung durch ein Instrument zu ermitteln ist, welches sich an der ICF orientiert.

Die Bedeutung der ICF für die Rehabilitation lässt sich wie folgt zusammenfassen (DRV Bund 2009):

- Eine zentrale Aufgabe der Rehabilitation ist die Wiederherstellung oder wesentliche Besserung der Funktionsfähigkeit insbesondere auf der Ebene der Aktivitäten (Leistungsfähigkeit, Leistung) bei bedrohter oder eingeschränkter Teilhabe an Lebensbereichen einer Person. Deshalb ist die ICF für die Rehabilitation bei der Feststellung des Reha-Bedarfs, bei der funktionalen Diagnostik, dem Reha-Management, der Interventionsplanung und der Evaluation rehabilitativer Leistungen nutzbar.
- Die ICF ermöglicht es, Kontextfaktoren (Umweltfaktoren, personbezogene Faktoren) in den Rehabilitationsprozess des Rehabilitanden/der Rehabilitandin einzubeziehen: Barrieren, welche die Leistung oder Teilhabe erschweren oder unmöglich machen, sind so weit wie möglich abzubauen, und Förderfaktoren, welche die Leistung oder Teilhabe trotz erheblicher gesundheitlicher Beeinträchtigungen wiederherstellen oder unterstützen, sind auszubauen oder zu stärken.

Somit ermöglicht die ICF eine gemeinsame Sprache für die Beschreibung der Funktionsfähigkeit eines Menschen und verbessert somit die Kommunikation im interprofessionellen Reha-Team und mit anderen Fachleuten im Gesundheits- und Sozialwesen (DVfR 2014).

Beispiel aus einer medizinischen Rehabilitation
Frau, 53 Jahre, arbeitet bei einem Discounter an der Kasse. Sie weist folgende Diagnosen auf: gesicherte Zöliakie, mikroskopische Kolitis, Depression, Dysthymia, chronische Schmerzen.

Die Rehabilitandin leidet sehr unter wässrigen Durchfällen (bis zu 20 × pro Tag), die spontan auftreten. Sie gibt an, nicht an der Kasse arbeiten zu können „weil sie es nicht so schnell auf Toilette schafft", und ist seit 2 Jahren arbeitsunfähig. Zusätzlich leidet sie an Hautausschlägen, Gelenkbeschwerden, Panikattacken und fühlt sich sehr erschöpft sowie niedergeschlagen. Sie gibt an, dass sie glücklich verheiratet sei, aber Spannungen mit ihren bereits erwachsenen Kindern habe (Abb. 14.1).

Die Rehabilitandin erhält Einzelberatungen bei einer Ernährungstherapeut*in, weil die Ernährung überprüft werden soll (Diätfehler bei rezidivierender Diarrhö unter Zöliakie, Anwendung eines Ernährungsprotokolls). Anschließend erhält die Rehabilitandin noch mehrere Gruppenberatungen zur glutenfreien Ernährung und in der Lehrküche. Die

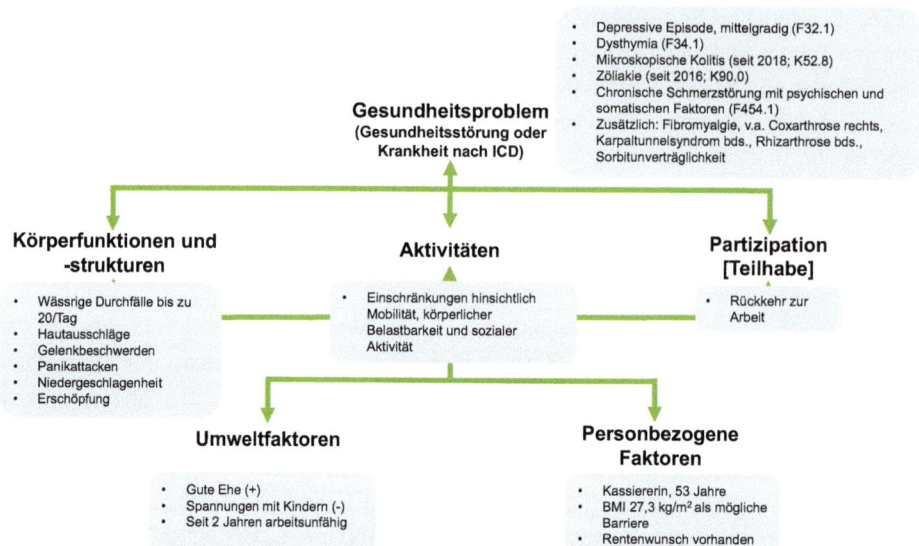

Abb. 14.1 Praxisbeispiel aus der medizinischen Rehabilitation nach ICF (stark vereinfacht)

Rehabilitandin nimmt an weiteren zusätzlichen Therapien aus den Bereichen Psychologie, Bewegung, Entspannung u. a. teil. Zusätzlich werden leitliniengerechte medikamentöse Therapien durchgeführt.

Weitere Informationen zur ICF und Rehabilitation finden sich auf der Homepage der Bundesarbeitsgemeinschaft für Rehabilitation (BAR). Das Konzept der ICF schlägt sich auch in den Anforderungen an den ärztlichen Reha-Entlassungsbrief nieder (DRV Bund 2022a).

Sozialmedizinische Leistungsbeurteilung
Am Ende einer medizinischen Rehabilitation wird eine sozialmedizinische Leistungsbeurteilung als Bestandteil des Reha-Entlassungsberichtes erstellt. Dieser hat eine Gutachtenfunktion für die DRV. In der Leistungsbeurteilung wird das Ausmaß angegeben, in der Funktions- und Fähigkeitseinschränkungen die Teilhabe des Rehabilitanden/der Rehabilitandin am Erwerbsleben beeinträchtigen. Leitlinien für die sozialmedizinische Begutachtung sollen Beurteilungshilfen zu sozialmedizinischen Fragestellungen geben und die Erstellung fundierter sozialmedizinischer Begutachtungen nach einheitlichen und nachvollziehbaren Maßstäben unterstützen. Diese sind auf der Internetseite der Deutschen Rentenversicherung zugänglich unter: www.deutsche-rentenversicherung.de (Pfad: Infos für Experten > Sozialmedizin und Forschung > Sozialmedizin > Begutachtung > Leitlinien).

In der sozialmedizinischen Leistungsbeurteilung wird das Leistungsvermögen im Erwerbsleben nach quantitativen und qualitativen Gesichtspunkten betrachtet (DRV Bund 2022a):

- Das qualitative Leistungsvermögen ist eine Zusammenfassung der festgestellten Funktions- und Fähigkeitseinschränkungen des Rehabilitanden/der Rehabilitandin (auf Grundlage der ICF).
- Das quantitative Leistungsvermögen gibt den zeitlichen Umfang an, in dem eine Erwerbstätigkeit unter den festgestellten Einschränkungen des qualitativen Leistungsvermögens ausgeübt werden kann, bzw. zumutbar ist.

Zur Förderung der interprofessionellen Zusammenarbeit in der sozialmedizinischen Leistungsbeurteilung wird von der DRV Bund eine curriculare Fortbildung für das gesamte Reha-Team angeboten (Worringen et al. 2016).

Sozialmedizinische Leistungsbeurteilung

Auszug aus der Sozialmedizinischen Leistungsbeurteilung am Beispiel des oben dargestellten Falls:

- Bei der Rehabilitandin konnte zwar eine leichte Verbesserung der Durchfallfrequenz erreicht werden (8 ×/Tag), aber keine vollständige Beschwerdefreiheit. Sie ist weiterhin sehr erschöpft.
- Qualitatives Leistungsvermögen: Leichte körperliche Tätigkeiten mit der Möglichkeit einer zeitlich frei gewählten Unterbrechung zum Toilettengang. Eine Toilette sollte in der Nähe des Arbeitsplatzes sein.
- Quantitatives Leistungsvermögen: Für die letzte Tätigkeit ist die Rehabilitandin nur noch unter 3 h am Tag einsetzbar, auf dem allgemeinen Arbeitsmarkt besteht unter Berücksichtigung des qualitativen Leistungsvermögens eine über 6-stündige Leistungsfähigkeit pro Tag. ◀

Die Bedeutung der Ernährungstherapie in der medizinischen Rehabilitation

Die Ernährungstherapie ist eines der zahlreichen, evidenzbasierten, therapeutischen Module in der medizinischen Rehabilitation und wird maßgeblich von Ernährungstherapeut*innen durchgeführt (DRV Bund 2022b; DRV Bund 2023a; DRV Bund 2024a).

Die DRV hat zudem trägerübergreifend Anforderungen an die Strukturqualität für die von ihnen belegten Reha-Einrichtungen abgestimmt (DRV Bund 2023b). Hierzu zählen auch Mindestanforderungen an den Personalschlüssel in den einzelnen Berufs- und Funktionsgruppen. Diese Mindestanforderungen variieren indikationsabhängig.

Die ernährungstherapeutischen Leistungen finden sich in allen Reha-Therapiestandards und somit auch in der Klassifikation therapeutischer Leistungen (KTL) im Kapitel M mit dem Titel „Ernährungsmedizinische Leistungen" wieder. Die KTLs in Kapitel M umfassen Einzel- und Gruppenberatung, Abstimmung von Energie oder nährstoffdefinierter Kostformen, Sonderkosten, Allergensuchkost, Lehrküche in der Gruppe, praktische Übungen wie Einkaufstraining sowie Buffetschulung. Zusätzlich werden aus dem KTL Kapitel

C mit dem Titel „Information, Motivation, Schulung" Vorträge und Seminare zum Thema „Gesunde Ernährung" erbracht (DRV Bund 2015b).

Die Reha-Therapiestandards sind Instrumente zur Messung der Prozessqualität einer medizinischen Rehabilitation und werden in der Routine der Reha-Qualitätssicherung eingesetzt, um Mindestanforderungen an die therapeutische Versorgung von Rehabilitand*innen mit den häufigsten Krankheitsbildern zu definieren.

In allen Indikationen der medizinischen Rehabilitation sind edukative Maßnahmen fester Bestandteil der Therapie (DRV Bund 2018). Die DRV Bund stellt zahlreiche krankheitsspezifische und generische Curricula für Patientenschulung zur Verfügung, an denen sich die Reha-Einrichtungen in der Ausgestaltung ihres Schulungsangebots orientieren können (DRV Bund 2021). Zudem bietet die DRV Bund regelmäßig Fortbildungen und Dialogformate für verschiedene therapeutische Berufsgruppen, in Präsenz als auch online, an. In Zusammenarbeit mit dem Zentrum für Patientenschulung (ZePG) werden ebenfalls wichtige Themen der Gesundheitsförderung aufgegriffen, z. B. Strategien der Gesprächsführung zur Lebensstiländerung sowie wissenschaftlich fundierte Konzepte z. B. SerFo (Gruppenangebote zur gesunden Ernährung) geschult.

Die Seminarbausteine und das Rahmenkonzept „Gruppenangebote zur gesunden Ernährung in der medizinischen Rehabilitation" wurden im Projekt „Entwicklung und formative Evaluation von Seminarbausteinen zu gesunder Ernährung und Fortbildungen für die Ernährungsberatung in der medizinischen Rehabilitation (SErFo)" erstellt. Das Projekt wurde von 2017–2020 von der Universität Würzburg durchgeführt und von der Deutschen Rentenversicherung Bund gefördert.

Bedeutsamkeit des German-Nutrition Care Prozess (G-NCP) für die medizinische Rehabilitation
Da der G-NCP sich an der ICF orientiert, fördert er die biopsychosoziale Perspektive der Ernährungstherapeut*innen. Das biopsychosoziale Modell der ICF bildet nicht nur das theoretische Konzept der medizinischen Rehabilitation, sondern auch des G-NCP (siehe auch Kap. 17). Deshalb kann der G-NCP sehr gut in die medizinische Rehabilitation eingebunden werden. Als prozessorientiertes Handlungsmodell ist er Teil des multimodalen Reha-Prozesses:

- *Funktions- und Aktivitätsdiagnostik mit Assessment:* Beschreibung in Anlehnung an die ICF, → in der Ernährungstherapie z. B. Beschreibung des Essverhaltens (auf Grundlage eines Ernährungs- und Beschwerdeprotokolls).
- *Zielfestlegung:* messbare Reha-Ziele (DRV Bund 2015a), → Ziel der Ernährungstherapie z. B. sichere Auswahl glutenfreier Lebensmittel und Speisenzubereitung.
- *Therapieplanung und Durchführung:* multimodaler Ansatz, → in der Ernährungstherapie z. B. Beratung einzeln, Abstimmung nährstoffdefinierter Kostform, Buffetschulung und Lehrküche in der Gruppe.
- *Evaluation:* am Ende der medizinischen Rehabilitation wird beurteilt, ob die Reha-Ziele erreicht wurden, → in der Ernährungstherapie: wurde das Ziel erreicht?

Zur Information: 12 Wochen nach der Rehabilitation erfolgt eine Rehabilitandenbefragung durch die DRV Bund zur Rehabilitandenzufriedenheit und dem subjektiven Rehabilitationserfolg (DRV-Bund; z. B. Beitrag der Rehabilitation zur Ernährungsumstellung).

Auf der Grundlage der ICF ermöglicht der G-NCP eine standardisierte Dokumentation, die auch von anderen therapeutischen Berufsgruppen verstanden wird, da diese ebenfalls in „Prozessen" denken und arbeiten, z. B. im ergotherapeutischen Prozess, oder Psycholog*innen, die ebenfalls ICF-basiert dokumentieren.

Die Ernährungsdiagnose laut G-NCP kann als ernährungstherapeutischer Befund wichtig für die sozialmedizinische Leistungsbeurteilung von Rehabilitand*innen sein und findet sich dann auch idealerweise im Reha-Entlassungsbericht wieder (DRV Bund 2022a). Letztlich kann dann aufgezeigt werden, wie durch die gezielte Ernährungstherapie mittels G-NCP das Gesamtziel „Teilhabe am Erwerbsleben" unterstützt werden kann.

> **Vorteile beim Einsatz des G-NCP in der medizinischen Rehabilitation**
> - Standardisiertes Prozessmodell für qualitativ hochwertige Beratung
> - Einheitliche Sprache zur Beschreibung der Funktions- und Fähigkeitsstörungen (Grundlage ICF) sowie der Therapieergebnisse und dadurch bessere interprofessionelle Zusammenarbeit möglich
> - Einheitliche und standardisierte Dokumentation (z. B. Ernährungsdiagnose)
> - Transparenz der ernährungstherapeutischen Arbeit und besseres Verständnis der Tätigkeiten der anderen Berufsgruppen im Reha-Prozess
> - Im Einzelfall bessere Überleitung vom Krankenhaus in die Rehabilitation und von der Rehabilitation in die ambulante Versorgung

Die DRV unterstützt bereits Forschung zur Evaluation und Implementierung von prozessgeleiteten Beratungsmodellen in der medizinischen Rehabilitation.

In der REGENERATION-Studie wird erstmals die Effektivität des G-NCP bei Patient*innen mit gastrointestinalen Tumoren während ihres Aufenthaltes in einer Rehabilitation untersucht (DRV 2024). Die Ergebnisse werden im Jahr 2027 erwartet.

Das wissenschaftliche Projekt Durchführung und Organisation der individuellen Ernährungsberatung in deutschen Reha-Einrichtungen (DOdiE) evaluierte die Struktur und Organisation der individuellen Ernährungsberatung in deutschen Rehabilitationseinrichtungen, um die flächendeckende Umsetzbarkeit des G-NCP abschätzen zu können. Es zeigte sich, dass die Voraussetzungen für die Anwendung des G-NCP in der medizinischen Rehabilitation gegeben sind (Gabriel et al. 2024). Jährlich werden von der DRV Seminare für in der Rehabilitation tätige Ernährungstherapeut*innen durchgeführt. Ebenso wird der G-NCP für die Ernährungstherapeut*innen in Schulungen zur sozialmedizinischen Leistungsbeurteilung in der medizinischen Rehabilitation vorgestellt.

Beispiele aus verschiedenen Rehabilitationseinrichtungen zeigen, dass der G-NCP gut in der medizinischen Rehabilitation durchführbar ist. Es gilt auch hier, dass das persönliche Engagement der Ernährungstherapeut*innen und deren Wille, sich auf neue Erkenntnisse einzulassen, maßgeblich für die Umsetzung des G-NCP ist.

Literatur

Deutsche Rentenversicherung Bund (Hrsg) (2009) Rahmenkonzept zur medizinischen Rehabilitation in der gesetzlichen Rentenversicherung. Deutsche Rentenversicherung Bund, Berlin

Deutsche Rentenversicherung Bund (Hrsg) (2015a) Arbeitsbuch Reha-Ziele: Zielvereinbarungen in der medizinischen Rehabilitation. Deutsche Rentenversicherung Bund, Berlin

Deutsche Rentenversicherung Bund (Hrsg) (2015b) KTL – Klassifikation therapeutischer Leistungen in der medizinischen Rehabilitation. Deutsche Rentenversicherung Bund, Berlin

Deutsche Rentenversicherung Bund (Hrsg) (2017) Leitlinien für die sozialmedizinische Begutachtung. Beurteilung der Rehabilitationsbedürftigkeit von Menschen mit muskuloskelettalen Erkrankungen. Deutsche Rentenversicherung Bund, Berlin

Deutsche Rentenversicherung Bund (Hrsg) (2018) Planung, Umsetzung und Dokumentation von Patientenschulungen in der medizinischen Rehabilitation – Eine Praxishilfe. Deutsche Rentenversicherung Bund, Berlin

Deutsche Rentenversicherung Bund (Hrsg) (2019) Eckpunkte für Leistungen zur Nachsorge für Kinder und Jugendliche. Deutsche Rentenversicherung Bund, Berlin

Deutsche Rentenversicherung Bund (Hrsg) (2021) Einführung zum Gesundheitstrainingsprogramm der DRV Bund – Curricula für Patientenschulungen in der medizinischen Rehabilitation. Deutsche Rentenversicherung Bund, Berlin

Deutsche Rentenversicherung Bund (Hrsg) (2022a) Der ärztliche Reha-Entlassungsbericht. Deutsche Rentenversicherung Bund, Berlin

Deutsche Rentenversicherung Bund (Hrsg) (2022b) Leitfaden Berufsgruppen der medizinischen Rehabilitation und deren interprofessionelle Zusammenarbeit. Deutsche Rentenversicherung Bund, Berlin

Deutsche Rentenversicherung Bund (Hrsg) (2023a) Ernährungstherapie in der medizinischen Rehabilitation. Praxishilfe: Antworten auf häufig gestellte Fragen. Deutsche Rentenversicherung Bund, Berlin

Deutsche Rentenversicherung Bund (Hrsg) (2023b) Strukturqualität von Reha-Fachabteilungen. Deutsche Rentenversicherung Bund, Berlin

Deutsche Rentenversicherung Bund (Hrsg) (2023c) Medizinische Rehabilitation: Wie sie Ihnen hilft. Deutsche Rentenversicherung Bund, Berlin

Deutsche Rentenversicherung Bund (Hrsg) (2023d) Reha-Bericht 2022. Deutsche Rentenversicherung Bund, Berlin

Deutsche Rentenversicherung Bund (Hrsg) (2023e) Reha-Nachsorge: Therapieerfolg nachhaltig sichern. Deutsche Rentenversicherung Bund, Berlin

Deutsche Rentenversicherung Bund (Hrsg) (2024a) Qualifikationsanforderungen an Oecothropholog*innen. Deutsche Rentenversicherung Bund, Berlin. Letzter Stand 04.06.2024

Deutsche Rentenversicherung Bund (2024b). https://www.deutsche-rentenversicherung.de/DRV/DE/Experten/Traeger/Bund/reha_forschung_modellprojekte/forschungsprojekte/laufende-und-abgeschlossene-projekte.html. Zugegriffen am 24.07.2024

Deutsche Vereinigung für Rehabilitation DVfR (Hrsg) (2014) Nutzung der ICF im deutschen Rehabilitationssystem. Positionspapier der Deutschen Vereinigung für Rehabilitation (DVfR) in

Zusammenarbeit mit der Deutschen Gesellschaft für Rehabilitationswissenschaften (DGRW), Heidelberg

Gabriel L, Bartels V, Krahl V, Siemers G, Meyer F et al (2024) Durchführung und Organisation der individuellen Ernährungsberatung in Reha-Einrichtungen: Eine deutschlandweite Befragung. Aktuelle Ernährungsmed 49(03):E15–E16

Worringen U, Hoppe A, Derra C, Kalwa M, Brüggemann S (2016) Nutzen des Curriculums „Sozialmedizinische Leistungsbeurteilung im Reha-Team" für die Rehabilitationspraxis. Re-habilitation 55:238–247

15

Anwendung des G-NCP im Rahmen einer digitalen Gesundheitsanwendung

Robert Renter und Marco Meloni

Unternehmen: Sidekick Health Germany GmbH
Die Sidekick Health Germany GmbH aus Hamburg entwickelt und vertreibt digitale Gesundheitsanwendungen (DiGA). Die erste von diesem Unternehmen entwickelte DiGA *zanadio* ist für die Therapie von Menschen mit Adipositas zugelassen. Ärzt*innen aller Fachrichtungen sowie Psychotherapeut*innen können zanadio auf Kassenrezept verordnen. Mit entsprechender Diagnose ist es kostenfrei als Leistung aller Kassen verfügbar. *zanadio* basiert auf dem wissenschaftlichen Konzept der multimodalen, konservativen Adipositastherapie, welches die relevanten und leitliniengerechten Bereiche (Ernährung, Bewegung, Verhalten) adressiert. Im Team sind neben Sport- und Verhaltenstherapeut*innen über 30 Ernährungstherapeut*innen sowohl in der Inhaltsentwicklung als auch im Patientensupport tätig (Stand 06/2024). Seit November 2020 wurde zanadio, Stand 11.2024, etwa 75.000 Mal verordnet. Die Wirksamkeit von zanadio ist durch Studien gesichert, der durchschnittliche Gewichtsverlust nach 12 Monaten aktiver Nutzung beträgt − 7,8 % (Roth et al. 2023). Im Unternehmen sind weitere digitale Therapeutika in Planung oder Entwicklung, in denen der G-NCP Anwendung finden wird.

Die Autoren des Beitrages sind als Content Developer Nutrition sowie als Projektmanager Operations bei Sidekick Health Germany GmbH tätig. Aufgaben von Robert Renter umfassen z. B. die Entwicklung, den Review und die Freigabe ernährungs- und gesundheitsbezogener Webseiteninhalte sowie des Social-Media-Contents. Zudem verantwortet er die Weiterentwicklung und Personalschulung zum G-NCP. Als Projektmanager ist Marco

---

R. Renter (✉) · M. Meloni
Sidekick Health Germany GmbH, Hamburg, Deutschland
E-Mail: robert.renter@sidekickhealth.com; marco.meloni@sidekickhealth.com

Meloni für die Organisation des Onboardings neuer Mitarbeiter*innen innerhalb der operativen Abteilung, die Implementierung neuer Tools/Software, die Gestaltung, Optimierung und Beschreibung von Prozessen sowie die Verwaltung der Erhebung von Gesundheitsdaten innerhalb des Programms verantwortlich.

Digitale Gesundheitsanwendungen (DiGA) wurden in Deutschland mit Inkrafttreten des Digitale-Versorgung-Gesetzes (DVG) am 19. Dezember 2019 in die Gesundheitsversorgung eingeführt. Es handelt sich um digitale Medizinprodukte, die dazu bestimmt sind, Krankheiten zu erkennen, zu lindern oder bei der Diagnosestellung unterstützen (BfArM 2024). Eine DiGA muss einen „positiven Versorgungseffekt" nachweisen, der wesentlich durch die digitale Hauptfunktion erreicht wird (BfArM 2024). Dieser liegt z. B. vor, wenn sich der gesundheitliche Zustand einer Patientin oder eines Patienten oder die Möglichkeiten zum Umgang mit der Erkrankung durch die Benutzung der DiGA verbessern (BfArM 2024). Zusätzlich müssen DiGA in Form eines Medizinproduktes der Risikoklasse 2 und höher ein umfassendes Qualitätsmanagement nachweisen und werden regelmäßig vom TÜV geprüft. Weiterhin erwähnenswert ist, dass eine menschliche Begleitung bei der Nutzung von DiGA nur zur Gewährleistung der sicheren Anwendung des Produktes und zur Wahrung der Patientensicherheit im Rahmen des medizinprodukterechtlich vorgesehenen Risikomanagements bei der zweckbestimmungsgemäßen Anwendung des Medizinproduktes vorhanden ist (BfArM 2024). Grundsätzlich können DiGA von Patient*innen oder Ärzt*innen oder von beiden gemeinsam genutzt werden. Nach dem Durchlaufen und Bestehen eines umfangreichen Prüfverfahrens des Bundesinstituts für Arzneimittel und Medizinprodukte (BfArM) erfolgt die Aufnahme in das DiGA-Verzeichnis (BfArM 2024). Diese Listung ermöglicht eine rezeptpflichtige Verordnung durch Ärzt*innen aller Fachrichtungen oder Psychotherapeut*innen

Kurzvorstellung der DiGA zanadio

zanadio stellt den Patient*innen ein strukturiertes und umfassendes Therapieprodukt zur Verfügung, um ihre Gesundheitsziele systematisch zu verfolgen und langfristig umzusetzen. Über verschiedene Features wie das Tagebuch, den Chat und die Zielsetzung werden wesentliche Aspekte der Therapie digital abgebildet und kontinuierlich unterstützt. Die interaktive Akademie sowie der ergänzende Werkzeugkoffer bieten zudem spezialisierte Lerninhalte und praktische Ressourcen, die den therapeutischen Prozess gezielt fördern. Im Folgenden werden die einzelnen Features kurz vorgestellt.

Tagebuch

Das Tagebuch dient den Patient*innen zur Selbstbeobachtung. Hier können Mahlzeiten und Getränke mittels Kalorien- oder Lebensmittel-Pyramiden-Tracking, körperliche Aktivitäten (inkl. Anbindung eines Fitness-Trackers) sowie Ziele dokumentiert und monitoriert werden (Abb. 15.1, links).

15 Anwendung des G-NCP im Rahmen einer digitalen Gesundheitsanwendung

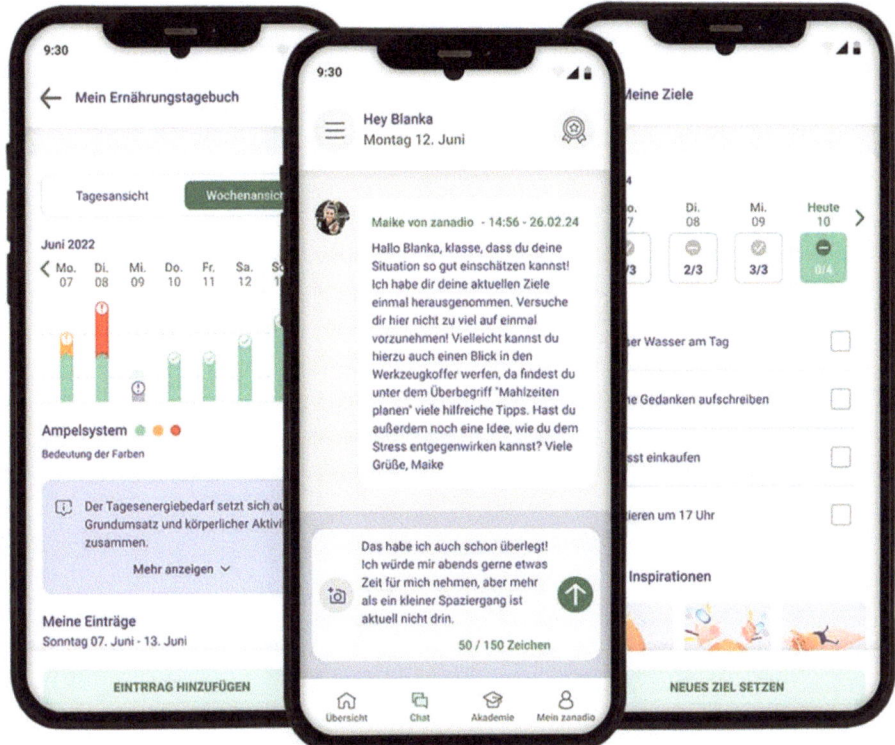

Abb. 15.1 Tagebuch, Chat und Ziele der DiGA zanadio

Chat
Der Chat ist die Schnittstelle zwischen Patient*innen und App-Support, hier ist der Austausch mit bei zanadio tätigen Fachkräften aus den Bereichen Ernährung/Bewegung/Verhalten möglich. Somit werden eine gleichbleibende Qualität im Support und fachlich korrekte Rückmeldungen sichergestellt. Chatanfragen werden innerhalb von 24 h beantwortet (Abb. 15.1, Mitte).

Ziele
Ziele spielen auf dem Weg mit zanadio von Anfang an eine wichtige Rolle. Zu Beginn werden die Patient*innen dazu motiviert, sich ein großes zanadio-Ziel zu setzen, worauf sie im Verlauf hinarbeiten. Zur Erreichung des großen Ziels stehen Inspirationen (vorformulierte Ziele) und die Funktion „persönliche Ziele eingeben" zur Verfügung. Nach erfolgter Eingabe sorgen regelmäßige Erinnerungen für den notwendigen Fokus (Abb. 15.1, rechts).

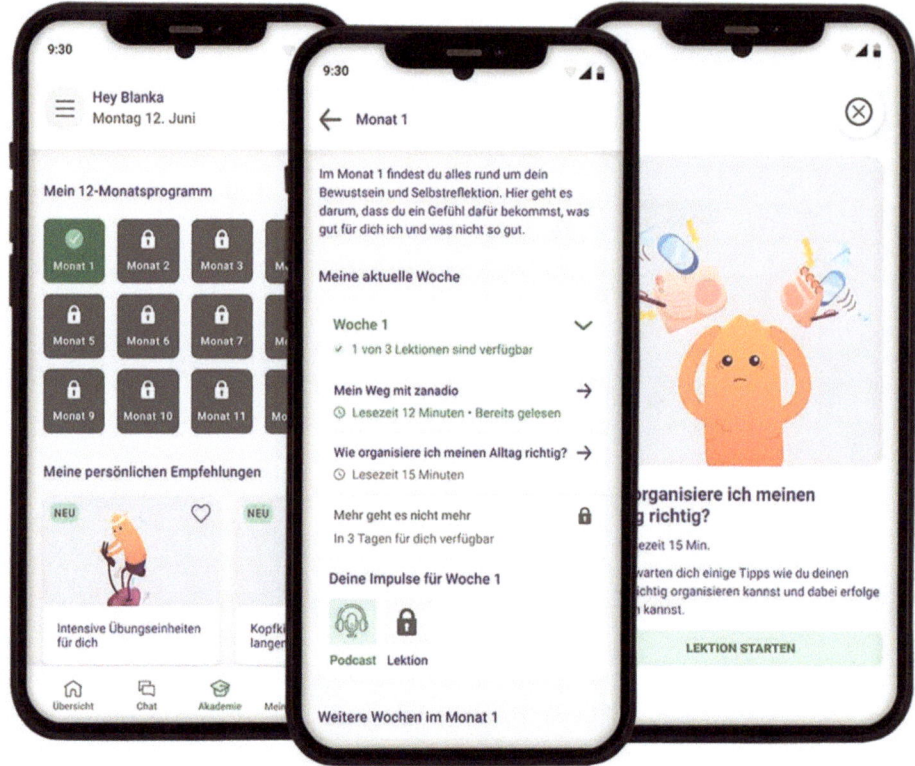

Abb. 15.2 Akademie der DiGA zanadio

Akademie
In der Akademie stehen den Patient*innen interaktive Lerninhalte zur Verfügung. Diese verteilen sich auf einen 12-monatigen Lernpfad, welcher relevante Themen aus Ernährung, Bewegung und Verhalten/Psychohygiene beinhaltet. Wöchentlich werden drei Lektionen freigeschaltet (Abb. 15.2).

Werkzeugkoffer
Ergänzend zu den Lektionen der Akademie steht den Patient*innen der sog. Werkzeugkoffer zur Verfügung. Dieser enthält unterstützende Inhalte, wie Trainingsvideos, Meditationen, Übungsblätter und Planungshilfen, welche bei Bedarf heruntergeladen werden können (Abb. 15.3).

Aufgaben von Ernährungstherapeut*innen bei einer DiGA
In der Therapie von Menschen mit Adipositas ist Ernährungstherapie eine wichtige Säule. Auch in einer DiGA ist sie Teil der Interventionsstrategie, jedoch keine Intervention durch einzelne Fachkräfte. Ernährungstherapeut*innen erfüllen in einer DiGA unterschiedliche Aufgaben. Im App-Support, etwa in der Chatbetreuung, werden Patientenanfragen quali-

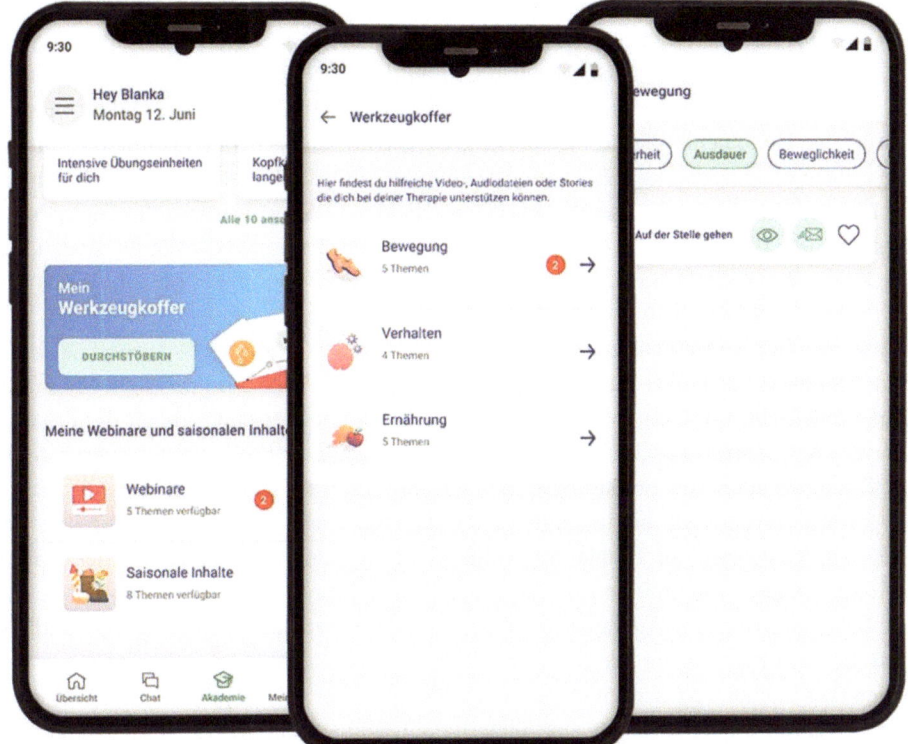

Abb. 15.3 Werkzeugkoffer der DiGA zanadio

tativ beantwortet, App-Inhalte sinnvoll verknüpft und direktes Feedback zur Weiterentwicklung der DiGA gesammelt. Des Weiteren erfüllen Ernährungstherapeut*innen je nach Position verschiedene Aufgaben in der Teamleitung, im Projekt- und Contentmanagement sowie in der Inhaltsentwicklung und -prüfung (Content Development) für Akademie, Werkzeugkoffer und eigene Webseiten.

Gründe für die Implementierung des G-NCP
Wie im ambulanten und klinischen Setting ist Ernährungstherapie auch in einer DiGA ein komplexer Prozess. Therapierelevante Informationen aus Assessment wie z. B. medizinische Daten oder Aspekte aus dem Ernährungs- oder Bewegungstracking müssen auf ein sinnvolles und passendes Therapiefeedback stoßen. Individuelle Patientenbedürfnisse und verschiedene sozioökonomische Kontextfaktoren sind mit den Interventionsmöglichkeiten abzustimmen und in Einklang zu bringen. Verbindliche Prozessstandards und eine einheitliche Dokumentation sind dabei besonders wichtig. Deshalb wurde der G-NCP gleich zu Beginn als ideale Voraussetzung identifiziert. Seine Anwendung gewährleistet wichtige Aspekte in der Qualitätssicherung und Identifizierung von Abweichungen der vorgesehenen Nutzung des Produktes.

Vorgehensweise bei der Implementierung

Mit der Implementierung des G-NCP wurde direkt während des Starts der Pilotstudie[1] für die DiGA begonnen. Prozessschritte wurden an den G-NCP (Assessment, Ernährungsdiagnose, Planung und Durchführung der Intervention) angelehnt. Für die Dokumentation wurde eine Dokumentationsvorlage erstellt, welche im Assessment erhobene Informationen teilautomatisch darstellt. Bis zum Abschluss der Pilotstudie und bei Aufnahme in das DiGA-Verzeichnis wurden somit schon entscheidende Weichen gestellt. Diese Maßnahmen sind Teil eines kontinuierlichen Verbesserungsprozesses, der darauf abzielt, die Qualität von zanadio stetig zu optimieren.

Status quo der Implementierung

Zum Zeitpunkt 06/2024 werden ausgewählte Aspekte des G-NCP in der täglichen Praxis angewendet. Hier sind vorwiegend die Orientierung an Struktur und Ablauf der Prozessschritte (Assessment, Ernährungsdiagnose, Planung und Durchführung der Intervention), die Dokumentation von Ernährungsdiagnosen mithilfe des PESR-Statements, die Erfassung von interventionsbeeinflussenden Faktoren (Ressourcen/Barrieren) sowie die Nutzung der Kategorien für Ernährungsprobleme zu nennen. Das standardisierte/teilautomatisierte Assessment umfasst z. B. die systematische Erhebung und Analyse von relevanten Informationen, um Aussagen über den Ernährungszustand sowie die Art und die Ursache von Ernährungsproblemen zu erhalten. Dies geschieht über einen Eingangsfragebogen (bei Erstnutzung der DiGA) sowie fortlaufend über die Möglichkeit zur Erfassung von Ernährungsaspekten durch eine integrierte Trackingfunktion (Ernährungsprotokoll) (Abb. 15.1, 15.2, 15.3). Die Ernährungsdiagnosen ermöglichen es, Patient*innen bei Fragen und Unklarheiten zur DiGA-Nutzung gezielte Antworten zu geben, die potenziellen Risiken zu mindern und so eine sichere und bestimmungsgemäße Nutzung von zanadio zu gewährleisten.

Bewertung und Erfahrungen bei der Implementierung

Erfahrungswerte zu therapeutischen Aspekten ohne den G-NCP stehen uns nicht zur Verfügung, da wir 2019 als Start-up begonnen haben und sich der G-NCP sowie dessen Umsetzung parallel mit dem schnell wachsenden Unternehmen entwickelt haben. Zusammenfassend lässt sich sagen, dass das Unternehmen seit seiner Gründung 2019 wertvolle Erfahrungen mit dem G-NCP gesammelt hat, die insbesondere für die Patientenorientierung von Vorteil sind. Auch durch die Entscheidung, den G-NCP bereits zu einem sehr frühen Zeitpunkt in die Konzipierung der DiGA einzubinden, ist es gelungen, die Umsetzung von Beginn an patientenorientiert zu gestalten. Das sehen wir als großen Pluspunkt. Trotz hoher Standardisierungs- und Automatisierungsansprüche, die mit der Umsetzung einer DiGA einhergehen, erleben Patient*innen die Therapie als individuell und fühlen sich in

---

[1] Die Pilotstudie war notwendig, um eine Zulassung als DiGA zu bekommen. DiGA müssen ihre Wirksamkeit nachweisen, um ins DiGA-Verzeichnis aufgenommen zu werden. Ohne die Eintragung in das DiGA-Verzeichnis ist keine Finanzierung durch Krankenkassen möglich.

ihren Wünschen, Bedürfnissen und Zielen abgeholt. Beispielsweise werden appinterne digitale Inhalte zur Selbstreflexion, Ernährungstools für den Alltag, praktische Modelle oder einzelne Lektionen zur Wissensaneignung problem- und ursachenbegründet (PESR) ausgewählt und zielgerichtet in die digitale Therapie eingebunden. Ist ein Problem beispielsweise wissensursächlich werden Lektionen zur Wissensaneignung empfohlen, geht es um Motivationsaspekte, werden motivationssteigernde oder -erhaltende Inhalte zur Verfügung gestellt. Die Patient*innen äußern regelmäßig ein sehr positives Feedback. Das bestätigt uns in unserem Ansatz und motiviert uns, weiterhin auf den G-NCP als Grundlage für unsere patientenorientierten und transparenten Prozesse zu setzen.

Literatur

BfArM (2024) Für DiGA-Nutzende [Online]. Bundesinstitut für Arzneimittel und Medizinprodukte (BfArM). https://diga.bfarm.de/de/diga-nutzende. Zugegriffen am 04.06.2024

Roth L, Ordnung M, Forkmann K et al (2023) A randomized-controlled trial to evaluate the app-based multimodal weight loss program zanadio for patients with obesity. Obesity (Silver Spring) 31:1300–1310

Teil IV

Terminologie

Begriffsverständnis und Definitionen

16

Daniel Buchholz, Robert Renter und Sabine Ohlrich-Hahn

Für einen Teil der Terminologien im Handlungsfeld der Diätetik existieren in Deutschland, im deutschsprachigen Raum und teilweise auch international keine oder keine allgemeingültigen Definitionen, die ermöglichen würden, dass diese Termini in allen Normen, Empfehlungen und Leitlinien die gleiche Bedeutung haben. Für die intra- und interprofessionelle Zusammenarbeit, die Forschung, die Digitalisierung und das Leistungsrecht ist aber essenziell, dass relevante Termini klar definiert sind. Alle für den G-NCP relevanten Begriffe werden in diesem Kapitel unter Bezugnahme auf nationale und internationale Literatur definiert, wenn keine allgemeingültigen Definitionen aufzufinden waren.

D. Buchholz (✉)
Leitung Ausbildungszentrum für Ernährung und Diätetik, Universitätsmedizin der Johannes Gutenberg-Universität, Mainz, Deutschland
E-Mail: daniel.buchholz@unimedizin-mainz.de

R. Renter
Sidekick Health Germany GmbH, Hamburg, Deutschland
E-Mail: robert.renter@sidekickhealth.com

S. Ohlrich-Hahn
Studiengang Diätetik, Fachbereich Agrarwirtschaft und Lebensmittelwissenschaften, Hochschule Neubrandenburg – University of Applied Sciences, Neubrandenburg, Deutschland
E-Mail: ohlrich@hs-nb.de

© Der/die Autor(en), exklusiv lizenziert an Springer-Verlag GmbH, DE, ein Teil von Springer Nature 2025
D. Buchholz, S. Ohlrich-Hahn (Hrsg.), *Der German-Nutrition Care Prozess*, Berufspraxis: Ernährung, https://doi.org/10.1007/978-3-662-70974-0_16

16.1 Diätetik

▶ Diätetik ist eine Handlungswissenschaft, die Erkenntnisse ihrer Bezugswissenschaften im Hinblick auf professionelles Handeln in Therapie, Rehabilitation, Prävention und Gesundheitsförderung reflektiert sowie neue Erkenntnisse generiert, um ernährungsbezogene Maßnahmen bei gesunden und erkrankten Individuen oder Bevölkerungsgruppen zu leisten.

Diätetik dient also zur Erhaltung, Förderung, Wiedererlangung oder Verbesserung der Gesundheit und folglich von Handlungsfähigkeit und Teilhabe. Dabei werden die komplexen Beziehungen zwischen Gesundheit, Ernährung und Nachhaltigkeit berücksichtigt.

Die Diätetik bezog sich in ihren antiken Ursprüngen auf sechs Prinzipien, die vom Menschen beeinflusst werden können und auf deren Gleichgewicht zu achten ist. Hierunter fielen die nicht natürlichen Dinge wie „Licht und Luft, Speise und Trank, Arbeit und Ruhe, Schlaf und Wachen, Absonderungen und Ausscheidungen sowie die Zustände des Gemüts" (Eckart 2021). Diese, aus dem 2. Jahrhundert stammenden und auf Galen zurückzuführenden, „sex res non naturales" bildeten folglich ein umfassendes Denken der Gesundheits- und Krankheitsentstehung ab (Eckart 2021).

Die im 19. Jahrhundert einsetzende Verwissenschaftlichung der Medizin ging mit einer Veränderung der Sichtweise des Konzepts der Diätetik einher, was durchaus kritisch gesehen wurde (Albu 1908). Diese Entwicklungen führten zu Beginn des 20. Jahrhunderts dazu, dass die Ernährung einen Teil des diätetischen Gesamtkonzepts darstellte, zu dem aber noch weitere, meist physikalische Maßnahmen, wie Bäder und physiotherapeutische Anwendungen, hinzuzurechnen waren. Das wurde durch den Begriff „Ernährungstherapie" zum Ausdruck gebracht (von Leyden 1898). Ebenso wurde aber auch der Begriff „Diättherapie" verwendet, der verdeutlicht, dass Ernährung nicht von einem durch verschiedene andere Faktoren bestimmten Kontext losgelöst betrachtet werden kann (Jürgensen 1912). Insgesamt jedoch kam es dazu, dass Diätetik zunächst einschränkend für den Bereich der Ernährung betrachtet und im weiteren zeitgeschichtlichen Verlauf auf die Ernährung von Kranken reduziert wurde. Im Zuge der Entwicklung ergab sich eine Vielzahl von Termini, die im Zusammenhang mit (Kranken-)Ernährung entweder als Synonym für bestehende Begriffe oder aber ergänzend verwendet wurde, wie Ernährungstherapie (von Leyden 1904; von Leyden 1898), diätetische Therapie (Jürgensen 1912), Diätbehandlung (Schlumm und Müller 1936), Diättherapie sowie Ernährungs- und Diättherapie (Kotthoff 1998).

Bis heute wurde auf internationaler Ebene der Begriff der Diätetik nicht eindeutig definiert. Allerdings gibt es seitens der European Federation of the Associations of Dietitians (EFAD) erste Ansätze für eine Begriffsbestimmung der Diätetik (EFAD 2018). Zudem schlägt sich dies in der Bezeichnung von Ausbildungsgängen, Studiengängen, Arbeitsfeldern oder Berufsbezeichnungen nieder. Betrachtet man deren Inhalte oder die Inhaber*innen einer Berufsbezeichnung, die den Begriff Diätetik enthalten, fällt auf, dass

16 Begriffsverständnis und Definitionen

sie als „healthcare professionals" primär die Anwendung und Umsetzung (ernährungs-) wissenschaftlicher Erkenntnisse zum Handlungsgegenstand haben.

Unter Berücksichtigung der hier skizzierten historischen Entwicklung, der Verwendung des Begriffes Diätetik als Bezeichnung von Ausbildungs- und Studiengängen, Berufsbezeichnungen sowie Arbeitsfeldern wurde der Begriff der Diätetik im vorliegenden Bezugsrahmen bereits 2015 neu definiert und als Handlungswissenschaft verortet (VDD 2015). Handlungswissenschaft meint dabei, dass Wissensbestände aus verschiedenen Wissenschaftsbereichen aufgegriffen und in einem spezifischen Handlungsfeld reflektiert und nutzbar gemacht sowie eigene wissenschaftliche Erkenntnisse generiert werden. Damit wird auch eigene Forschung über handlungsrelevante Gegenstände zur Aufgabe der Diätetik. Die Diätetik als Handlungswissenschaft mit eigenen Theorien, Modellen, Methoden und Techniken definiert sich als multidisziplinäre Handlungswissenschaft[1]. Wie die Handlungswissenschaft Pflegewissenschaft ist auch die Diätetik in der Bewältigung ihrer eigenen Problemstellungen und ihrer Aufgaben sowie in der Reflexion theoretischer Grundlagen auf einen Austausch mit benachbarten Wissenschaftsdisziplinen angewiesen (Remmers 1999). Die Diätetik wendet nicht nur Wissen an, sondern gewinnt ihr Wissen im Sinne einer Handlungswissenschaft durch den reflexiven Einbezug der verschiedenen Wissensfragmente der Bezugswissenschaften unter Berücksichtigung ihres genuinen Handlungsfeldes und der Bewältigung ihrer eigenen Problemstellungen. Ebenso treffen Kriterien praktisch orientierter Wissenschaften (Wieland 2013, 1985) auf die Diätetik zu, insbesondere das theoretische Wissen als Basis für das Einzelfallwissen sowie die Begründung und Rechtfertigung von Handlungen unter besonderen Voraussetzungen. Hinter diesem Ansatz lässt sich die doppelseitige Strukturlogik (Nestmann et al. 2004) der Diätetik bzw. im Handeln von Ernährungstherapeut*innen verorten (Lang 2015). Weiterhin existieren in der Diätetik eine Mehrschichtigkeit von Aufgaben und eine Mehrdimensionalität von Handlungsorientierungen, wie beispielsweise einerseits der direkte Fallbezug in der Ernährungsberatung und andererseits die administrativen Aufgaben im Verpflegungsmanagement, welche die Diätetik als multidisziplinäre Handlungswissenschaft ausweisen (Ohlrich-Hahn und Buchholz 2022; VDD 2015; Lang 2015; Remmers 1999).

▶ Das Verständnis von Diätetik im Kontext des G-NCP lehnt sich stark an den englischsprachigen Begriff „dietetics" an, in welchem die normale Ernährung („regular diet") mit speziellen Ernährungsformen („therapeutic diet") verschmilzt und zugleich alle weiteren ernährungstherapeutischen Maßnahmen inkludiert, die erforderlich sind, um den Transfer zu den Betroffenen zu sichern.

---

[1] Der Begriff multidisziplinäre Wissenschaft entstand in Anlehnung an Käppeli (1999) sowie Remmers (1999) und verweist auf das Vorliegen mehrerer Handlungsorientierungen im Handlungsfeld von Ernährungstherapeut*innen, die mit den Anforderungen einer mehrschichtigen Praxis in Hinblick auf die Bewältigung eigener Problemstellungen ausgeleuchtet werden müssen.

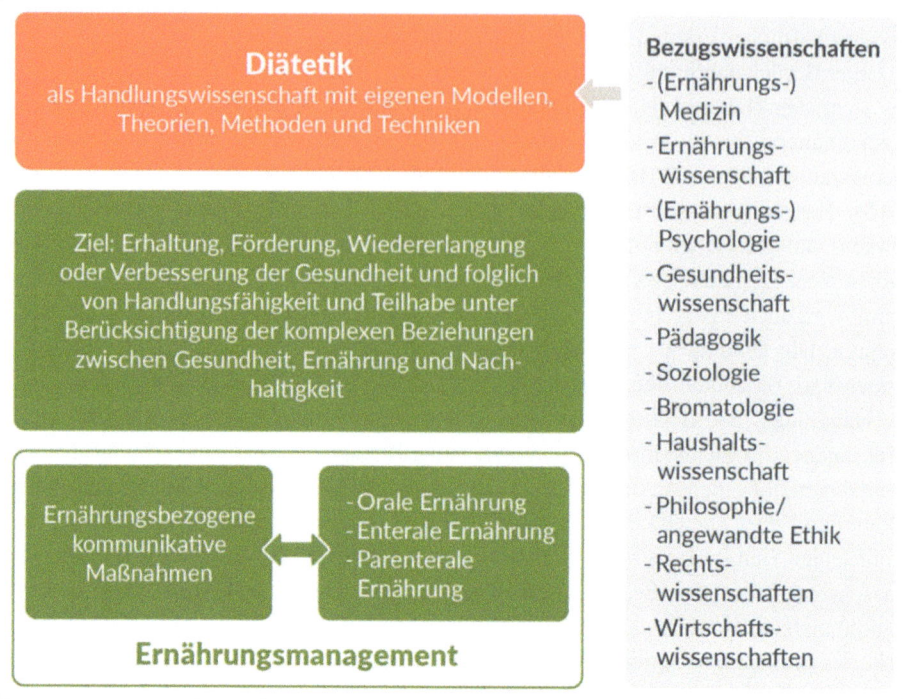

Abb. 16.1 Taxonomie zentraler Termini in der Diätetik (modifiziert nach VDD 2015)

Als Bezugswissenschaften für die Diätetik sind dabei besonders die (Ernährungs-) Medizin, Ernährungswissenschaft, (Ernährungs-)Psychologie sowie die Geistes- und Sozialwissenschaften (Soziologie, Pädagogik) von großer Bedeutung. Die Handlungswissenschaft Diätetik nutzt und reflektiert handlungsrelevantes Wissen aus den Natur-, Geistes- und Sozialwissenschaften (Abb. 16.1).

16.2 Diät

▶ Diät ist die temporär oder auf Dauer angelegte, gerichtete orale Zufuhr von Lebensmitteln mit dem Ziel der Beeinflussung des Gesundheits- oder Leistungszustandes.

Der Begriff „Diät" lehnt sich an den Begriff „therapeutic diet" (Cederholm et al. 2017) an. Eine Diät ist Bestandteil der Ernährungstherapie und muss bei Bedarf mit kommunikativen Maßnahmen kombiniert werden, z. B. in Form einer Ernährungsberatung

16 Begriffsverständnis und Definitionen

oder -aufklärung, die Betroffene (direkt oder indirekt[2]) dazu befähigt, diese Diät umzusetzen.

> **Modifizierung der Ernährung im Rahmen einer Diät**
> Bei einer Diät werden die oral zugeführten Lebensmittel (inkl. Flüssigkeiten) so modifiziert, dass sie therapeutische Wirkung entfalten können. Hierzu wird das Angebot natürlicher Lebensmittel hinsichtlich
>
> - Energie- und Nährstoffgehalt und/oder
> - Lebensmittelauswahl und/oder
> - Zubereitung und/oder
> - Konsistenz und/oder
> - Mahlzeitenfrequenz
>
> so verändert, dass bestimmte Makronährstoffe, Wasser, Mikronährstoffe, sekundäre Pflanzenstoffe und Ballaststoffe vermehrt oder vermindert und, je nach Situation, Allergene oder unerwünschte Inhaltsstoffe vermieden oder vermindert aufgenommen werden (VDD 2015).

Weiterhin zählt dazu der Einsatz diätetischer Lebensmittel für besondere medizinische Zwecke (EU 603/2023), wie z. B. oral bilanzierte Diäten, Aminosäuremischungen sowie Nahrungsergänzungsmittel (Cederholm et al. 2017; VDD 2015; Valentini et al. 2013) und „functional food" (Cederholm et al. 2017; VDD 2015). Neben der therapeutischen Ausrichtung kann eine Diät auch im Rahmen der Ernährung von Sportler*innen Anwendung finden. Hier dient sie dem Ermöglichen bzw. der Verbesserung sportlicher Leistungen vor, während und nach dem Training oder Wettkämpfen.

Der „Leitfaden Ernährungstherapie in Klinik und Praxis (LEKuP)" verwendet anstelle des Begriffes Diät „Ernährungstherapie bei …" (gefolgt von einer Erkrankung oder medizinischen Indikation). Bei vielen Erkrankungen wird darauf verwiesen, dass eine Vollkost unter Berücksichtigung von ernährungstherapeutischen Besonderheiten geeignet und wirksam ist (Hauner et al. 2019). Im Sinne der oben genannten Definition von Diät übernehmen die Vollkost(formen) die Funktion einer Diät, auch wenn sie im LEKuP nicht als solche bezeichnet werden.

---

[2] Direkt meint die kommunikativen Maßnahmen, die Betroffene unmittelbar adressieren, z. B. die Ernährungsberatung eines Menschen mit einer onkologischen Erkrankung. Indirekt meint die kommunikativen Maßnahmen, die Personen (oder Personengruppen) adressieren, die dafür Sorge tragen, dass Betroffene die Diät erhalten, beispielsweise die Ernährungsberatung von Eltern zur praktischen Umsetzung der Phenylketonurie-Diät (PKU-Diät) ihres Kindes.

16.3 Ernährungstherapie

▶ Ernährungstherapie umfasst alle ernährungsbezogenen Maßnahmen zur Restitution von Gesundheit und zur Wiedererlangung des Handlungsvermögens von Patientinnen und Patienten.

Bei Ernährungstherapie handelt es sich um eine Ernährungsintervention mit therapeutischer Ausrichtung (Cederholm et al. 2017; Valentini et al. 2013). Sie richtet sich folglich an Menschen, die eine Krankheit oder Gesundheitsstörung aufweisen. Ernährungstherapie basiert auf dem biopsychosozialen Modell der International Classification of Functioning, Disability and Health (ICF) und umfasst gezielte, definierte und individualisierte Ernährungsmaßnahmen (VDD 2015).

16.4 Ernährungsintervention

▶ Ernährungsintervention durch Ernährungstherapeut*innen umfasst alle Formen des Handelns und dabei eingesetzte Maßnahmen inkl. Methoden, Techniken und Mittel, die verwendet werden, um Ernährungsprobleme zu lösen. Ernährungsintervention wird mit der Absicht angewendet, ernährungsbezogene Verhaltensweisen, Bedingungen oder Faktoren der Umwelt von Einzelpersonen oder Gruppen zu verändern.

Diese Definition gründet sich auf das Wortverständnis des lateinischen Begriffs „interventio", was sich mit Dazwischenkommen, Eingriff oder Vermittlung übersetzen lässt. Wenn für die medizinische Praxis gilt, dass eine Intervention den Einsatz jeder Maßnahme zur Prävention, Gesundheitsförderung, Heilung, Rehabilitation oder Linderung von Krankheiten im Sinne eines Einschreitens bedeutet (Pschyrembel online o. J.), dann präzisiert die o. g. Definition „Ernährungsintervention" das Einschreiten durch Ernährungstherapeut*innen mit dem Fokus auf Ernährungsprobleme. Sie lehnt sich an die Definitionen der Academy of Nutrition and Dietetics (AND 2021) und der British Dietetic Association (BDA 2020) an. Ernährungsintervention ermöglicht eine Einflussnahme auf den Ernährungs- und Gesundheitszustand. Sie führt zu direkten Ernährungs- und Gesundheitsstatus-Outcomes und kann auch einen Beitrag zu wertebasierten Outcomes der Nutzenenden sowie zum gesundheitsökonomischen Outcome leisten (siehe Abschn. 5.5).

Ernährungsintervention
- Erfolgt mit Hilfe herkömmlicher oraler Ernährung (Diät) oder künstlicher Ernährung (enterale, parenterale Ernährung) (Cederholm et al. 2017; Valentini et al. 2013), die
- durch geeignete kommunikative Maßnahmen (Information, Aufklärung, Schulung, Beratung) begleitet werden. Die kommunikativen Maßnahmen adressieren entweder die betroffene Person, ihre Bezugspersonen, pflegende An- und Zugehörige oder professionell Pflegende (VDD 2015).

16.5 Ernährungsinterventionsplan

▶ Beim Ernährungsinterventionsplan handelt es sich um den für eine bestimmte Situation und Person oder Gruppe definierten Interventionsplan in der Ernährungstherapie oder Ernährungsprävention.

Im Ernährungsinterventionsplan werden alle Informationen zur Umsetzung der ernährungstherapeutischen (Cederholm et al. 2017) oder ernährungspräventiven Maßnahmen definiert, die durch Ernährungstherapeut*innen eigenverantwortlich oder in Zusammenarbeit mit anderen Akteuren durchgeführt werden. Die Umsetzung des Ernährungsinterventionsplanes wird durch den/die Ernährungstherapeut*in monitoriert, ggf. adaptiert und evaluiert sowie dokumentiert.

16.6 Ernährungstherapieplan

▶ Beim Ernährungstherapieplan handelt es sich um den individuell definierten, auf die Ernährungstherapie einer Person ausgerichteten Interventionsplan.

Der Ernährungstherapieplan stellt eine Form des Ernährungsinterventionsplans dar, der speziell die Ernährungstherapie adressiert (Abschn. 16.5).

16.7 Ernährungskommunikation

▶ Die Ernährungskommunikation ist Bestandteil einer Ernährungsintervention zur Umsetzung ernährungsbezogener Maßnahmen in Gesundheitsförderung, Prävention, Therapie und Rehabilitation.

> **Interventionslogiken in der Ernährungskommunikation**
> Ernährungskommunikation beinhaltet vier Interventionslogiken:
>
> 1. Ernährungsinformation
> 2. Ernährungsaufklärung
> 3. Ernährungseduktion (Schulung/Anleitung)
> 4. Ernährungsberatung

Allen Interventionslogiken liegen ein Personen- und Situationsbezug zugrunde, um Handlungsfähigkeit, Autonomie und Teilhabemöglichkeiten zu sichern oder wiederherzustellen (Schaeffer und Dewe 2012). Sie werden sowohl im Kontext von Ernährung (Diedrichsen 1993) als auch im gesundheitswissenschaftlichen Kontext diskutiert (Ohlrich-Hahn und Buchholz 2022; Buchholz 2015; Schaeffer und Dewe 2012).

In Anlehnung an Schaeffer und Dewe (2012) sind diese 4 Interventionslogiken nicht identisch. Sie verbindet als Gemeinsamkeit der Aspekt der Kommunikation, zugleich müssen sie jedoch differenziert betrachtet werden. In Verbindung mit Ernährung werden sie je nach Zielsetzung ausgewählt. Auf Grundlage der jeweiligen Interventionslogik werden die speziellen ernährungsbezogenen kommunikativen Maßnahmen zur Umsetzung in der Ernährungsintervention abgeleitet.

16.7.1 Ernährungsinformation

▶ Ernährungsinformation beinhaltet die Bereitstellung von Informationen (Daten, Fakten und Wissen) im Kontext von Ernährung, um bei Nutzenden das individuelle Wissensrepertoire zu aktualisieren und zu erweitern.

Ohne spezifisch auf einen bestimmten Personenkreis zugeschnitten zu sein, besteht das Ziel der Ernährungsinformation in einer Wissenserweiterung. Sie wird mit der Absicht eingesetzt, die gesellschaftlichen Teilhabemöglichkeiten der Nutzenden zu sichern (VDD 2015; Schaeffer und Dewe 2012). Ein Beispiel dafür sind die lebensmittelbezogenen Ernährungsempfehlungen der Deutschen Gesellschaft für Ernährung e. V. (DGE 2024).

16.7.2 Ernährungsaufklärung

▶ Ernährungsaufklärung geht von einem Wissensdefizit (Risiko) einer bestimmten Person oder eines bestimmten Adressatenkreises aus und interveniert mit didaktischen Methoden bzw. milieuspezifischen Konzepten, um eine Wissenserweiterung sowie Handlungs- und Verhaltensänderung zu bewirken.

Die Interventionslogik Ernährungsaufklärung weist eine große Schnittmenge zur Ernährungsinformation auf, unterscheidet sich aber in mehrfacher Hinsicht (VDD 2015, Schaeffer und Dewe 2012). Grundsätzlich dient Aufklärung ebenso wie Information der Wissenserweiterung, jedoch richtet sie sich an bestimmte Adressatenkreise. Hierbei wird ein individuelles oder kollektives Wissensdefizit unterstellt und mithilfe didaktischer Methoden sowie mit zielgruppenspezifischen bzw. milieuspezifischen Konzepten interveniert. Aufklärung geht also primär von Risiken aus, denen Einzelne oder eine Gruppe ausgesetzt sind.

▶ Ernährungsaufklärung zielt im Gegensatz zur Ernährungsinformation nicht nur auf Wissenserweiterung, sondern auch auf eine Handlungs- bzw. Verhaltensänderung ab (VDD 2015; Schaeffer und Dewe 2012).

16.7.3 Ernährungsedukation

▶ Ernährungsedukation ist ein systematisch gestalteter Lehr- und Lernprozess, in dem Nutzende an individuellen Problemlagen und Ressourcen orientiert alltagspraktische Handlungskompetenzen mit Ernährungsbezug (wieder) erwerben und (wieder) anwenden. Sie verfolgt das Ziel, das Selbst- und Krankheitsmanagement zu verbessern.

Synonyme für Ernährungsedukation sind Ernährungsschulung oder Ernährungsanleitung. Diese können für Einzelpersonen oder als Gruppenmaßnahme durchgeführt werden.

Die Edukation von Patient*innen ist ein Kernbestandteil praktischer Arbeit aller Gesundheitsberufe (VDD 2015; Redman 2009) und kommt somit auch in der Diätetik zum Tragen. Grundsätzlich kann die Ernährungsschulung sowohl in der Therapie als auch in der Prävention und Gesundheitsförderung eingesetzt werden. Darunter fallen z. B. strukturierte Schulungen im Rahmen von Disease Management Programmen (DMP), Reha-Therapiestandards (RTS) der Deutschen Rentenversicherung Bund oder Schulungen im Kontext des Leitfadens Prävention. Die Befähigung zur Aneignung praktischer Kompetenzen für die Ernährung, z. B. als Anleitung zur Zubereitung von Speisen und Mahlzeiten, entspricht ebenso dieser Interventionslogik (VDD 2015).

16.7.4 Ernährungsberatung

▶ Ernährungsberatung ist individuell und befähigt zu einem situationsangepassten und unabhängigen Ernährungshandeln. Sie zielt auf die Förderung von Handlungskompetenzen zur Problembewältigung und unterstützt Problemlösungsprozesse durch Erarbeitung von Bewältigungsmöglichkeiten und Kompetenzförderung unter Mobilisierung der persönlichen und sozialen Ressourcen.

Ernährungsberatung kann Elemente der anderen kommunikativen Interventionslogiken Ernährungsinformation, -aufklärung und -schulung integrieren (Buchholz 2015; VDD 2015). Keinesfalls ist Ernährungsberatung mit bloßer Informationsweitergabe gleichzusetzen (Schaeffer und Dewe 2012).

Ernährungsberatung unterstützt die Bearbeitung von Anforderungen, die Bewältigung von Problemen, den Erhalt und das Wiedererlangen von Gleichgewicht und Handlungsfähigkeit nach Krisen und kritischen Lebensereignissen sowie das Arrangement mit dem Unveränderbaren und hilft, die Therapie umzusetzen. Sie ist dabei Entwicklungsanregung und (zeitweilige) Lebenslaufbegleitung (VDD 2015; Nestmann 2007).

▶ Bei der Ernährungsberatung handelt es sich um eine eigenständige Interventionslogik, die unabhängig davon angewendet wird, ob die Zielpersonen gesund oder krank sind.

Die Funktionen sind dabei meist miteinander verwoben und treten je nach Beratungsziel in unterschiedlichen Anteilen in den Vorder- bzw. Hintergrund. Steht beispielsweise die Bewältigung von Krankheit im Mittelpunkt, so bedarf es auch der Gesundheitsinformation und der Entwicklung neuer Kompetenzen im Bewältigungsprozess, gleichzeitig aber auch präventiver Anteile sowie der Verbesserung künftiger Krankheitsbewältigung (VDD 2015; Nestmann 2007).

In Bezug auf die Begriffsbildung hat dies zur Folge, dass sich die bis dato v. a. im Leistungsrecht vorgenommene Unterteilung in Diätberatung oder Ernährungstherapie als Beratung von kranken Personen und Ernährungsberatung als Beratung von gesunden Personen als nicht vorteilhaft erweist (Buchholz 2015; VDD 2015). Zum einen sind Gesundheit und Krankheit nicht eindeutig abgrenzbar (Antonovsky 1987). Damit kann ein biomedizinisches Verständnis von Gesundheit und Krankheit zugunsten des salutogenetischen Ansatzes verlassen werden. Zum anderen interveniert (Ernährungs-)Beratung auf Basis gleicher Theorien und Modelle mit den gleichen Mitteln und Methoden und kann sich im dargelegten Verständnis sowohl an gesunde als auch akut erkrankte und chronisch kranke Menschen richten (VDD 2015; Faltermaier 2004). Schlussfolgernd findet sich Ernährungsberatung sowohl im Bereich Prävention und Gesundheitsförderung als auch als integraler Bestandteil der Ernährungstherapie (Buchholz 2015; VDD 2015; Lang 2015; Valentini et al. 2013; Gölz 1997).

▶ Dadurch wird die bisherige Unterteilung in Diätberatung und Ernährungsberatung oder in Ernährungsberatung und Ernährungstherapie obsolet. Sie ist nicht sinnvoll, weil sie die begriffliche Schärfung im Handlungsfeld erschwert (Buchholz 2015; VDD 2015).

Innerhalb dieser Perspektive initiiert Beratung mittels interaktiver Kommunikation einen Lernprozess zur Umsetzung der Ernährungstherapie. Die Therapie selbst ist die adäquate (orale und/oder enterale und/oder parenterale) Ernährung und soll mittels Beratung umgesetzt werden. Beratung hat damit nicht die Aufgabe der Heilung selbst (Nestmann 2007), sondern trägt mittels einer intervenierenden und präventiv helfenden Beziehung maßgeblich dazu bei, die verordnete Therapie durchzuführen. Ihre Wirkung entfaltet sich grundsätzlich weniger in den Beratungseinheiten, sondern dazwischen oder danach (Nestmann 2007). Dabei stehen Problemlöseprozesse und Entscheidungsfindung sowie Empowerment und Partizipation im Mittelpunkt. Eine Ernährungsberatung leistet somit konkrete Hilfe, „in Bezug auf eine Frage oder ein Problem an Orientierung, Klarheit, Wissen [und] an Bearbeitungs- und Bewältigungskompetenzen zu gewinnen" (Nestmann und Sickendiek 2005). Beratung als „helfende Kommunikation" (Schaeffer und Dewe 2012) leistet also „Hilfe zur Selbsthilfe" (Boland 1993).

▶ Aufgabe der Beratung als kommunikative Interventionsform in der Ernährungstherapie ist „nicht die Heilung selbst, sondern Ermöglichung, Vermittlung, Unterstützung, Sicherung von Heilung durch Förderung von Ressourcen" (Nestmann 2007).

16.8 Ernährungsmanagement

▶ Das Ernährungsmanagement koordiniert auf institutioneller Ebene alle Prozesse und Tätigkeiten, die gewährleisten, dass sich jede in einer bzw. durch eine Institution betreute Person gemäß ihrem ernährungsphysiologischen Bedarf, ihren Bedürfnissen und ihrer gesundheitlichen Situation entsprechend ernähren kann bzw. ernährt wird.

Ernährungsmanagement umfasst im Sinne der ESPEN- und DGEM-Leitlinien (Cederholm et al. 2017; Valentini et al. 2013) alle Aufgaben, die die Struktur und Organisation der Ernährungsversorgung der jeweils zu betreuenden Personen betreffen. Zur Sicherstellung der Energie- und Nährstoffversorgung in der institutionalisierten Gesundheitsversorgung müssen verschiedenste Maßnahmen geplant, implementiert und evaluiert werden. Ernährungsmanagement wird als interdisziplinäre Aufgabe verstanden, bei der Vertreter*innen der Einrichtungsleitung, verschiedene Gesundheitsberufe (v. a. Ernährungstherapeut*innen, Ärzt*innen, Pflegefachpersonen, Apotheker*innen) und Küchenpersonal zusammenarbeiten. Im Ernährungsmanagement gibt es Aufgaben, die von mehreren Berufsgruppen als Poolkompetenzen erbracht werden können, jedoch bringt auch jede Berufsgruppe spezielle Kompetenzen ein, die ihr als Kernaufgaben zugeordnet werden sollten (Ohlrich-Hahn und Beyer-Reiners 2025). Der Organisation, dem Management von

Prozessen und der Koordination der verschiedenen Akteure und Organisationseinheiten kommt daher unter Berücksichtigung biomedizinischer, individueller und gruppenbezogener Bedürfnisse sowie betrieblicher und rechtlicher Rahmenbedingungen eine besondere Bedeutung zu.

> **Betandteile des Ernährungsmanagements**
> - Die Koordination patientennah ablaufender Prozesse, wie das Mangelernährungsscreening, die Indikationsstellung und Anforderung für Ernährungstherapie sowie deren Durchführung inkl. Ernährungssupport und Bereitstellung dafür benötigter Spezialprodukte (orale Nahrungssupplemente, enterale/parenterale Ernährung), die Kostformverordnung und die Sicherung einer angemessenen Ernährungsumgebung (Meal Environment). Zugleich werden die verantwortlichen und beteiligten Akteure definiert. Häufig kommen dabei Standard Operating Procedures (SOP's) zur Anwendung.
> - Das Verpflegungsmanagement auf Ebene einer Institution zur Bereitstellung und/oder Herstellung der jeweils notwendigen Lebensmittel, Speisen und Gerichte für die übliche Ernährungsversorgung in Form einer normalen Ernährung („regular hospital diet") oder einer speziellen Diät („therapeutic diet").
> - Das Schnittstellenmanagement zur Abstimmung zwischen patientennahen Aufgaben und Verpflegungsmanagement sowie zur Überleitung in ein anderes Therapiesetting.

16.9 Definitionen alphabetisch

Die nachstehend in der Tab. 16.1 aufgeführten Definitionen werden im Buch in unterschiedlichen Kapiteln bereits mit ihren Ableitungen aufgeführt. Aus Gründen der Übersichtlichkeit sind sie hier unter Angabe des Abschnittsverweises zusammengefasst.

16 Begriffsverständnis und Definitionen

Tab. 16.1 Definitionen in alphabetischer Reihenfolge

Definition	Abschnittsverweis
Clinical Reasoning Clinical Reasoning umfasst Denkprozesse, die das Handeln von Ernährungstherapeut*innen in der beruflichen Praxis leiten, wodurch zum einen therapeutische Entscheidungen herbeigeführt und zum anderen berufliche Handlungssituationen reflektiert werden können	3.4.1
Diät Diät ist die temporär oder auf Dauer angelegte, gerichtete orale Zufuhr von Lebensmitteln mit dem Ziel der Beeinflussung des Gesundheits- oder Leistungszustandes	16.2
Diätetik Diätetik ist eine Handlungswissenschaft, die Erkenntnisse ihrer Bezugswissenschaften im Hinblick auf professionelles Handeln in Therapie, Rehabilitation, Prävention und Gesundheitsförderung reflektiert sowie neue Erkenntnisse generiert, um ernährungsbezogene Maßnahmen bei gesunden und erkrankten Individuen oder Bevölkerungsgruppen zu leisten	16.1
Durchführung der Ernährungsintervention Bei der Durchführung der Ernährungsintervention setzen Ernährungstherapeut*innen auf Basis ihrer Planungsüberlegungen die Maßnahmen zur Lösung der Ernährungsprobleme um. Sie steuern die Intervention durch interventionsbegleitendes Monitoring und interventionsimmanente Reflexion	5.4.1
Ernährungsassessment Das Ernährungsassessment ist die systematische Erhebung, Sammlung, Gruppierung, Analyse und Bewertung von Informationen durch Ernährungstherapeut*innen, um Aussagen über den Ernährungszustand sowie die Art und Ursachen von Ernährungsproblemen einer Person oder einer Gruppe treffen zu können	5.1.1
Ernährungsaufklärung Ernährungsaufklärung geht von einem Wissensdefizit (Risiko) einer bestimmten Person oder eines bestimmten Adressatenkreises aus und interveniert mit didaktischen Methoden bzw. milieuspezifischen Konzepten, um eine Wissenserweiterung sowie Handlungs- und Verhaltensänderung zu bewirken	16.7.2
Ernährungsberatung Ernährungsberatung ist individuell und befähigt zu einem situationsangepassten und unabhängigen Ernährungshandeln. Sie zielt auf die Förderung von Handlungskompetenzen zur Problembewältigung und unterstützt Problemlösungsprozesse durch Erarbeitung von Bewältigungsmöglichkeiten und Kompetenzförderung unter Mobilisierung der persönlichen und sozialen Ressourcen	16.7.4
Ernährungsdiagnose Die Ernährungsdiagnose stellt eine zusammenfassende Beurteilung dar, bei der Ernährungstherapeut*innen Ernährungsprobleme systematisch beschreiben, um auf Ansatzpunkte für die Planung und Durchführung der Intervention sowie deren Erfolgsbewertung schlussfolgern zu können	5.2.1

(Fortsetzung)

Tab. 16.1 (Fortsetzung)

Definition	Abschnittsverweis
Ernährungsedukation Ernährungsedukation ist ein systematisch gestalteter Lehr- und Lernprozess, in dem Nutzende an individuellen Problemlagen und Ressourcen orientiert alltagspraktische Handlungskompetenzen mit Ernährungsbezug (wieder) erwerben und (wieder) anwenden. Sie verfolgt das Ziel, das Selbst- und Krankheitsmanagement zu verbessern	16.7.3
Ernährungsinformation Ernährungsinformation beinhaltet die Bereitstellung von Informationen (Daten, Fakten und Wissen) im Kontext von Ernährung, um bei Nutzenden das individuelle Wissensrepertoire zu aktualisieren und zu erweitern	16.7.1
Ernährungsintervention Ernährungsintervention durch Ernährungstherapeut*innen umfasst alle Formen des Handelns und dabei eingesetzte Maßnahmen inkl. Methoden, Techniken und Mittel, die verwendet werden, um Ernährungsprobleme zu lösen. Ernährungsintervention wird mit der Absicht angewendet, ernährungsbezogene Verhaltensweisen, Bedingungen oder Faktoren der Umwelt von Einzelpersonen oder Gruppen zu verändern	16.4
Ernährungsinterventionsplan Beim Ernährungsinterventionsplan handelt es sich um den für eine bestimmte Situation und Person oder Gruppe definierten Interventionsplan in der Ernährungstherapie oder Ernährungsprävention	16.5
Ernährungskommunikation Die Ernährungskommunikation ist Bestandteil einer Ernährungsintervention zur Umsetzung ernährungsbezogener Maßnahmen in Gesundheitsförderung, Prävention, Therapie und Rehabilitation	16.7
Ernährungsmanagement Das Ernährungsmanagement koordiniert auf institutioneller Ebene alle Prozesse und Tätigkeiten, die gewährleisten, dass sich jede in einer bzw. durch eine Institution betreute Person gemäß ihrem ernährungsphysiologischen Bedarf, ihren Bedürfnissen und ihrer gesundheitlichen Situation entsprechend ernähren kann bzw. ernährt wird	16.8
Ernährungsproblem Ein Ernährungsproblem stellt eine Situation mit Ernährungsbezug dar, die eine Person ohne professionelle Unterstützung nicht mit eigenem Ernährungshandeln überwinden kann	4.3.2
Ernährungstherapeut*in Bei einer Ernährungstherapeutin/einem Ernährungstherapeuten handelt es sich um eine für die Ausübung der Diätetik ausgebildete, staatlich anerkannte Person, die ernährungsbezogene Maßnahmen in Therapie, Rehabilitation, Prävention und Gesundheitsförderung bei Einzelpersonen und Gruppen auf der Grundlage wissenschaftlicher Erkenntnisse und prozessgeleiteten Handelns durchführt. Ernährungstherapeuten/Ernährungstherapeutinnen reflektieren wissenschaftliche Erkenntnisse und generieren Wissen sowohl in Bezug auf ihr eigenes professionelles Handeln als auch in Bezug auf ihr spezifisches Handlungsfeld	2.3

(Fortsetzung)

Tab. 16.1 (Fortsetzung)

Definition	Abschnittsverweis
Ernährungstherapie Ernährungstherapie umfasst alle ernährungsbezogenen Maßnahmen zur Restitution von Gesundheit und zur Wiedererlangung des Handlungsvermögens von Patientinnen und Patienten	16.3
Ernährungstherapieplan Beim Ernährungstherapieplan handelt es sich um den individuell definierten, auf die Ernährungstherapie einer Person ausgerichteten Interventionsplan	16.6
Evaluation der Ernährungsintervention Bei der Evaluation beurteilen Ernährungstherapeut*innen das durch die Ernährungsintervention erreichte Outcome der Nutzenden und führen eine rückblickende Reflexion ihres Handelns über alle Prozessschritte des G-NCP durch	5.5.1
Evidenzbasierte diätetische Praxis Evidenzbasierte diätetische Praxis bedeutet, Fragen zu stellen, um systematisch Forschungsergebnisse zu finden und sich mit der Gültigkeit, Anwendbarkeit und Bedeutung dieser Evidenz auseinanderzusetzen. Ernährungstherapeut*innen wägen evidenzbasierte Informationen mit ihrem Fachwissen und ihrer therapeutischen Erfahrung (Urteilsvermögen) sowie mit den individuellen Werten und Umständen des Nutzenden oder der Gemeinschaft ab, um die therapeutische Entscheidungsfindung in der Diätetik zu steuern	3.3
German-Nutrition Care Prozess Der G-NCP dient der systematischen Problemlösung und wird von Ernährungstherapeut*innen angewendet, um mittels kritischem Denken Entscheidungen treffen zu können, die es ermöglichen, ernährungsbezogene Probleme qualitätskontrolliert zu lösen und damit zu einer sicheren, effektiven und hochwertigen gesundheitlichen Versorgung beizutragen	4.1.1
Kritisches Denken Kritisches Denken objektiviert therapeutische Entscheidungen in der Diätetik und ermöglicht deren Reflexion. Das Verlassen der eigenen Perspektive und die Einhaltung einer kritischen Distanz zu den eigenen Bewertungen befähigt Ernährungstherapeut*innen, mögliche Fehler zu erkennen, Routinen zu hinterfragen und Alternativen ableiten zu können	3.4.2
Monitoring der Ernährungsintervention Monitoring ist die geplante, systematische Messung und Beurteilung ausgewählter Werte zu definierten Zeitpunkten im Verlauf der Intervention. Aufgrund des Monitorings entscheiden Ernährungstherapeut*innen, ob die Intervention wie geplant fortgesetzt wird oder angepasst werden muss	5.4.6
Planung der Ernährungsintervention Bei der Interventionsplanung antizipieren Ernährungstherapeut*innen die Intervention. Sie entscheiden sich für die Interventionsstrategie, leiten die Interventionsziele ab und definieren erwartbare messbare Zielwerte für deren Überprüfung im Rahmen der Evaluation	5.3.1

(Fortsetzung)

Tab. 16.1 (Fortsetzung)

Definition	Abschnittsverweis
Prozessindikatoren Prozessindikatoren im G-NCP sind messbare Daten von Nutzenden, die Ernährungstherapeut*innen durch den Vergleich mit einem definierten Kriterium gemäß evidenzbasierter diätetischer Praxis im Prozessverlauf den jeweiligen Status der/des Nutzenden anzeigen und leitend für therapeutische Entscheidungen werden	4.4.1
Outcomeevaluation Unter Outcomeevaluation wird der systematische Vergleich der Endergebnisse mit dem Ausgangszustand und den durch die Ernährungsintervention angestrebten Zielwerten verstanden, wobei Ernährungstherapeut*innen Prozessindikatoren nutzen, die ihnen zum Zeitpunkt der Evaluation zur Verfügung stehen	5.5.4
Re-Assessment Das Re-Assessment stellt im Verlauf des G-NCP eine Feedbackschleife dar, womit auf das Überprüfen der gestellten Ernährungsdiagnose/n abgezielt wird. Es findet interventionsbegleitend statt	5.1.6
Therapeutische Eigenverantwortlichkeit Therapeutische Eigenverantwortlichkeit in der Diätetik bedeutet selbstständige Steuerung des G-NCP. Dies umfasst eigenverantwortliches Vorgehen beim Assessment, bei der Diagnostik, bei der Planung, Durchführung und Evaluation von Maßnahmen zur Lösung von Ernährungsproblemen im Rahmen des beruflichen Handelns	3.2.1
Therapeutische Entscheidung Eine therapeutische Entscheidung in der Diätetik stellt das Ergebnis der therapeutischen Entscheidungsfindung dar. Sie basiert auf dem Urteilsvermögen von Ernährungstherapeut*innen	3.2.3
Therapeutische Entscheidungsfindung Therapeutische Entscheidungsfindung in der Diätetik ist die Fähigkeit, Ernährungsprobleme von Nutzenden mehrdimensional zu beurteilen, um zu deren Lösung die am besten geeignete Ernährungsintervention ableiten zu können	3.2.2
Vergleichskriterien Vergleichskriterien sind Referenzwerte oder Zielwerte, die eine evidenzbasierte Beurteilung von gemessenen Werten ermöglichen	4.4.2

Literatur

Albu A (1908) Grundzüge der Ernährungstherapie. In: Marcuse J, Strasser A (Hrsg) Physikalische Therapie. 26. Heft. Verlag von Ferdinand Enke, Stuttgart, S 7–81

AND (2021) Academy of Nutrition and Dietetics (Hrsg) Definition of terms list [Online]. https://www.eatrightpro.org/-/media/files/eatrightpro/practice/academy-definition-of-terms-list-feb-2021.pdf?rev=b41f51f329164c74875208836b70bcdb&hash=08BFC8F25A618EC96090FA59CFD87BC4. Zugegriffen am 13.10.2024

Antonovsky A (1987) Unravelling the mystery of health: how people manage stress and stay well. Jossey-Bass-Publishers, San Francisco

BDA (2020) The British Dietetic Association (Hrsg) Model and process for nutrition and dietetic practice [Online]. https://www.bda.uk.com/uploads/assets/1aa9b067-a1c1-4eec-a1318fdc258e0ebb/2020-Model-and-Process-for-Nutrition-and-Dietetic-Practice.pdf. Zugegriffen am 17.07.2024

Boland H (1993) Grundlagen der Kommunikation in der Beratung. Wissenschaftlicher Fachverlag, Gießen

Buchholz D (2015) Diätassistenten und das Handlungsfeld Diät- und Ernährungsberatung: historische Entwicklung, Status quo und Herausforderungen. Verlag Dr, Kovač

Cederholm T, Barazzoni R, Austin P et al (2017) ESPEN guidelines on definitions and terminology of clinical nutrition. Clin Nutr 36(1):49–64

DGE (2024) Gut essen und trinken – die DGE-Empfehlungen [Online]. Deutsche Gesellschaft für Ernährung. https://www.dge.de/gesunde-ernaehrung/gut-essen-und-trinken/dge-empfehlungen/. Zugegriffen am 19.01.2025

Diedrichsen I (1993) Ernährungsberatung. Psychologische Basiskonzepte. Göttingen, Hogrefe

Eckart WU (2021) Geschichte, Theorie und Ethik der Medizin. Springer, Berlin/Heidelberg

EFAD (2018) Academic Standards – 2018 revision – Adopted by EFAD's General Meeting September 2018, European Federation of the Associations of Dietitians. https://www.efad.org/wp-content/uploads/2021/10/efad-academic-standards-revised-june-2018.pdf. Zugegriffen am 27.01.2025

Faltermaier T (2004) Gesundheitsberatung. In: Nestmann F, Engel F, Sickendiek U (Hrsg) Das Handbuch der Beratung. Band 2: Ansätze, Methoden und Felder. Dgvt-Verlag, Tübingen

Gölz C (1997) Gesundheitspsychologische Aspekte des Ernährungsverhaltens: neue Ansätze für die Ernährungsberatung. Verlag Hans Jacobs, Lage

Hauner H, Beyer-Reiners E, Bischoff G et al (2019) Leitfaden Ernährungstherapie in Klinik und Praxis (LEKuP). Aktuelle Ernährungsmedizin 44(06):384–419

Jürgensen S (1912) Diätmodifikation – Diätform. Diätverordnung – Diätdurchführung. In: Brandenburg K (Hrsg) Beihefte zur Medizinischen Klinik. Verlag Urban und Schwarzenberg, Berlin

Käppeli S (1999) Pflegekonzepte. Band 2: Phänomene im Erleben von Krankheiten und Umfeld. Selbstkonzept. Selbstpflegedefizit. Immobilität. Hogrefe

Kotthoff G (1998) Indikation, Ernährungsprinzip, Nährstoffrelation. Deutscher Ärzteverlag, Köln

Lang C (2015) Diätassistenten auf dem Weg zur Profession. Begründungslinien einer professionsspezifischen Interaktionslogik. Wissenschaftlicher Verlag, Berlin

Nestmann F (2007) Beratung im Gesundheitswesen – Maximen und Herausforderungen. In: Matzick S (Hrsg) Zukunftsaufgabe Gesundheitsberatung. Strategien für Gesundheitsberufe. Perspektiven für Patienten und Verbraucher. Jacobs-Verlag, Detmold, S 17–38

Nestmann F, Sickendiek U (2005) Beratung. In: Otto HU, Thiersch H (Hrsg) Handbuch Sozialarbeit, Sozialpädagogik. Ernst Rheinhardt Verlag, München/Basel, S 33–44

Nestmann F, Engel F, Sickendiek U (2004) Beratung – Ein Selbstverständnis in Bewegung. In: Nestmann F, Engel F, Sickendiek U (Hrsg) Das Handbuch der Beratung. Band 1: Disziplinen und Zugänge. dgvt-Verlag, Tübingen, S 33–44

Ohlrich-Hahn S, Beyer-Reiners E (2025) Ernährungsversorgung in stationären Gesundheitseinrichtungen. In: Weimann A, Valentini L, Ohlrich-Hahn S et al (Hrsg) Ernährungsmedizin–Ernährungsmanagement–Ernährungstherapie. Interdisziplinärer Praxisleitfaden für die klinische Ernährung, 3. Aufl. ecomed-Storck GmbH 2025, Landsberg am Lech

Ohlrich-Hahn S, Buchholz D (2022) Der German-Nutrition Care Prozess (G-NCP) mit besonderem Fokus auf die Ernährungsberatung: Update 2022. Ernahrungs Umschau 69(12):M668–MM76

Pschyrembel online (o.J.) Intervention [Online]. https://www.pschyrembel.de/intervention/T01D5/doc/. Zugegriffen am 21.06.2024

Redman BK (2009) Patientenedukation: Kurzlehrbuch für Pflege-und Gesundheitsberufe. Huber, Bern

Remmers H (1999) Pflegewissenschaft und ihre Bezugswissenschaften. Fragen pflegewissenschaftlicher Zentrierung interdisziplinären Wissens. Pflege 1999(12):367–376

Schaeffer D, Dewe B (2012) Zur Interventionslogik von Beratung in Differenz zu Information, Aufklärung und Therapie. In: Schaeffer D, Schmidt-Kaehler S (Hrsg) Lehrbuch Patientenberatung, 2., vollst. überarb. u. erw. Aufl. Huber, Bern, S 59–86

Schlumm F, Müller C (1936) Diätkochbuch: ein Handbuch für die gesamte Diätküche; nach den neuesten wissenschaftlichen Erkenntnissen. Nordhausen am Harz, Heinrich Killinger

Valentini L, Volkert D, Schütz T et al (2013) Leitlinie der Deutschen Gesellschaft für Ernährungsmedizin (DGEM): DGEM Terminologie in der Klinischen Ernährung. Aktuelle Ernährungsmedizin 38:97–111

VDD (2015) Verband der Diätassistenten – Deutscher Bundesverband e.V. VDD-Leitlinie für die Ernährungstherapie und das prozessgeleitete Handeln in der Diätetik. Band 1. Manual für den German-Nutrition Care Process (G-NCP). Pabst Science Publisher, Lengerich

Von Leyden E (1898) Handbuch der Ernährungstherapie und Diätetik. Georg Thieme, Leipzig

Von Leyden E (1904) Handbuch der Ernährungstherapie und Diätetik. Georg Thieme, Leipzig

Wieland W (1985) Strukturwandel der Medizin und ärztliche Ethik. Philosophische Überlegungen zu Grundfragen einer praktischen Wissenschaft. Abhandlungen der Heidelberger Akademie der Wissenschaften. 4. Abhandlung. Carl Winter Universitätsverlag, Heidelberg

Wieland W (2013) Diagnose: Überlegungen zur Medizintheorie. Reprint Edition, Walter de Gruyter

17 Standardisierte Sprache in der Diätetik

Marleen Meteling-Eeken und Sabine Ohlrich-Hahn

Standardisierte Sprache in der Diätetik bedeutet, Begrifflichkeiten für das berufliche Handeln zu entwickeln und perspektivisch verbindlich sowie einheitlich zu verwenden, die von allen Berufsangehörigen in gleicher Weise verstanden und interpretiert werden. Dazu gehören v. a. das Vokabular des G-NCP sowie Terminologien und Klassifikationen. Dies erleichtert und verbessert die intraprofessionelle Verständigung und Zusammenarbeit. Zugleich wird die Koordination und Kooperation zwischen Fachdisziplinen, Institutionen und beteiligten Akteuren besser ermöglicht. Im Zuge der Digitalisierung der Medizin muss die standardisierte Sprache interoperabel zur Verfügung stehen. Dieses Kapitel bildet eine Einheit mit dem folgenden Kap. 18.

17.1 Internationale Klassifikationen der WHO

Die Weltgesundheitsorganisation (WHO) gibt international gültige gesundheitsrelevante Klassifikationen für verschiedene (Kern-)Bereiche heraus. Anders als bei Terminologien werden bei Klassifikationen ähnliche Sachverhalte zu Gruppen oder Klassen zusammengefasst, damit sie für statistische Zwecke geeignet sind (Tab. 17.1).

M. Meteling-Eeken (✉)
Verband der Diätassistenten – Deutscher Bundesverband e. V., Essen, Deutschland
E-Mail: marleen.meteling-eeken@vdd.de

S. Ohlrich-Hahn
Studiengang Diätetik, Fachbereich Agrarwirtschaft und Lebensmittelwissenschaften,
Hochschule Neubrandenburg – University of Applied Sciences, Neubrandenburg, Deutschland
E-Mail: ohlrich@hs-nb.de

Tab. 17.1 Unterschiede zwischen Nomenklaturen/Terminologien und Klassifikationen (BfArM 2024a, b)

Nomenklaturen/Terminologien	Klassifikationen
Nomenklatur: Sammlung von anerkannten Benennungen und Fachwörtern zur Beschreibung eines bestimmten Fachgebietes, wobei eine Terminologie die Gesamtheit der Bennungen eines Fachgebiets umfasst. Beide Begriffe können synonym verwendet werden	Fassen Gruppen oder Klassen von Einzelfällen zusammen
Definierte Begriffe/Konzepte, denen Bezeichnungen zugeordnet werden	Definierte Kategorien, Subkategorien mit Inklusionen und Exklusionen und Hierarchie vom Allgemeinen zum Besonderen
So umfassend und so spezifisch wie möglich zur quantitativen und qualitativen Abdeckung des Fachgebietes	So umfassend wie möglich durch Restklassen wie „sonstige" oder „nicht näher bezeichnet", die aber so wenig wie möglich benutzt werden sollten
Entsprechend dem wissenschaftlichen Erkenntnisfortschritt erweiterbar	Weiterentwicklung und abgeleitete Klassifikationen für spezifische Gesundheitsbereiche
Beispiele Terminologia Anatomica = internationale Nomenklatur, Standard zur Bezeichnung der menschlichen Anatomie SNOMED CT® – Systematized Nomenclature of Medicine – Clinical Terminology (Abschn. 18.4)	Beispiele Klassifikationen der WHO-Familie (Abb. 17.1)

Abb. 17.1 zeigt die sog. Family of International Classifications (WHO-FIC). Diese umfasst Referenzklassifikationen, abgeleitete Klassifikationen und verwandte Klassifikationen (BfArM 2024b; WHO-FIC Family Development Committee 2022). Die drei Referenzklassifikationen umfassen die Kernbereiche Mortalität, Morbidität, Funktionsfähigkeit und Gesundheitsinterventionen. Alle Referenzklassifikationen werden durch die WHO weiterentwickelt und es gibt regelmäßig Updates. Wann diese Updates in national gültige Fassungen überführt werden, obliegt den jeweiligen Ländern. Für die Herausgabe in Deutschland ist das Bundesinstitut für Arzneimittel und Medizinprodukte (BfArM) zuständig.

Die Referenzklassifikation der Gesundheitsinterventionen (ICHI) befindet sich gegenwärtig noch in der Entwicklung. Die WHO baut die ICHI entlang dreier Achsen auf:

1. Target: Ziel einer Aktion.
2. Action: durchgeführte Aktion, auf das Ziel gerichtete Handlung.
3. Means: Techniken, Methoden und Instrumente, die angewendet werden, um die Handlungen durchzuführen, bzw. bei den Handlungen zur Anwendung kommen.

Abgeleitete Klassifikationen werden von der WHO gemeinsam mit Expert*innen-Nutzergruppen aus einer der Referenzklassifikationen für spezifische Gesundheitsbereiche

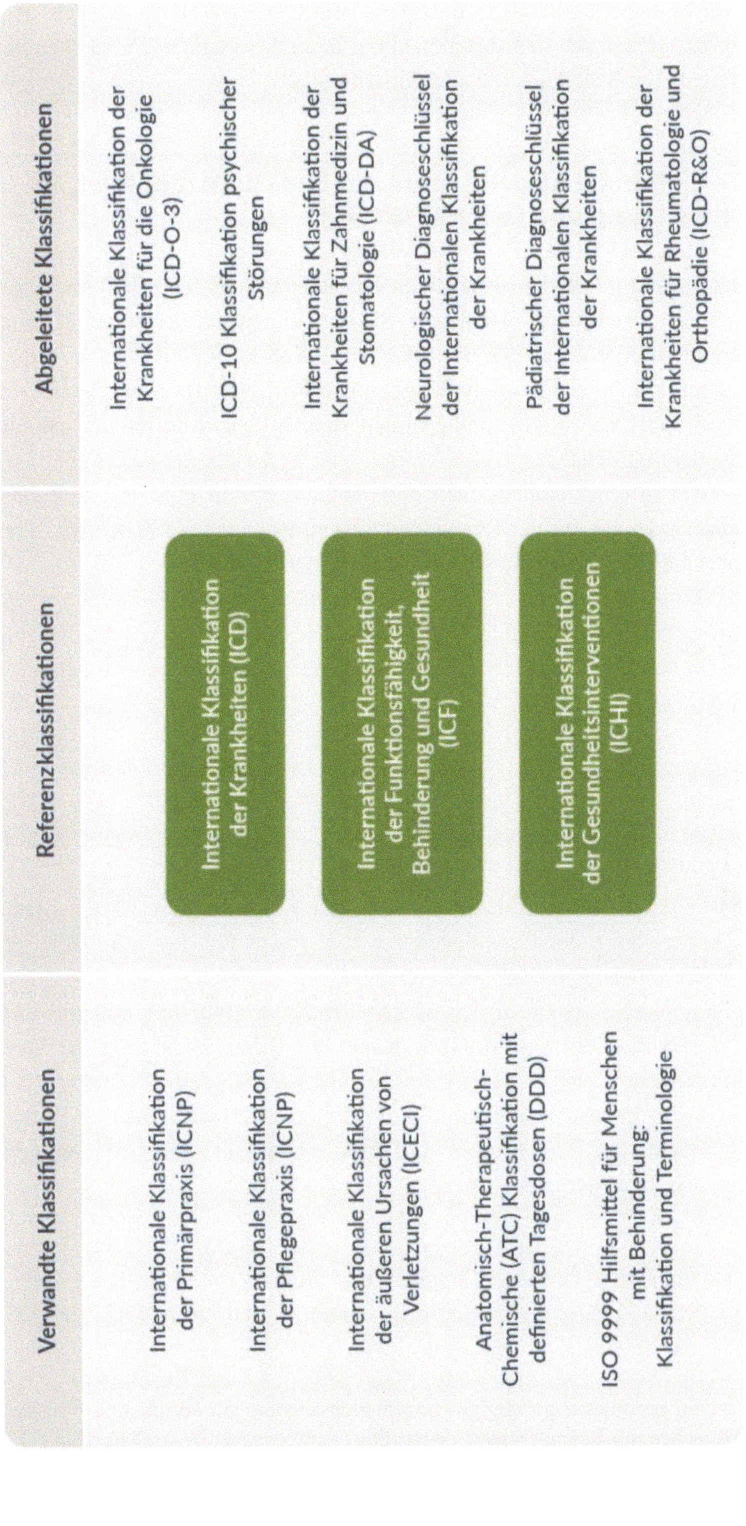

17 Standardisierte Sprache in der Diätetik

Verwandte Klassifikationen	Referenzklassifikationen	Abgeleitete Klassifikationen
Internationale Klassifikation der Primärpraxis (ICNP)	Internationale Klassifikation der Krankheiten (ICD)	Internationale Klassifikation der Krankheiten für die Onkologie (ICD-O-3)
Internationale Klassifikation der Pflegepraxis (ICNP)	Internationale Klassifikation der Funktionsfähigkeit, Behinderung und Gesundheit (ICF)	ICD-10 Klassifikation psychischer Störungen
Internationale Klassifikation der äußeren Ursachen von Verletzungen (ICECI)	Internationale Klassifikation der Gesundheitsinterventionen (ICHI)	Internationale Klassifikation der Krankheiten für Zahnmedizin und Stomatologie (ICD-DA)
Anatomisch-Therapeutisch-Chemische (ATC) Klassifikation mit definierten Tagesdosen (DDD)		Neurologischer Diagnoseschlüssel der Internationalen Klassifikation der Krankheiten
ISO 9999 Hilfsmittel für Menschen mit Behinderung: Klassifikation und Terminologie		Pädiatrischer Diagnoseschlüssel der Internationalen Klassifikation der Krankheiten
		Internationale Klassifikation der Krankheiten für Rheumatologie und Orthopädie (ICD-R&O)

Abb. 17.1 WHO-Familie der Klassifikationen (modifiziert nach BfArM 2024b; WHO-FIC Family Development Committee 2022)

entwickelt. Verwandte Klassifikationen werden nicht von der WHO entwickelt, aber in der Praxis häufig zusammen mit den Referenzklassifikationen genutzt. Sie decken beispielsweise den Bereich der Medikamente oder Hilfsmittel ab.

17.2 Internationale Klassifikation der Funktionsfähigkeit, Behinderung und Gesundheit (ICF)

Die ICF zählt zu den gesundheitsrelevanten Klassifikationen der WHO und ergänzt die ICD um alle Aspekte zu Funktionsfähigkeit. Sie wird angewendet, wenn ein Gesundheitsproblem (Krankheit oder Gesundheitsstörung) im Sinne der ICD vorliegt und die individuelle Beeinträchtigung der Funktionsfähigkeit und Wünsche des Menschen beschrieben und im Hinblick auf Rehabilitation und Eingliederungshilfe monitoriert und evaluiert werden sollen (Keller et al. 2023).

Die ICF bietet in einer einheitlichen und standardisierten Form einen Rahmen, um Gesundheitszustände und mit der Gesundheit zusammenhängende Zustände zu beschreiben. Sie basiert auf dem biopsychosozialen Modell der WHO (Abb. 17.2).

Sowohl die Funktionsfähigkeit als auch die Behinderung eines Menschen ist die Folge einer dynamischen Wechselwirkung oder komplexen Beziehung zwischen Gesundheitsproblem und Kontextfaktoren (Umweltfaktoren und personbezogene Faktoren) (WHO und DIMDI 2005).

> **Material zur ICF**
> - REHADAT[1] – Broschüre über die ICF sowie zwei Videos „REHADAT erklärt ..." (REHADAT 2023a, b, c)
> - Homepage der Bundesarbeitsgemeinschaft für Rehabilitation (BAR) – ausführliche Beschreibung der Grundlagen der ICF sowie ICF-Praxisleitfäden (BAR 2010, 2015, 2016a, b, c, 2021)
> - ICF-Trainingsvideo mit Prof. Dr. Manfred Pretis zur Nutzung und Anwendung der ICF, abrufbar auf dem YouTube-Kanal des Bildungsinstitutes für Soziales und Gesundheit
> - Die derzeit in Deutschland gültige ICF-Version 2005 kann auf den Seiten des Bundesinstituts für Arzneimittel und Medizinprodukte (BfArM) online eingesehen oder heruntergeladen werden

Zum Verständnis von Funktionsfähigkeit und Behinderung existieren zwei grundlegende Modelle, das medizinische und das soziale Modell (Abb. 17.3). Die ICF führt

---

[1] REHADAT ist ein zentrales unabhängiges Informationsangebot zur beruflichen Teilhabe und Inklusion von Menschen mit Behinderungen des Instituts der deutschen Wirtschaft Köln e. V.

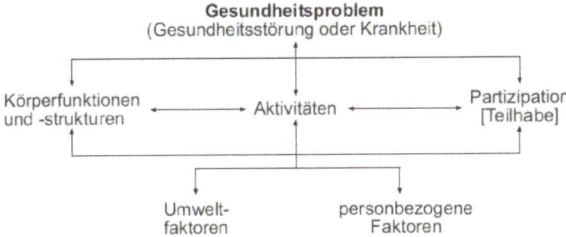

Abb. 17.2 Biopsychosoziales Modell der WHO, alle Rechte liegen bei der WHO (WHO und DIMDI 2005:23)

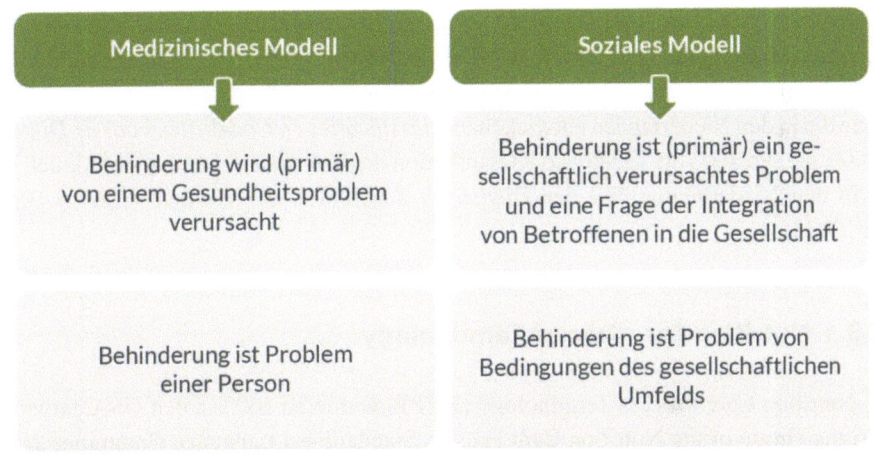

Abb. 17.3 Modelle zum Verständnis von Funktionsfähigkeit und Behinderung

diese unterschiedlichen Perspektiven zusammen und vereint sie im biopsychosozialen Modell auf biologischer, individueller und sozialer Ebene. Mit ihr kann die Funktionsfähigkeit aus verschiedenen Perspektiven beschrieben werden – der Mensch als Körper (Körperfunktionen und Körperstrukturen), das menschliche Handeln (Aktivitäten) und die Teilnahme am gesellschaftlichen Leben (Partizipation [Teilhabe]). Zusammen liefern diese Perspektiven ein aussagekräftiges Bild über die Performanz von Gesundheit und damit über die Auswirkungen eines gesundheitlichen Problems auf unterschiedlichen Ebenen (WHO und DIMDI 2005:23–25).

Zielgruppe für die Nutzung der ICF sind insbesondere Berufe in der Therapie und Rehabilitation sowie Berufe im Bildungswesen, denn mittels der ICF ist es möglich, die mit einem Gesundheitsproblem einhergehenden funktionalen Auswirkungen auf das Leben von Betroffenen so zu beschreiben, dass einerseits der individuelle Bedarf an Unterstützung/Hilfe klar wird und andererseits alle beteiligten Berufsgruppen einander verstehen können. In der deutschen Gesetzgebung ist die ICF in der Rehabilitations-Richtlinie des Gemeinsamen Bundesauschusses (G-BA 2004) und im Bundesteilhabegesetz (Bundestag und Bundesrat 2016) verankert (siehe auch Kap. 14). Die Deutsche Rentenversicherung Bund fordert deshalb, dass in der medizinischen Rehabilitation das biopsychosoziale Modell und die ICF allen Berufsgruppen als gemeinsamer Bezugsrahmen und gemeinsame Sprache für die gemeinsame rehabilitative Versorgungsleistung dienen (DRV Bund 2023).

17.3 Klassifikationen und Terminologie für die Diätetik international

Spezifische diätetische Problemstellungen, die im Zuge von Gesundheitsproblemen auftreten, lassen sich über die ICD und ICF nur begrenzt abbilden. Um auch diese einheitlich erfassen und verwenden zu können, wurden weltweit verschiedene Sprachmodelle für die Diätetik entwickelt, v. a. die amerikanische *Nutrition Care Process Terminology* (NCPT) sowie die in den Niederlanden entwickelten *Classificaties en Codelijsten voor de Diëtetik (CCD)*, die seit 2003 als wichtigste Klassifikation die *ICF-diëtetik* enthalten. Aktuell sind sie in den Niederlanden Teil der *Diëtistisch Zorgproces-terminologie (DZP-t)* (Runia et al. 2024).

17.3.1 Nutrition Care Process Terminology

Die Nutrition Care Process Terminology (NCPT) wurde ab 2003 in den USA entwickelt (Writing Group of the Nutrition Care Process/Standardised Language Committee 2008). Sie wird in vielen Ländern, die das amerikanische Prozessmodell als Lizenz nutzen, angewendet und allmählich in SNOMED CT® integriert (Lloyd et al. 2024a, b). Ihre Nutzung setzt jedoch eine kostenpflichtige Registrierung voraus. Sie folgt in weiten Teilen einem sehr biomedizinisch ausgerichteten Verständnis. Beispielsweise wird die Ernährungsdiagnose als Problem-Etiology-Signs-and-Symptoms (PES)-Statement ausformuliert, also ohne Hinzunahme von Ressourcen und Barrieren wie beim G-NCP (Rufener et al. 2024a).

17.3.2 In den Niederlanden entstandene Klassifikationen und Codelisten für die Diätetik

Die ersten Entwurfsversionen der Klassifikationen und Codelisten für die Diätetik (CCD) entstanden 1997–1999 (Beens und Heerkens 1999). Nach einer Begutachtungs- und Testphase 2001–2003 wurden sie im Jahr 2003 von der *Nederlandse Vereniging van Diëtisten* (NVD, Dutch Association of Dietitians) gemeinsam mit dem *Nederlands Paramedisch*

Tab. 17.2 Übersicht der niederländischen Klassifikationen und Codelisten für die Diätetik (NVD 2023 a, b, c, d, 2024) mit Übersetzung ihrer Titel

Originaltitel	Deutsche Übersetzung
Classificaties en Codelijsten voor de Diëtetiek (CCD)	**Klassifikationen und Codelisten für die Diätetik (KCD)**
Seit 2023 *Diëtistisch Zorgprocesterminologie (DZP-t)*	DZP-Terminologie, beim DZP handelt es sich um das nationale Prozessmodell in den Niederlanden (analog zum G-NCP)
ICF-diëtetiek	ICF-Diätetik
Classificatie Diëtistische Interventies (CDI)	Klassifikation der Diätetischen Interventionen (KDI)
Classificatie Hulpmiddelen voor de diëtetiek (CH-diëtetiek)	Klassifikation der Hilfsmittel für die Diätetik (KH-Diätetik)
Codelijst Doelen diëtetiek	Codeliste Ziele in der Diätetik
Aanvullende Codelijsten diëtetiek	Ergänzende Codelisten für die Bereiche Ausbildung, Leistungserbringer*innen, körperliche Aktivität und Beendigungsgründe der Intervention

Instituut (NPi, Dutch Institute of Allied Health Care) offiziell veröffentlicht (Lie und Heerkens 2003). In den nachfolgenden Jahren organisierten NVD und NPi viele Fortbildungen bzw. Workshops, zudem wurde umfangreich publiziert (u. a. Lie und Heerkens 2006; Runia et al. 2010, 2012). Über den NVD erfolgte eine kontinuierliche Weiterentwicklung, wobei auch Aktualisierungen der WHO-Klassifikationen Berücksichtigung fanden. Daraus resultierten Update-Versionen der CCD in den Jahren 2012 und 2017, begleitet von weiteren Publikationen (Visser et al. 2019). Die neuesten, grundlegend überarbeiteten Versionen der CCD wurden im März 2024 veröffentlicht (NVD 2023a, b, c, d, 2024; Heerkens et al. 2023a, b). Tab. 17.2 fasst die CCD mit allen dazugehörigen Teilen mit Übersetzung der Titel ins Deutsche zusammen.

Die Klassifikationen und Codelisten für die Diätetik (CCD) sind in Kombination miteinander und mit der ICD ein Werkzeug, um das prozessgeleitete Handeln in der Diätetik eindeutig zu beschreiben und zu kodieren. Eine Kombination mit anderen Klassifikationen der WHO-Familie (Abb. 17.1) sowie mit Terminologien mit Codes (z. B. SNOMED CT®) oder mit anderen Codesystemen ist ebenfalls möglich (Runia et al. 2024).

17.4 Klassifikationen und Terminologie für die Diätetik in Deutschland

Aufgrund der Lizenzpflicht der NCPT und ihrer Kopplung an das amerikanische Prozessmodell wurde vom VDD entschieden, für die Diätetik in Deutschland die Nutzung der WHO-Familie der Klassifikationen mit der ICF-Diätetik zu präferieren. Dies geschah auch vor dem Hintergrund, dass sich die ICF für den deutschsprachigen Raum zunehmend als gemeinsame Sprache für alle therapeutischen Berufe etabliert.

17.4.1 Einheitliche deutsche ICF-Diätetik

Die Bedeutung der ICF-Diätetik führte 2021 zu einer Zusammenarbeit zwischen Diaetologie Austria – Verband der Diatolog*innen, der NVD und dem Verband der Diätassistenten – Deutscher Bundesverband e. V. (VDD). In einem mehrjährigen und intensiven Austausch- und Konsentierungsverfahren und unter Berücksichtigung der durch die WHO seit 2012 vorgenommenen Aktualisierungen der ICF entstand über mehrere Zwischenversionen eine harmonisierte *ICF-Diätetik 4.0.* in deutscher Sprache.

Bei der Entstehung der ICF-Diätetik wurden die von der WHO vorgegebene ICF-Struktur und Kategorieneinteilung ebenso wie viele Begrifflichkeiten beibehalten, jedoch aus der ICF bestimmte detailliertere Subkategorien entfernt, die für die Diätetik nicht von Bedeutung sind. Zugleich wurden diätetikrelevante Ergänzungen als (Sub-)Kategorien, Beurteilungsmerkmale oder als Textergänzungen in Definitionen, Inklusionen oder Exklusionen hinzugefügt, die die ICF nicht abbildet (VDD et al. 2025).

> **Beispiele für das Entfernen und das Hinzufügen von Subkategorien in der ICF-Diätetik**
>
> Im Kapitel „Seh- und verwandte Funktionen (b210–b229)" wurden Subkategorien zur Qualität des Sehvermögens, wie Lichtempfinden, Kontrastempfindung und visuelle Bildqualität, nicht übernommen.
>
> Dagegen wurden im Kapitel „Funktionen im Zusammenhang mit dem Verdauungssystem (b510–b539)" unter „b530 Funktionen der Aufrechterhaltung des Körpergewichts" Subkategorien wie Gewichtsverlust (erwünscht/unerwünscht), Gewichtszunahme (erwünscht/unerwünscht) oder Gewichtsschwankungen (inkl. Jojo-Effekt) hinzugefügt. ◄

Personbezogene Faktoren bildet die ICF bisher nicht ab. Weil sie für das Handeln bei der Lösung von Ernährungsproblemen so relevant sind, wurde eine Liste mit personbezogenen Faktoren in die ICF-Diätetik aufgenommen (VDD et al. 2025). Diese berücksichtigt auch die diesbezügliche Systematik der Deutschen Gesellschaft für Sozialmedizin und Prävention (DGSMP), die für die Anwendung im deutschen Sprachgebiet zur Ermittlung von Rehabilitationsbedarfen empfohlen wird (Grotkamp et al. 2020).

Deshalb erscheint der für die Diätetik bedeutsame Body-Mass-Index (BMI) (siehe Abb. 5.4 in Abschn. 5.1), in der ICF-Diätetik 4.0 in zwei unterschiedlichen Komponenten (Körperfunktionen und personbezogene Faktoren). Er wird für Ernährungsinterventionen vorrangig unter Funktionen zur Aufrechterhaltung des Körperwichtes (b530) betrachtet, wenn im Zusammenhang mit der Erkrankung oder Gesundheitsstörung Funktionsstörungen wie Untergewicht, Kachexie, Substanzverlust, Abzehrung, Übergewicht, primäre oder sekundäre Adipositas entstanden sind. Der Body-Mass-Index kann aber aus Sicht der DGSMP zugleich als personbezogener physischer Faktor gewertet werden, wenn er die Funktionsfähigkeit als Förderfaktor oder Barriere beeinflusst. Das ist in der Zusammenarbeit mit anderen Berufsgruppen, die ggf. ebenso die DGSMP-Systematik anwenden, zu beachten.

▶ Die ICF-Diätetik 4.0 ist eine Klassifikation mit Begriffen, die alle Ernährungstherapeut*innen bei einer einheitlichen Sprache im G-NCP für das Verständnis und die Beschreibung von Ernährungsproblemen und deren Lösung unterstützt. Sie dient dazu, die *ernährungsbezogene funktionale Gesundheit* und die Faktoren, die die *ernährungsbezogene Funktionsfähigkeit* beeinflussen, standardisiert und konkret aufzuführen (Ernährungsdiagnose, Interventionsziele, Interventionsergebnisse und deren Dokumentation).

17.4.2 Weiterentwicklung der Terminologie

Wenn die Problembeschreibung in einheitlicher Weise vorgenommen wird, folgt zwangsläufig, auch für die Maßnahmen einheitliche Begrifflichkeiten zu definieren und in einem Codesystem zu hinterlegen, die von der jeweiligen Berufsgruppe für die Betreuung und Behandlung angewendet werden. Auch wenn zum gegenwärtigen Zeitpunkt noch offen ist, wie die Verwendung in Deutschland erfolgen wird, soll kurz erläutert werden, was die weiteren Klassifikationen der KCD (VDD und NVD 2025a-d) umfassen.

- *Die Klassifikation der diätetischen Interventionen* (KDI) (NVD 2023c; VDD und NVD 2025a-d) stellt Ernährungstherapeut*innen einen begrifflichen Rahmen für das Beschreiben von Handlungen bzw. Interventionen zur Verfügung. Die Klassifikation umfasst diätetische Handlungen, die sich direkt und indirekt auf die Betroffenen beziehen, sowie unterstützende Handlungen hinsichtlich des Managements, der Forschung und Lehre. In der KDI werden Ziel, Handlung und Mittel berücksichtigt. Zur genauen Angabe des Zieles wird häufig auf andere Klassifikationen wie ICD-10/ICD-11 und ICF-Diätetik verwiesen. In die deutsche Übersetzung der KDI wurden auch Codes und Beschreibungen der „Klassifikation therapeutischer Leistungen in der medizinischen Rehabilitation (KTL), Ausgabe 2015", der Deutschen Rentenversicherung (DRV 2015) eingearbeitet.
- *Die Klassifikation der Hilfsmittel für die Diätetik*[2] (KH-Diätetik) (NVD 2023b; VDD und NVD 2025b) stellt einen begrifflichen Rahmen für das Beschreiben der Hilfsmittel von Ernährungstherapeut*innen zur Verfügung. Sie umfasst z. B. Hilfsmittel zur Messung der Körperzusammensetzung, des Ruheenergieumsatzes, der Körpermaße (Anthropometrie), diagnostische Hilfsmittel für die Berechnung und Analyse des Nährstoffbedarfs, Ess- und Trinkhilfen, Ernährungssysteme für die enterale Ernährung, Informations- und Anleitungsmaterialien, Kostformen, Frage- und Screeningbögen.

KDI und KH-Diätetik orientieren sich ebenso wie die ICF-Diätetik 4.0 an den Klassifikationen der WHO-Familie (Abb. 17.4).

---

[2] Sie schließt bei der REHADAT-Übersicht von Hilfsmittelgruppen nach DIN EN ISO 9999:2022-10 an, wobei nur die Hilfsmittelgruppen der ersten, zweiten und dritten Ebene übernommen wurden, die relevant für die Diätetik sind. Diese wurden, wo notwendig, mit für die Diätetik relevanten Hilfsmitteln oder Hilfsmittelgruppen ergänzt.

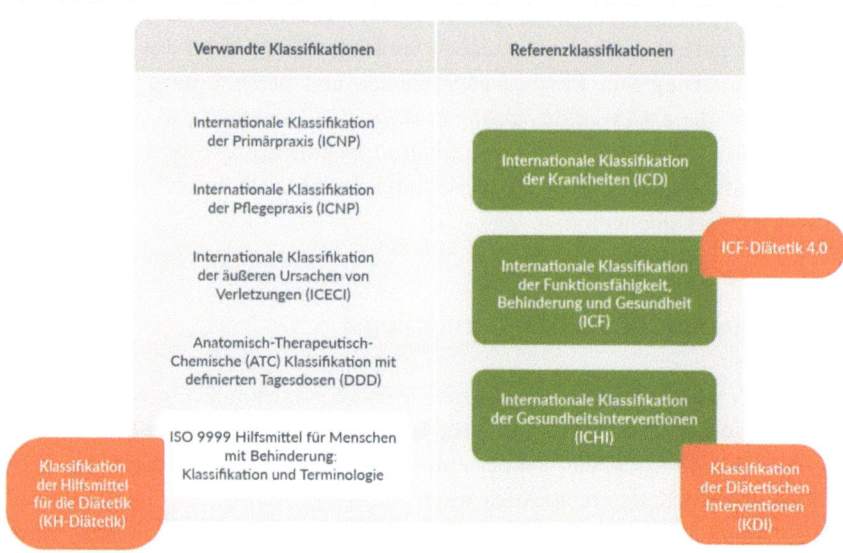

Abb. 17.4 Beziehungen zwischen Klassifikationen der WHO-Familie und spezifischen Klassifikationen für die Diätetik. Anmerkung: Die ICF-Diätetik übernimmt die ICF in weiten Teilen, während KDI und KH-Diätetik im Wesentlichen nur der Struktur folgen

Eine Klassifikation für Outcomes in der Diätetik gibt es weltweit bisher noch nicht, sie würde eine wichtige und notwendige Ergänzung darstellen. Erste Qualitätsentwicklungskonzepte und Fragebögen sind in Entwicklung, z. B. zur Erfassung der Qualität und der Patientenzufriedenheit in der ambulanten Ernährungstherapie (Rufener et al. 2024a, b).

> **Klassifikationssysteme in der professionellen Pflege**
> Klassifikationssysteme sind auch in der professionellen Pflege gebräuchlich (Müller-Staub et al. 2016). Die North American Nursing Diagnosis Association (NANDA) gibt Klassifikationssysteme heraus. Als standardisierte evidenzbasierte Systeme für die professionelle Pflege finden sie weltweit Verbreitung und erscheinen auch in deutscher Sprache (Herdman et al. 2022). Die Klassifikationssysteme umfassen die Pflegediagnostik (NANDA-Pflegediagnosen) in Verbindung mit einer einheitlichen Terminologie für Pflegeinterventionen *Nursing Intervention Classification* (NIC) (Bulechek et al. 2024) und Pflegeergebnisse *Nursing Outcome Classification* (NOC) (Moorhead et al. 2013). Zudem gibt es die internationale Klassifikation für die Pflegepraxis (ICNP®), eine verwandte Klassifikation der WHO-Referenzklassifikationen (Tackenberg et al. 2017) (Abb. 17.1). Diese wurde bereits 2022 vollständig in SNOMED CT® überführt.

17.5 Ausblick und Implikationen

Um die Diätetik in der digitalen Medizin zu verankern, muss die Weiterentwicklung der in der Diätetik verwendeten Terminologie v. a. vor dem Hintergrund der Interoperabilität betrachtet werden (Kap. 18). Die WHO stellt derzeit die ICF und die ICHI auf dieselbe ontologische Infrastruktur wie die ICD-11 und integriert alle Referenzklassifikationen in eine gemeinsame Plattform, die perspektivisch u. a. digitale End-to-End-Lösungen bereitstellen und Verknüpfungen zu anderen Terminologien ermöglichen soll (WHO-FIC Family Development Committee 2022). Im Hintergrund soll SNOMED CT® als nichtsichtbare zusätzliche Codierungsschicht Anwendung finden (KBV 2024).

Die Eingliederung der NCPT 2020 in SNOMED CT® wird voraussichtlich im April 2025 – als Ergebnis einer Zusammenarbeit zwischen dem NCPT-Committee der Academy of Nutrition and Dietetics (AND) und SNOMED International – vollzogen sein, danach werden jährliche Aktualisierungen der „Ernährungsbegriffe" in der internationalen Version von SNOMED CT® folgen (SNOMED International 2024). Eine Übertragung in die deutsche Sprache wird sich anschließen. Wenn diese Übertragung durch Nichternährungstherapeut*innen erfolgt, birgt das die Gefahr, dass Begriffe verwendet werden, die aus diätetischer/ernährungstherapeutischer Sicht nicht passend oder obsolet sind (Abschn. 18.5). Deshalb sollten Expert*innen aus den für die Ernährungstherapie maßgeblichen Verbänden gemeinsam mit den federführenden Organisationen – wie der Kassenärztlichen Bundesvereinigung (KBV), der mio42 GmbH[3] und dem BfArM– an der deutschen Fassung SNOMED CT® *National Edition Germany* arbeiten, damit alle für Ernährungstherapeut*innen relevante Begriffe aufgenommen und akzeptabel formuliert werden.

Die Klassifikationen und Codelisten für die Diätetik (KCD) aus den Niederlanden liegen als Entwurfsfassung bereits in deutscher Sprache vor und können bei der Übertragung/Übersetzung der englischsprachigen SNOMED CT®-Originalfassung ins Deutsche herangezogen werden, um die jeweils beste Übertragung der Begrifflichkeiten zu identifizieren und dem BfArM als Übersetzungsvorschlag zu unterbreiten. Wie erste Untersuchungen belegen, ist die ICF-Diätetik in großen Teilen mit der NCPT kompatibel (Gäbler et al. 2018). Zusätzlich könnten in SNOMED CT® ggf. fehlende, aber für die Diätetik/Ernährungstherapie auch aus biopsychosozialer Perspektive relevante Begriffe ergänzt werden. Damit wäre im deutschsprachigen Raum die Voraussetzung gegeben, die Diätetik „fit für die digitalisierte Zukunft" im Gesundheitswesen zu machen.

▶ Nur wenn es gelingt, die Diätetik im deutschsprachigen Raum in naher Zukunft über eine einheitliche Terminologie in die Digitalisierungsprozesse einzubringen, also interoperabel zu machen, kann ihre Verankerung im Gesundheitssystem und eine reibungslose Zusammenarbeit mit den beteiligten Akteuren gewährleistet werden.

---

[3] Die mio42 GmbH entwickelt im Auftrag der KBV medizinische Informationsobjekte (MIOs) (Abschn. 18.4).

Ergänzend zur Implementierung des G-NCP ist es wichtig, sich in der Aus-, Fort- und Weiterbildung, in beruflichen Netzwerken oder (interdisziplinären) Teams vor Ort mit einheitlicher Terminologie zu beschäftigen und zu beginnen, Teile daraus zu verwenden. Viele Informationsbausteine müssen in den nächsten Jahren in Software eingebaut werden (Kap. 18). Angestrebt wird, dass die ICF-Diätetik 4.0 sowie die Entwurfsfassungen der weiteren KCD frei (ohne Lizenzkosten), jedoch unter verpflichtender Anerkennung der Nutzungsbedingungen, von der VDD-Website (www.vdd.de) heruntergeladen werden können. Es kann auch geprüft werden, ob Beispiele aus den Pflegeklassifikationen oder international verfügbare Beispiele aus der Diätetik z. B. aus der NCPT/SNOMED CT® übertragen und erprobt werden können.

Impulse müssen in der Berufsgruppe bekannt gemacht und diskutiert werden. Es geht darum, in Deutschland eine einheitliche Terminologie für die Diätetik auf den Weg zu bringen, die zugleich biomedizinisch und biopsychosozial ausgerichtet ist.

Literatur

Beens MC, Heerkens YF (1999) Classificaties en Codelijsten voor de Diëtetiek. Nederlands Paramedisch Instituut NPi, Amersfoort

Bulechek GM, Butcher HK, Dochterman JM et al (2024) Pflegeinterventionsklassifikation (NIC), 2. Aufl. Hogrefe AG, Bern

Bundesarbeitsgemeinschaft für Rehabilitation (BAR) (2010) ICF-Praxisleitfaden 3 für das Krankenhausteam. Trägerübergreifende Informationen und Anregungen für die praktische Nutzung der Internationalen Klassifikation der Funktionsfähigkeit, Behinderung und Gesundheit (ICF). BAR, Frankfurt am Main. https://www.bar-frankfurt.de/fileadmin/dateiliste/_publikationen/reha_grundlagen/pdfs/ICF3.pdf. Zugegriffen am 06.02.2024

Bundesarbeitsgemeinschaft für Rehabilitation (BAR) (2015) ICF-Praxisleitfaden 1 beim Zugang zur Rehabilitation. Trägerübergreifende Informationen und Anregungen für die praktische Nutzung der Internationalen Klassifikation der Funktionsfähigkeit, Behinderung und Gesundheit (ICF), 2., überarb. Aufl. BAR, Frankfurt am Main. https://www.bar-frankfurt.de/fileadmin/dateiliste/_publikationen/reha_grundlagen/pdfs/PLICF1.web.pdf. Zugegriffen am 06.02.2024

Bundesarbeitsgemeinschaft für Rehabilitation (BAR) (2016a) ICF: Zugang zur Rehabilitation. Kurzfassung ICF-Praxisleitfaden 1. BAR, Frankfurt am Main. https://www.bar-frankfurt.de/fileadmin/dateiliste/_publikationen/reha_grundlagen/pdfs/IK.ICF1Kurz.web.pdf. Zugegriffen am 06.02.2024

Bundesarbeitsgemeinschaft für Rehabilitation (BAR) (2016b) ICF-Praxisleitfaden 2 in medizinischen Rehabilitationseinrichtungen. Trägerübergreifende Informationen und Anregungen für die praktische Nutzung der Internationalen Klassifikation der Funktionsfähigkeit, Behinderung und Gesundheit (ICF), 2., überarb. Aufl. BAR, Frankfurt am Main. https://www.bar-frankfurt.de/fileadmin/dateiliste/_publikationen/reha_grundlagen/pdfs/PL.ICF2.web.pdf. Zugegriffen am 06.02.2024

Bundesarbeitsgemeinschaft für Rehabilitation (BAR) (2016c) ICF-Praxisleitfaden 4 bei den Leistungen zur Teilhabe am Arbeitsleben (berufliche Rehabilitation). Trägerübergreifende Informationen und Anregungen für die praktische Nutzung der Internationalen Klassifikation der Funktionsfähigkeit, Behinderung und Gesundheit (ICF). 2., überarb. Aufl. BAR, Frankfurt am Main. https://www.bar-frankfurt.de/fileadmin/dateiliste/_publikationen/reha_grundlagen/pdfs/Broschuere_ICF4-web.pdf. Zugegriffen am 06.02.2024

Bundesarbeitsgemeinschaft für Rehabilitation (BAR) (2021) Rund um die ICF: Informationen, Fortbildung und Publikationen der BAR. Stand: 21.03.2021. https://www.bar-frankfurt.de/aktuelles/details/rund-um-die-icf-informationen-fortbildung-und-publikation-der-bar-1315.html. Zugegriffen am 06.02.2024

Bundesinstitut für Arzneimittel und Medizinprodukte (BfArM) (2024a) Terminologien, Nomenklaturen und Klassifikationen. https://www.bfarm.de/DE/Kodiersysteme/terminologien-nomenklaturen-klassifikationen.html?nn=747598. Zugegriffen am 04.09.2024

Bundesinstitut für Arzneimittel und Medizinprodukte (BfArM) (2024b) Klassifikationsfamilie der WHO. https://www.bfarm.de/DE/Kodiersysteme/Klassifikationen/ICD/ICD-10-WHO/Historie/klassifikationsfamilie.html?nn=721746. Zugegriffen am 04.09.2024

Bundestag und Bundesrat (2016) Gesetz zur Stärkung der Teilhabe und Selbstbestimmung von Menschen mit Behinderungen (Bundesteilhabegesetz – BTHG) Vom 23. Dezember 2016. https://www.bfarm.de/SharedDocs/Downloads/DE/Kodiersysteme/BTHG.pdf?__blob=publicationFile. Zugegriffen am 26.09.2024

Deutsche Rentenversicherung. Klassifikation therapeutischer Leistungen in der medizinischen Rehabilitation. Ausgabe 2015. https://www.deutsche-rentenversicherung.de/SharedDocs/Downloads/DE/Experten/infos_reha_einrichtungen/klassifikationen/dateianhaenge/KTL/ktl_2015_pdf.html. Zugegriffen am 25.09.2024

Deutsche Rentenversicherung Bund (Hrsg) (2023) Leitfaden Berufsgruppen der medizinischen Rehabilitation und deren interprofessionelle Zusammenarbeit. DRV Bund, Berlin, S 1–55. https://www.deutsche-rentenversicherung.de/SharedDocs/Downloads/DE/Experten/infos_fuer_aerzte/veranstaltungen/leitfaden_Berufsgruppen_IZ.html. Zugegriffen am 25.09.2024

Gäbler G, Coenen M, Bolleurs C et al (2018) Toward harmonisation of the nutrition care process terminology and the international classification of functioning, disability and health-dietetics: results of a mapping exercise and implications for nutrition and dietetics practice and research. J Acad Nutr Diet 118(1):13–20

Gemeinsamer Bundesausschuss (G-BA) (2004) Richtlinie über Leistungen zur medizinischen Rehabilitation (Rehabilitations-Richtlinie/Reha-RL) in der Fassung vom 16. März 2004, zuletzt geändert am 20. Juni 2024, veröffentlicht im Bundesanzeiger (BAnz AT 19.09.2024 B5), in Kraft getreten am 20. September 2024. https://www.g-ba.de/downloads/62-492-3568/Reha-RL_2024-06-20_iK-2024-09-20.pdf. Zugegriffen am 25.09.2024

Grotkamp S, Cibis W, Brüggemann S et al (2020) Personbezogene Faktoren im bio-psychosozialen Modell der WHO: Systematik der Deutschen Gesellschaft für Sozialmedizin und Prävention (DGSMP). Gesundheitswesen 82(01):107–116

Heerkens Y, Runia S, Visser W et al (2023a) NVD-Richtlijn: Dietistische Dossiervoering 2023 [NVD-Leitlinie: Ernährungstherapeutische Dokumentation in Patientenakten]. Nederlandse Vereniging van Diëtisten (NVD), Amersfoort

Heerkens Y, Runia S, Visser W et al (2023b) NVD-Richtlijn: Diëtistische Dossiervoering 2023: Verantwoording en toelichting [NVD-Leitlinie: Ernährungstherapeutische Dokumentation in Patientenakten: Verantwortung und Erläuterung]. Nederlandse Vereniging van Diëtisten (NVD), Amersfoort

Herdman TH, Kamitsuru S, Lopes C et al (2022) NANDA-I-Pflegediagnosen. Definitionen und Klassifikation 2021–2023. RECOM, Kassel

Kassenärztliche Bundesvereinigung (KBV) (2024) Erklärung SNOMED CT®. https://mio.kbv.de/pages/viewpage.action?pageId=30146912. Zugegriffen am 22.05.2024

Keller K, Witzmann M, Kraus E (2023) ICF-Update. Psychosoziale. Umschau 38(3):25

Lie E, Heerkens YF (2003) Classificaties en Codelijsten voor de Diëtetiek. Nederlands Paramedisch Instituut NPi, Amersfoort

Lie E, Heerkens Y (2006) Classificaties en Codelijsten sinds 2003. Eenduidig taalgebruik van belang voor elke diëtist. [Classifications and Coding lists for Dietetics since 2003. Standardized language important for each dietitian]. Ned Tijdschr Diëtisten 61(5):149–152

Lloyd L, Swan WI, Jent S, et al. (2024a) Inclusion of the nutrition care process terminology in SNOMED CT. https://www.cdrnet.org/vault/2459/web//Newsletter%20Article-Ref%20Set[34].pdf. Zugegriffen am 14.05.2024

Lloyd L, Swan WI, Jent S et al. (2024b) Frequently asked questions about the SNOMED CT NCPT reference set. https://www.cdrnet.org/vault/2459/web/FAQs-Ref%20set%5b76%5d.pdf. Zugegriffen am 14.05.2024

Moorhead S, Johnson M, Maas ML et al (2013) Pflegeergebnisklassifikation (NOC). Verlag Hans Huber/Hogrefe AG, Bern

Müller-Staub M, Schalek K, König K (Hrsg) (2016) Pflegeklassifikationen: Anwendung in Praxis, Bildung und elektronischer Pflegedokumentation. Hogrefe AG, Bern

Nederlandse Vereniging van Diëtisten (NVD) (2023a) ICF-diëtetiek/diëtistisch zorgproces terminologie. Nederlandse Vereniging van Diëtisten (NVD), Amersfoort

Nederlandse Vereniging van Diëtisten (NVD) (2023b) CDI/diëtistisch zorgproces terminologie. Nederlandse Vereniging van Diëtisten (NVD), Amersfoort

Nederlandse Vereniging van Diëtisten (NVD) (2023c) CH-diëtetiek/diëtistisch zorgproces terminologie. Nederlandse Vereniging van Diëtisten (NVD), Amersfoort

Nederlandse Vereniging van Diëtisten (NVD) (2023d) Codelijst Doelen diëtetiek/diëtistisch zorgproces terminologie. Nederlandse Vereniging van Diëtisten (NVD), Amersfoort

Nederlandse Vereniging van Diëtisten (NVD) (2024) Aanvullende Codelijsten diëtetiek/diëtistisch zorgproces terminologie. Nederlandse Vereniging van Diëtisten (NVD), Amersfoort

REHADAT Institut der deutschen Wirtschaft Köln e. V. (2023a) Die ICF. REHADAT-Kompakt. Ausgabe 10, 11/2023. https://www.rehadat.de/export/sites/rehadat-2021/lokale-downloads/rehadat-publikationen/rehadat-kompakt-10-icf.pdf. Zugegriffen am 26.09.2024

REHADAT Institut der deutschen Wirtschaft Köln e. V. (2023b) Video „Was ist die ICF?" https://www.rehadat-icf.de/de/ueber-die-icf/was-ist-die-icf/. Zugegriffen am 26.09.2024

REHADAT Institut der deutschen Wirtschaft Köln e. V. (2023c) Video „Die ICF im praktischen Einsatz". https://www.rehadat-icf.de/de/ueber-die-icf/was-ist-die-icf/. Zugegriffen am 26.09.2024

Rufener A, Lo Re S, Anneler M et al (2024a) Entwicklung von Indikatoren zur Messung der Qualität in der ambulanten Ernährungsberatung und -therapie. Ernährungs Umschau 71(9):M514–M520

Rufener A, Minery K, Brunnschweiler A et al (2024b) Erfassung der Patient*innenzufriedenheit in der ambulanten Ernährungsberatung und -therapie. Ernährungs Umschau 71(10):M608–M613

Runia S, Visser W, Tiebie J (2010) Diëtistische Diagnose onmisbaar bij effectieve behandeling. [Ernährungsdiagnose unerlässlich bei effektiver Behandlung]. Ned Tijdschr voor Voeding & Diëtetiek 65(3):20–22

Runia S, Visser W, Heerkens Y, Remijnse W, Tiebie J (2012) Diëtist, laat zien wat je doet! ICF Diëtetiek en evaluatie dieetbehandeling herzien. Ned Tijdschr voor Voeding & Diëtetiek 67(3):20–22

Runia S, Visser W, Heerkens Y et al (2024) Evidence-based diëtetiek (EBD) in de praktijk: diëtistisch zorgproces [Evidenz-basierte Diätetik in der Praxis: G-NCP]. In: Former-Boon M, van Duinen JJ, Schuurman RWC (Hrsg) Evidence-based diëtetiek: Principes en werkwijze [Evidenzbasierte Diätetik: Prinzipien und Vorgehensweise], 4., überarb. Aufl. Bohn Stafleu van Loghum, Houten 2008, 2012, 2019, 2024, S 133–49

SNOMED International (2024) SNOMED CT Nutrition Care Process Terminology (NCPT) Refset package Release Notes – January 2024. https://confluence.ihtsdotools.org/display/RMT/SNOMED+CT+Nutrition+Care+Process+Terminology+%28NCPT%29+Refset+package+Release+Notes+-+January+2024. Zugegriffen am 02.12.2024

Tackenberg P, König P, Deutschsprachige ICNP®-Nutzergruppe (2017) Internationale Klassifikation für die Pflegepraxis (ICNP®). In: Müller-Staub M, Schalek K, König K (Hrsg) Pflegeklassifikationen: Anwendung in Praxis, Bildung und elektronischer Pflegedokumentation. Hogrefe, Bern

Verband der Diätassistenten – Deutscher Bundesverband (VDD), Diaetologie Austria – Verband der Diaetolog*innen Österreichs (Hrsg) Nederlandse Vereniging van Diëtisten (NVD) (2025) ICF-diätetik 4.0. Einheitliche deutsche Übersetzung der niederländischen ICF-diëtetiek 2023 der Nederlandse Vereniging van Diëtisten (NVD). Entwurf. Verband der Diätassistenten – Deutscher Bundesverband (VDD), Diaetologie Austria – Verband der Diaetolog*innen Österreichs, Essen/Wien. bisher unveröffentlicht.

Verband der Diätassistenten – Deutscher Bundesverband (VDD) (Hrsg) Nederlandse Vereniging van Diëtisten (NVD) (2025a) Klassifikation der diätetischen Interventionen (KDI). VDD-Übersetzung der niederländischen Classificatie diëtistische Interventies (CDI) 2023 der Nederlandse Vereniging van Diëtisten (NVD). Entwurf zur Diskussion. Verband der Diätassistenten – Deutscher Bundesverband (VDD), Essen. bisher unveröffentlicht.

Verband der Diätassistenten – Deutscher Bundesverband (VDD) (Hrsg) Nederlandse Vereniging van Diëtisten (NVD) (2025b) Klassifikation der Hilfsmittel für die Diätetik (KH-Diätetik). VDD-Übersetzung der niederlandischen Classificatie Hulpmiddelen voor de Diëtetiek (CH-diëtetiek) 2023 der Nederlandse Vereniging van Diëtisten (NVD). Entwurf zur Diskussion. Verband der Diätassistenten – Deutscher Bundesverband (VDD), Essen. bisher unveröffentlicht

Verband der Diätassistenten – Deutscher Bundesverband (VDD) (Hrsg), Nederlandse Vereniging van Diëtisten (NVD) (2025c) Codeliste Ziele in der Diätetik. VDD-Übersetzung der niederländischen Codelijst Doelen diëtetiek 2023 der Nederlandse Vereniging van Diëtisten (NVD). Entwurf zur Diskussion. Verband der Diätassistenten – Deutscher Bundesverband (VDD), Essen. bisher unveröffentlicht.

Verband der Diätassistenten – Deutscher Bundesverband (VDD), Nederlandse Vereniging van Diëtisten (NVD) (2025) Ergänzende Codelisten Diätetik 2024: Codeliste Beendigungsgründe der Behandlung. VDD-Übersetzung der niederländischen Aanvullende Codelijsten Diëtetiek 2024: Reden afsluiting behandeling der Nederlandse Vereniging van Diëtisten (NVD). Verband der Diätassistenten – Deutscher Bundesverband (VDD), Essen. bisher unveröffentlicht.

Visser WK, Runia S, Tiebie J, Heerkens YF (2019) Eenduidig taalgebruik bij het diagnostisch en therapeutisch handelen van de diëtist [Eindeutige Sprache beim diagnostischen und therapeutischen Handeln der Ernährungstherapeut*innen]. Voedingskennis, 6 maart 2019. Bohn Stafleu van Loghum, Houten. https://voedingskennis.bsl.nl/artikel/20097229/eenduidig-taalgebruik-bij-het-diagnostisch-en-therapeutisch-handelen-van-de-dietist/search/. Zugegriffen am 26.09.2024

Weltgesundheitsorganisation (WHO), Deutsches Institut für Medizinische Dokumentation und Information (WHO-Kooperationszentrum für das System Internationaler Klassifikationen, DIMDI) (2005) Internationale Klassifikation der Funktionsfähigkeit, Behinderung und Gesundheit ICF. Weltgesundheitsorganisation (WHO), Genf, S 23–25. https://www.bfarm.de/DE/Kodiersysteme/Klassifikationen/ICF/_node.html. Zugegriffen am 16.07.2024

WHO-FIC Family Development Committee (2022) World Health Organization Family of International Classifications 2021. WHO-FIC Family paper, Technical document. https://www.who.int/publications/m/item/who-fic-family-paper. Zugegriffen am 06.05.2024

Writing Group of the Nutrition Care Process/Standardised Language Committee (2008) Nutrition care process part II: using the International Dietetics and Nutrition Terminology to document the nutrition care process. J Am Diet Assoc 108(8):1287–1293

Interoperabilität im Gesundheitswesen

18

Marleen Meteling-Eeken und Sabine Ohlrich-Hahn

Interoperabilität im Gesundheitswesen beschreibt die Fähigkeit unterschiedlicher Systeme und Akteure, Informationen nahtlos und sicher auszutauschen, um eine optimale Versorgung der Patient*innen zu gewährleisten. Sie ist entscheidend für eine effiziente Kommunikation zwischen Gesundheitsberufen, Krankenhäusern, Apotheken und anderen Gesundheitseinrichtungen. Im folgenden Kapitel wird die Interoperabilität mit Fokus auf das Handlungsfeld Diätetik dargestellt.

18.1 Vorbemerkungen

Die Digitalisierung des Gesundheitswesens ist eine der großen Herausforderungen der nächsten Jahre. Sie erfordert einen Datenaustausch und die Integration von Prozessen und Dienstleistungen über einheitliche Schnittstellen und Standards (DINI 2024). Dafür findet der Begriff Interoperabilität Verwendung. Perspektivisch muss in diesem Zusammenhang auch die Diätetik interoperabel gemacht werden.

Digitalisierung mit nachhaltigen, langfristigen und einheitlichen internationalen Lösungen für einen sicheren Informationsaustausch verlangt die effiziente Nutzung einer standardisierten Sprache. Im anstehenden Zeitalter der elektronischen Patientenakte sind

M. Meteling-Eeken (✉)
Verband der Diätassistenten – Deutscher Bundesverband e. V., Essen, Deutschland
E-Mail: marleen.meteling-eeken@vdd.de

S. Ohlrich-Hahn
Studiengang Diätetik, Fachbereich Agrarwirtschaft und Lebensmittelwissenschaften, Hochschule Neubrandenburg - University of Applied Sciences, Neubrandenburg, Deutschland
E-Mail: ohlrich@hs-nb.de

© Der/die Autor(en), exklusiv lizenziert an Springer-Verlag GmbH, DE, ein Teil von Springer Nature 2025
D. Buchholz, S. Ohlrich-Hahn (Hrsg.), *Der German-Nutrition Care Prozess*, Berufspraxis: Ernährung, https://doi.org/10.1007/978-3-662-70974-0_18

zudem Gesetzgebung, Informationstechnik-(IT)-Sicherheit und Datenschutz zu beachten. Die Einführung einer digitalisierten standardisierten Sprache erfordert Vorbereitung mit Koordination und Kooperation, wobei ein gemeinsamer Einsatz vom Gesundheitswesen und seinen Akteuren, von der Politik sowie der ganzen Gesellschaft gefragt ist, um die Gesundheitsversorgung zukunftsfähig zu machen.

▶ Standardisierte Sprache in einer Klassifikation nutzt wenig, wenn die Sprache nicht auch für Maschinen lesbar, austauschbar und nutzbar gemacht wird. Das heißt: Standardisierte Sprache muss digital austauschbar und möglichst ohne Einschränkungen auf unterschiedlichen Systemen zu verwenden sein, also **interoperabel** zur Verfügung stehen.

Das gilt perspektivisch sowohl für die Dokumentation in der elektronischen Patientenakte (ePA) als auch für die Dokumentation in der primären Patientenakte. Medizinische Klassifikationen, Terminologien, Nomenklaturen und weitere semantische Standards müssen dazu in einem standardisierten Format auf einem zentralen Terminologieserver zur Verfügung gestellt und von Nutzern in geeigneter Form abgerufen werden können (BfArM 2024a).

Die Entwicklungen werden nach jahrelangen Vorbereitungen und mit der entsprechenden Gesetzgebung nun zügig voranschreiten. Auch wenn „Ernährungstherapeut*innen vor Ort" in diese Prozesse nicht direkt eingebunden sind, benötigen sie ein Verständnis dafür, was im Zuge der Digitalisierung an Koordinierung, Kooperation und Standardisierung im Gesundheitswesen notwendig ist.

18.2 Begriff Interoperabilität

Interoperabilität bedeutet eine möglichst nahtlose digitale Zusammenarbeit zwischen zwei oder mehreren Systemen, Techniken oder Organisationen, um Daten ohne Notwendigkeit besonderer Adaptierungen effizient und verwertbar auszutauschen bzw. den Anwender*innen zur Verfügung zu stellen (Jedamzik 2023; Wikipedia 2024).

Es wird zwischen der organisatorischen, technischen, semantischen und syntaktischen Ebene der Interoperabilität unterschieden:

- Organisatorische Interoperabilität zielt darauf ab, Prozesse systemübergreifend aufeinander abzustimmen. Es geht um verbindliche, standardisierte Prozessschritte sowie Konzepte für Rollen und Berechtigungen für Zugriff auf Patientendaten, um eine optimale Struktur-, Prozess- und Ergebnisqualität in der Patientenbetreuung zu generieren (Jedamzik 2023).
- Technische Interoperabilität gewährleistet, dass verschiedene IT-Systeme für den direkten Datenaustausch miteinander verbunden werden können sowie die Datensicherheit und der Datentransport konform zu gesetzlichen Vorgaben sichergestellt werden (FMH 2021).

- Semantische Interoperabilität sorgt für ein gemeinsames und gleiches Verständnis von Begrifflichkeiten. Die Bedeutung von Begriffen wird exakt definiert und mit einer eindeutigen Kodierung versehen. Dabei kommen verschiedene internationale Codesysteme (Klassifikationen, Terminologien) zum Einsatz (FMH 2021; Jedamzik 2023). Das empfangende IT-System kann durch semantische Interoperabilität die Kodierung in eindeutige Formulierungen rückumwandeln (FMH 2021).
- Syntaktische Interoperabilität gewährleistet, dass die auszutauschenden Informationseinheiten mithilfe internationaler Datenstandards sowie medizinischer Standards korrekt in unterschiedlichen IT-Systemen erkannt und verarbeitet werden (FMH 2021).

▶ Der G-NCP bietet die grundlegende Voraussetzung für die organisatorische Interoperabilität zur digitalen Abbildbarkeit des Handelns von Ernährungstherapeut*innen. Zudem greift er auf der Ebene der semantischen Interoperabilität, weil er ein gemeinsames Verständnis von Begriffen fördert und mit Klassifikationen, wie z. B. der Internationalen Klassifikation der Funktionsfähigkeit, Behinderung und Gesundheit (ICF), und Terminologien verknüpft wird.

18.3 Kooperation und Koordinierung im Gesundheitswesen

Die Digitalisierung im Gesundheitswesen verlangt Kooperation und Kommunikation auf vielen Ebenen, nicht nur funktional, sektoral, regional und national, sondern in Zusammenhang mit Globalisierung und Forschung auch auf europäischer Ebene sowie weltweit (BfArM 2024b).

Um nachhaltige und langfristige Lösungen zum Austausch digitaler Gesundheitsdaten zu erreichen, müssen angestrebte Lösungen „passfähig" sein, d. h., Initiativen sollten so weit wie möglich aneinander anschließen und einander verstärken (Actiz et al. 2022; Beerheide et al. 2024; BMG 2024).

Das Ebenenmodell, entwickelt vom nationalen Informations- und Kommunikations-Technologie-Institut im Gesundheitswesen (Nictiz) in den Niederlanden, veranschaulicht die Kooperation auf der organisatorischen Ebene der Interoperabilität. Es zeigt, dass innerhalb einer Organisation oder Einrichtung auf den verschiedenen Ebenen (Organisationspolitik, Versorgungsprozess, Information, Applikation-und-Informationstechnik (IT)-Infrastruktur) gegenseitige Vereinbarungen getroffen werden müssen, um eine bestimmte Digitalisierungslösung in der Gesundheitsversorgung zu implementieren (Meijboom und Klein-Wolterink 2020) (Abb. 18.1).

Das Modell benennt die wichtigsten Akteure der jeweiligen Ebene. Für Ernährungstherapeut*innen sind die Ebene des Versorgungsprozesses – mit dem G-NCP und Leitlinien – sowie die Ebene der Information – standardisierte Sprache mit definierten Begriffen – am wichtigsten. Auf der Applikationsebene sind Praxissoftware und Systemvoraussetzungen wesentliche Items.

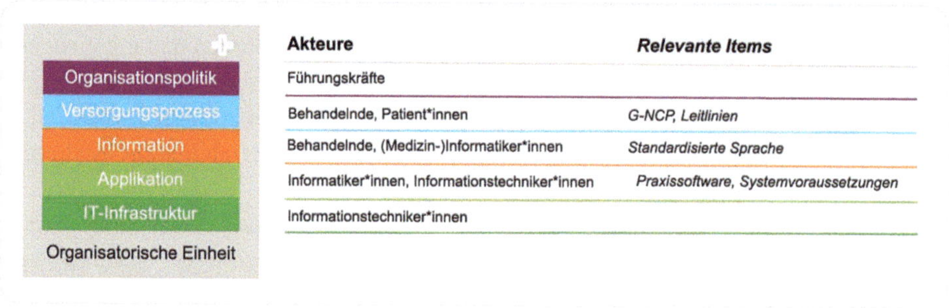

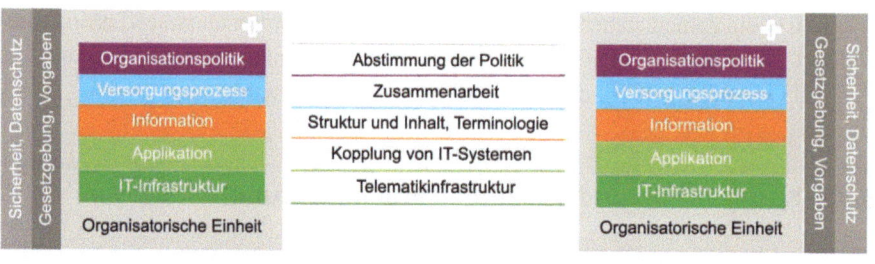

Abb. 18.1 Das Ebenenmodell. (Modifiziert nach Meijboom und Klein-Wolterink 2020; Heerkens et al. 2024)

Abb. 18.2 Das Ebenenmodell und Interoperabilität. (Modifiziert nach Meijboom und Klein-Wolterink 2020)

Auch für die Erläuterung der Interoperabilität *zwischen zwei oder mehreren Organisationen (bzw. organisatorischen Einheiten)* kann das Ebenenmodell herangezogen werden. Abb. 18.2 zeigt, dass auf allen Ebenen Abstimmung und Zusammenarbeit erforderlich sind: Abstimmung der Politik, Zusammenarbeit bei den Versorgungsprozessen, Vereinbarungen über Struktur und Inhalt auf Informationsebene, das Koppeln von IT-Systemen auf der Applikationsebene und die Auswahl der gemeinsam zu nutzenden Infrastruktur (Meijboom und Klein-Wolterink 2020).

Die Gesellschaft für Telematik (Gematik), Deutschlands nationale Agentur für digitale Medizin, kann ihre Aufgaben nur wahrnehmen, wenn seitens der Politik in der Zusammenarbeit bei den Versorgungsprozessen sowie auf der Informations- und Applikationsebene die notwendigen Voraussetzungen geschaffen werden. Sie stellt die Telematikinfrastruktur als gemeinsamen Kommunikationsraum für Gesundheitsanwendungen bereit, die als sichere „Datenautobahn" aufgefasst werden kann und aus vielen Komponenten und Diensten besteht (BMG 2023a). Durch die digitalen Anwendungen sollen die medizinische Versorgung von Patient*innen verbessert und zukünftige Herausforderungen gemeistert werden (Gematik GmbH 2024a). Dabei ist zu berücksichtigen, dass Praxissoftware, die auf moderne Systemarchitekturen, Benutzeroberflächen („user interface") und Benutzererfahrungsgestaltung („user experience") setzt, meist guten Nutzen für die

Anwendenden in den Praxen bringt. Ältere Software, die v. a. zu Unterstützung von Verwaltungsprozessen diente, kann bei modernen digitalen Verfahren im Zuge der „elektronischen Patientenakte für alle" jedoch mehr Probleme als Nutzen verursachen (Interop Council 2024).

Abb. 18.2 zeigt neben der organisatorischen Einheit auch die Ebenen Gesetzgebung sowie IT-Sicherheit und Datenschutz. Sie spielen z. B. eine Rolle, wenn es um Datenaustausch zwischen Organisationen in verschiedenen Ländern geht (Meijboom und Klein-Wolterink 2020) oder wenn Regierungen nationale Gesetze erlassen. In Deutschland wird die Digitalisierung beispielsweise über das Gesetz zur Beschleunigung der Digitalisierung des Gesundheitswesens (Digital-Gesetz – DigiG) (Bundestag 2024) weiter vorangebracht.

Mittlerweile entstand in Deutschland bei der Gematik das Kompetenzzentrum für Interoperabilität im Gesundheitswesen (KIG), um eine ganzheitliche und sektorenübergreifende Koordinierung und Orchestrierung der Interoperabilitätsaktivitäten in Deutschland sicherzustellen und die Passfähigkeit zwischen Digitalisierungslösungen zu sichern (BMG 2021, 2024; Bundestag 2024; Gematik GmbH 2024b). Das KIG verfügt über ein interdisziplinäres Expertengremium, das Interop Council, das fachliche Bewertungen und Empfehlungen für eine bessere Interoperabilität einbringt. Auf deren Grundlage empfiehlt das KIG verbindliche Vorgaben an das Bundesministerium für Gesundheit (BMG) (Gematik GmbH 2024b).

> **Passfähigkeit zwischen Digitalisierungslösungen**
> Die Passfähigkeit zwischen Digitalisierungslösungen ermöglicht: (Meijboom und Klein-Wolterink 2020):
>
> - Mehrfache Verwendung von Daten bei einmaliger und eindeutiger Dokumentation
> - Verbreitung und Beschleunigung der Anwendung von entwickelten Lösungen
> - Wirtschaftlichkeit, d. h. Begrenzung der Ressourcen für die Realisierung der Implementierung und Begrenzung der Kosten z. B. für Entwicklung und Implementierung benötigter Software
> - Auswechselbarkeit, wenn Austausch zwischen Bereichen notwendig ist
> - Nachhaltigkeit und Beherrschbarkeit durch Standardisierung bei Innovationen von Teillösungen

Zur Veranschaulichung der ganzheitlichen und sektorenübergreifenden Koordinierung kann wiederum das Ebenenmodell vom Nictiz verwendet werden (Abb. 18.3).

Zwischen den Ebenen muss ergänzend zur vertikalen Koordination auch eine horizontale Koordination zwischen Versorgungsbereichen wie ambulanter Versorgung, stationärer Versorgung etc. gesichert werden. Für Ernährungstherapeut*innen sind z. B. die Koordi-

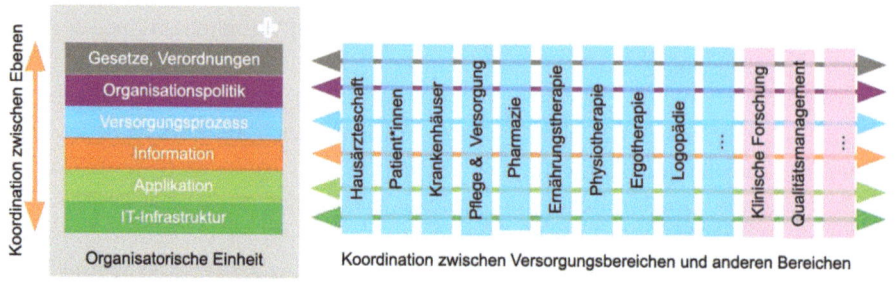

Abb. 18.3 Das Ebenenmodell mit vertikaler und horizontaler Koordination. (Modifiziert nach Meijboom und Klein-Wolterink 2020)

nierung und Kooperation mit anderen nichtverkammerten Gesundheitsberufen[1] (d. h. ohne eigene Körperschaften) bezüglich des elektronischen Heilberufsausweises (eHBA) und des elektronischen Institutionsausweises („Praxiskarte") für die Anbindung an die Telematikinfrastruktur relevant.

Medizininformatik-Initiative
In der Medizininformatik-Initiative (MII) arbeiten alle Universitätskliniken gemeinsam mit nichtuniversitären Kliniken, Forschungseinrichtungen, Unternehmen, Krankenkassen und Patientenvertretungen zusammen. Innerhalb von Konsortien werden Strategien entwickelt für die gemeinsame Datennutzung und den Datenaustausch, den Aufbau von Datenintegrationszentren und die Entwicklung von Digitalisierungslösungen für reale Anwendungsfälle, die sich auf klinische oder auf infrastrukturelle und methodische Fragestellungen beziehen (MII 2024a). Die MII wird vom Bundesministerium für Bildung und Forschung (BMBF) gefördert. Die Aufbau- und Vernetzungsphase (2018–2022) ist abgeschlossen, aktuell läuft die Ausbau- und Erweiterungsphase (2023–2026) (MII 2024b).

Digitale FortschrittsHubs Gesundheit
Um die Pionierarbeit der Universitätskliniken in die regionale Versorgung zu überführen und für den bundesweiten Einsatz weiter zu erproben und optimieren, fördert das Bundesministerium für Bildung und Forschung (BMBF) im Rahmen der MII während der Jahre 2021–2025 auch sog. Digitale FortschrittsHubs Gesundheit. Hierzu vernetzen sich die Datenintegrationszentren der Unikliniken mit regionalen Partnern wie Krankenhäusern, Arztpraxen, Rehabilitations- und Pflegeeinrichtungen, Rettungsdiensten sowie Krankenkassen und Forschungszentren. Die Digitalen FortschrittsHubs Gesundheit sind Vorreiter bei der Schaffung eines gemeinsamen Gesundheitsdatenraums. Sie sollen zum Abbau von

---

[1] Im Gegensatz zu Ärzt*innen, Zahnärzt*innen, Apotheker*innen, die auf Bundes- und Landesebene durch entsprechende Kammern vertreten werden, in denen die einzelnen Berufsangehörigen Pflichtmitglied sind.

Barrieren zwischen ambulanter und stationärer Versorgung, Universitäts-, Allgemeinkliniken und anderen Gesundheitseinrichtungen sowie zwischen Versorgung und Forschung beitragen (MII 2024c).

18.4 Medizinische Informationsobjekte

Bezüglich der elektronischen Patientenakte (ePA) ist die Kassenärztliche Bundesvereinigung (KBV) die koordinierende Institution (DigiG bzw. § 355 SGB V). Im Einvernehmen mit dem Kompetenzzentrum für Interoperabilität im Gesundheitswesen sowie im Benehmen mit zehn weiteren Institutionen und Organisationen, die das deutsche Gesundheitswesen abdecken, trifft sie die notwendigen Festlegungen und Vorgaben für den Einsatz und die Verwendung der Inhalte der ePA, um deren semantische und syntaktische Interoperabilität zu gewährleisten (Bundestag 2024). Die KBV hat dazu das Konzept der Medizinischen Informationsobjekte (MIOs) entwickelt (KBV 2024a).

▶ Medizinische Informationsobjekte (MIOs) werden als kleine Informationsbausteine verstanden, mit denen medizinische Daten digital und standardisiert nach einem festen Format dokumentiert werden. MIOs sind universell kombinierbar und verwendbar (KBV 2021a, 2024a).

Die KBV ist zusammen mit der mio42 GmbH verantwortlich für die semantische und syntaktische Definition der MIO-Inhalte. Ein MIO-Modell kann aus einem oder mehreren MIO-Elementen (ggf. mit weiteren Untereinheiten aus MIO-Elementen) bestehen (Gematik GmbH 2021; KBV 2021a).

Die Erstellung eines MIO verlangt 3 wesentliche Schritte (KBV 2024b):

1. *Konzepterstellung des Informationsmodells mit den dazugehörigen Anwendungsszenarien:*
   Ärztinnen/Ärzte und andere Heilmittelerbringer*innen sammeln und analysieren Daten und Werte zu medizinischen Informationen wie Diagnosen, Assessmentdaten, Laborergebnissen, Mitbehandelnden, Untersuchungsterminen, verordneten Heil- und Hilfsmitteln im Rahmen ihrer Patientenversorgung anhand von Versorgungsprozessen, Leitlinien, Disease-Management-Programmen etc. (mio42 GmbH 2024). Daraus werden Vorschläge für MIOs entwickelt, die vom Gesetzgeber und von der KBV selbst, aber auch von externen Organisationen wie Fachgesellschaften, Berufsverbänden, Hochschulen oder Anbietern von IT-Lösungen eingereicht werden können. Die Kassenärztliche Bundesvereinigung (KBV/mio42) prüft, ob das Thema als MIO umsetzbar ist, und veranlasst ggf. seine Umsetzung (KBV 2024b).
2. *Semantische Codierung:*
   Terminologieexpert*innen versehen die realen Informationen der MIO-Elemente mit eindeutigen Codes aus international verwendeten Codesystemen, damit Computersysteme

Tab. 18.1 Beispiele für Terminologien und Klassifikationen. (BfArM 2024c, d)

Name/Abkürzung	Beschreibung
Beispiele für Terminologien	
Alpha-ID-SE	Nichtklassierende Diagnoseverschlüsselung. Jede Diagnose bekommt zusätzlich zum ICD-10-GM-Code einen Alpha-Code und bei seltenen Erkrankungen (SE) zusätzlich eine Orphanet-Kennnummer (ORPHAcodes)
LOINC® – Logical Observation Identifiers Names and Codes	International anerkanntes Verschlüsselungssystem für medizinische Untersuchungen, speziell auch im Laborbereich
SNOMED CT® – Systematized Nomenclature of Medicine – Clinical Terminology	Weltweit umfassendste Gesundheitsterminologie, wachsende Ontologie von Vorzugsbezeichnungen mit ihren Synonymen, welche u. a. die Bereiche Körperstrukturen, Befunde und Diagnosen, Maßnahmen, Medikamente und Wirkstoffe, Untersuchungen, Laborwerte, Erreger und Sozialparameter abdeckt (BfArM 2024e)
UCUM – Unified Code for Units of Measure	Codiersystem für standardisierte Maßeinheiten aus Medizin und Pharmazie
Beispiele für Klassifikationen	
ATC/DDD	Anatomisch-Therapeutisch-Chemisches Klassifikationssystem mit definierten Tagesdosen
ICD	Internationale statistische Klassifikation für Krankheiten und verwandte Gesundheitsprobleme
ICF	Internationale Klassifikation der Funktionsfähigkeit, Behinderung und Gesundheit
OPS	Operationen- und Prozedurenschlüssel

sie kommunizieren können. Dafür finden Terminologien und Klassifikationen Verwendung (siehe Tab. 18.1).

Die Codierung der MIO-Elemente erfolgt bevorzugt mit der Systemized Nomenclature of Medicine – Clinical Terminology (SNOMED CT®). Diese Terminologie/Ontologie[2] besteht aus einem logischen Datenmodell, mit in Hierarchien organisierten Konzepten. Die Konzepte sind durch einen maschineninterpretierbaren Code, einen menschenlesbaren Anzeigetext und eine Beschreibung definiert. Die Konzepte werden, in Abhängigkeit des zu beschreibenden Themas, zueinander in semantische Beziehung gesetzt. So kann Wissen am besten maschinell verarbeitet werden (Interop Council 2023; SNOMED 2024). Zusätzlich können bei Bedarf weitere Codesysteme (Tab. 18.1) angewendet werden (KBV 2024b).

3. *Syntaktische Umsetzung:*

Damit der Datenaustausch zwischen verschiedenen Systemen ermöglicht wird, benutzen Informatiker*innen eine spezielle Beschreibungssprache und einen Kommunikationsstandard, um die Inhalte des MIO zu „verpacken" und so elektronisch übertragbar zu machen (KBV 2024b; mio42 GmbH 2024).

---

[2] In der Informatik steht der Begriff Ontologie für ein System von Begriffen und Ableitungsregeln.

Nach einer öffentlichen Kommentierungsphase und einer ausschließlich den beteiligten Verbänden und Organisationen vorbehaltenen Benehmensphase[3] mit Prüfung und Beantwortung der Kommentare bzw. Stellungnahmen, legt der Vorstand der KBV die erarbeitete technische Spezifikation des MIO formal fest. Abschließend erfolgt die Veröffentlichung auf der nationalen Wissensplattform INA – Interoperabilitäts-Navigator für digitale Medizin. Damit erlangt das MIO Verbindlichkeit. Bei Anwendung ermöglicht es den Austausch von Gesundheitsdaten für alle an einer Behandlung Beteiligten, unabhängig vom genutzten Softwaresystem (KBV 2021b; 2024b; mio42 GmbH 2024).

Bestimmte MIO-Inhalte sind potenziell für alle MIOs relevant. Die KBV hat deshalb in Zusammenarbeit mit allen relevanten Akteuren grundlegende und sektorübergreifend nutzbare KBV-Basis-Profile entwickelt, welche in vielen MIOs wiederverwendet werden. Beispiele sind KBV-Basis-Patient In, KBV-Basis-Vitalzeichen & Körpermaße, KBV-Basis-Diagnose und KBV-Basis-Versorgungsteam. Spezifisch ernährungstherapeutische KBV-Basis-Profile liegen noch nicht vor (KBV 2024c).

▶ **Tipp** Auf ihrer Website „Willkommen im MIOVERSUM" hat die KBV alle festgelegten und entstehenden MIOs gelistet. Dort sind auch die KBV-Basis-Profile auffindbar.

18.5 Pflege-Informationsobjekte

Ein MIO der pflegerischen Versorgung wird Pflege-Informationsobjekt (PIO) genannt. Im Dezember 2022 wurde der Überleitungsbogen im Rahmen der Pflegedokumentation als erstes PIO für die ePA von der KBV festgelegt. Nach einer Erprobungsphase beginnt die Gültigkeit im Januar 2025 (BMG 2023b; KBV 2024d).

Die „PIO-Festlegung": Überleitungsbogen 1.0.0 (KBV 2022a) enthält verschiedene auswählbare Bezeichnungen zur Ernährung.

Anmerkung der Kapitelautorinnen: Die Bezeichnungen werden so wiedergegeben, wie sie in der PIO-Festlegung Überleitungsbogen 1.0.0 (KBV 2022a) aufgeführt werden. Die Bezeichnungen der Kostformen sind aus diätetischer Sicht z. T. obsolet, beispielsweise nicht in Übereinstimmung mit dem *Leitfaden Ernährungstherapie in Klinik und Praxis (LEKuP)* (Hauner et al. 2019).

- Informationen zur Ernährung liegen vor/… liegen nicht vor, Vorliegen von Informationen zur Ernährung unbekannt.
- Hinweis Ernährung, Hinweise zur Ernährung liegen nicht vor; es ist unbekannt, ob Hinweise zur Ernährung vorliegen.
- Allergien oder Unverträglichkeiten liegen vor/… liegen nicht vor, Vorliegen von Allergien oder Unverträglichkeiten unbekannt.

---

[3] Phase, in der Kommentierung und Stellungnahmen abgegeben werden können.

Kein selbstständiges Einnehmen und keine Magensonde/PEG (perkutane endoskopische Gastrostomie)-Ernährung: Hilfe bei mundgerechter Vorbereitung, aber selbständiges Einnehmen oder Hilfe bei PEG (perkutane endoskopische Gastrostomie)-Beschickung/-Versorgung; Komplett selbständig oder selbständige PEG (perkutane endoskopische Gastrostomie)-Beschickung/-Versorgung

- Kostdarreichungsform, Ernährung über perkutane endoskopische Gastrostomie, Ernährung über Magensonde; zentrale intravenöse Ernährung, periphere intravenöse Ernährung; orale Kostdarreichungsform; nüchtern.
- Kostform; flüssige Kost; pürierte Kost; weiche Kost; ballaststoffreiche Kost; Rohkost; vegane Kost; vegetarische Kost; ovo-lactisch ohne Fisch; ovo-lactisch mit Fisch; schweinefleischfreie Kost; koschere Kost; eiweißreiche Kost; kalorienreiche Aufbaukost; Vollkost; Wunschkost; Schonkost; leichte Vollkost; Diabeteskost; fettarme Kost; stoffwechseladaptierte Diät; purinarme Kost; kaliumarme Kost; kaliumreiche Kost; Reduktionskost; kochsalzarme Kost; kochsalzfreie Kost; laktosefreie/-arme Kost; glutenfreie/-arme Kost; fructosefreie/-arme Kost; kalorienreduzierte Kost.
- Mangelernährungsrisiko; Dekubitusrisiko; Dehydratationsrisiko.
- Obstipationsrisiko; Zeitpunkt des letzten Stuhlgangs.

Zusätzlich zu den auswählbaren Bezeichnungen zur Ernährung (KBV 2022a) können im Überleitungsbogen Ergänzungen vorgenommen werden (KBV 2022b) z. B:

- weitere, weniger geläufige Kostdarreichungsformen als Freitext oder als selbst ausgewählter Code;
- bei Hinweis Ernährung: Erfassung der Trinkmenge, eine Trinkmengenbeschränkung oder das Ergebnis eines „Mini Nutritional Assessment";
- im Feld Notiz: unter Körpergröße ergänzende freitextliche Kommentare zur Messung;
- im Element Informationsquelle: Hinzufügen von Dokumenten.

▶ Eine Abstimmung zwischen Pflegefachpersonen und Ernährungstherapeut*innen ist unbedingt anzuraten, solange

- Ernährungstherapeut*innen den elektronischen Heilberufsausweis (eHBA) noch nicht vollumfänglich nutzen können,
- für Ernährungstherapeut*innen noch keine spezifisch ernährungstherapeutischen KBV-Basis-Profile vorliegen, die im PIO Überleitungsbogen integriert werden könnten, und/oder
- kein (assistiertes) „MIO Ernährungstherapie-Überleitungsbogen" vorliegt.

Perspektivisch ist eine Weiterentwicklung bzw. Anpassung von MIOs und PIOs möglich und eine diesbezügliche Bedarfsermittlung relevant (KBV 2024e, f). Außerdem ist die Neuentwicklung von MIOs möglich. Dies bietet Fach- und Berufsverbänden Chancen zur Mitarbeit, sodass auch ernährungstherapeutische Informationen strukturiert und interoperabel als MIOs und PIOs dokumentiert und übermittelt werden können.

Literatur

ActiZ, De nederlandse ggz, Federatie Medisch Specialisten et al (2022) Integraal Zorg Akkoord: Samen werken aan gezonde zorg [Integrales Versorgungs-Abkommen: Zusammen eine „gesunde" Versorgung gestalten]. https://demedischspecialist.nl/sites/default/files/2022-09/integraal_zorgakkoord_samen_werken_aan_gezonde_zorg.pdf. Zugegriffen am 17.05.2024

Beerheide R, Haserück A, Kurz C et al (2024) Medizinische Versorgung zielgerichtet gestalten. Dtsch Arztebl 121(10):A624–A6A7. https://www.aerzteblatt.de/pdf.asp?id=239372. Zugegriffen am 17.05.2024

Bundesinstitut für Arzneimittel und Medizinprodukte (BfArM) (2024a) Zentraler Terminologieserver für das deutsche Gesundheitswesen. https://terminologieserver.bfarm.de/. Zugegriffen am 15.07.2024

Bundesinstitut für Arzneimittel und Medizinprodukte (BfArM) (2024b) Zweck. Wozu wird mit der ICD-10-GM kodiert? https://www.bfarm.de/DE/Kodiersysteme/Klassifikationen/ICD/ICD-10-GM/Anwendung/zweck.html?nn=724268. Zugegriffen am 07.05.2024

Bundesinstitut für Arzneimittel und Medizinprodukte (BfArM) (2024c) Terminologien. https://www.bfarm.de/DE/Kodiersysteme/Terminologien/_node.html. Zugegriffen am 07.05.2024

Bundesinstitut für Arzneimittel und Medizinprodukte (BfArM) (2024d) Klassifikationen. https://www.bfarm.de/DE/Kodiersysteme/Klassifikationen/_node.html. Zugegriffen am 07.05.2024

Bundesinstitut für Arzneimittel und Medizinprodukte (BfArM) (2024e) Warum SNOMED CT? https://www.bfarm.de/DE/Kodiersysteme/Terminologien/SNOMED-CT/warum-snomed/_node.html. Zugegriffen am 07.05.2024

Bundesministerium für Gesundheit (BMG) (2021) Gesundheits-IT-Interoperabilitäts-Governance-Verordnung (IOP-Governance-Verordnung – GIGV) vom 7. Oktober 2021, in Kraft getreten am 15.Oktober 2021. BGBl I(72):4634–4639. https://www.gesetze-im-internet.de/gigv/GIGV.pdf. Zugegriffen am 03.06.2024

Bundesministerium für Gesundheit (BMG) (2023a) Begriffe und Regelungen rund um die Telematikinfrastruktur und die elektronische Gesundheitskarte. https://www.bundesgesundheitsministerium.de/themen/digitalisierung/elektronische-gesundheitskarte/begriffe-egk.html. Zugegriffen am 22.05.2024

Bundesministerium für Gesundheit (BMG) (2023b) Pflege Netzwerk Deutschland: Verbesserung des Entlassmanagements in der Pflege. https://pflegenetzwerk-deutschland.de/verbesserung-des-entlassmanagements-in-der-pflege. Zugegriffen am 07.07.2024

Bundesministerium für Gesundheit (BMG) (2024) Referentenentwurf des Bundesministeriums für Gesundheit: Gesundheits-IT-Interoperabilitäts-Governance Verordnung (IOP-Governance-Verordnung – GIGV) vom 24.04.2024. https://www.bundesgesundheitsministerium.de/fileadmin/Dateien/3_Downloads/Gesetze_und_Verordnungen/GuV/G/GIGV_RefE_Novelle-I.pdf. Zugegriffen am 03.06.2024

Bundestag (2024) Gesetz zur Beschleunigung der Digitalisierung des Gesundheitswesens (Digital-Gesetz – DigiG). https://www.recht.bund.de/bgbl/1/2024/101/VO.html, https://www.bundesgesundheitsministerium.de/ministerium/gesetze-und-verordnungen/guv-20-lp/digig.html. Zugegriffen am 20.05.2024

Deutsche Initiative für Netzwerkinformation e. V. (DINI) (2024) Was ist Interoperabilität? https://dini.de/ag/kim/worum-geht-es. Zugegriffen am 06.09.2024

FMH – Verbindung der Schweizer Ärztinnen und Ärzte (Hrsg) (2021) Interoperabilität: Voraussetzung für eine durchgängige Digitalisierung. Grundlagen, Fallbeispiele und Nutzen. https://www.fmh.ch/files/pdf25/interoperabilitaet-voraussetzung-fuer-eine-durchgaengige-digitalisierung.pdf. Zugegriffen am 16.06.2024

Gematik GmbH (2024a) Die Telematikinfrastruktur. Auf dem Weg nach vorn. Digitalisierung des Gesundheitswesens. https://www.gematik.de/telematikinfrastruktur. Zugegriffen am 21.06.2024

Gematik GmbH (2024b) Das Kompetenzzentrum für Interoperabilität im Gesundheitswesen. https://www.gematik.de/media/erezept/In_Kuerze_-_Das_Kompetenzzentrum_fuer_Interoperabilitaet_im_Gesundheitswesen__KIG_.pdf. Zugegriffen am 05.06.2024

Gematik GmbH, Kassenärztliche Bundesvereinigung (KBV) (2021) MIO-Baukasten. Anleitung zur Umsetzung von MIOs in der elektronischen Patientenakte (ePA). https://fachportal.gematik.de/fileadmin/Fachportal/Anwendungen/MIO/gemInfo_MIO-Baukasten_V1.0.0.pdf. Zugegriffen am 03.06.2024

Hauner H, Beyer-Reiners E, Bischoff G et al (2019) Leitfaden Ernährungstherapie in Klinik und Praxis (LEKuP). Manual of nutritional therapy in patient care. Aktuel Ernahrungsmed 44(6):384–419

Heerkens Y, Runia S, Visser W et al (2024) NVD-Richtlijn: Diëtistische Dossiervoering 2023 [NVD-Leitlinie: Ernährungstherapeutische Dokumentation in Patientenakten]. Nederlandse Vereniging van Diëtisten (NVD), Amersfoort

Interop Council for digital health in Germany: Arbeitskreis „Analyse der Anforderungen an nationale Terminologieservices" (2023) Positionspapier: Terminologieservices. https://www.ina.gematik.de/fileadmin/Dokumente/Positionspapier_Terminologieservices.pdf. Zugegriffen am 25.06.2024

Interop Council for digital health in Germany: Arbeitskreis „Erstellung eines kardiologischen Basisdatensatzes" (2024) Positionspapier Kardiologischer Basisdatensatz. https://www.ina.gematik.de/fileadmin/Dokumente/Positionspapier_Kardiologischer_Basisdatensatz_v1.01.pdf. Zugegriffen am 10.06.2024

Jedamzik S (2023) Kommunikation in der Gesundheitsversorgung: Interoperabilität (k)ein Problem! In: Ferber M, Seidenath B (Hrsg) Rückert M (Mitwirkender) Gesundheitsdaten nutzen! Für eine patientenwohlorientierte Versorgung von morgen. Aktuelle Analysen 94:56–75. Hanns-Seidel-Stiftung e.V., München. https://www.hss.de/download/publications/AA_94_Gesundheitsdaten_07.PDF. Zugegriffen am 15.06.2024

Kassenärztliche Bundesvereinigung (KBV) (2021a) Faktenblatt Medizinische Informationsobjekte (MIOs) – Neue Standards für den Datenaustausch. https://www.kbv.de/media/sp/Faktenblatt_Medizinische_Informationsobjekte.pdf, https://www.youtube.com/watch?v=wGiWv-L3YVw. Zugegriffen am 21.05.2024

Kassenärztliche Bundesvereinigung (KBV) (2021b) Verfahrensordnung Benehmensherstellung Medizinische Informationsobjekte. Verfahrensordnung der Kassenärztlichen Bundesvereinigung zur Herstellung des Benehmens bei der Festlegung von Inhalten der elektronischen Patientenakte nach § 355 SGB V. https://www.kbv.de/media/sp/2021-02-02_MIO-Verfahrensordnung.pdf. Zugegriffen am 03.06.2024

Kassenärztliche Bundesvereinigung (KBV) (2022a) PIO-Festlegung: Überleitungsbogen. Festlegung gemäss § 355 Absatz 1 SGB V. https://www.kbv.de/temp/Anlage_1_PIO-Festlegung.pdf. Zugegriffen am 11.06.2024

Kassenärztliche Bundesvereinigung (KBV) (2022b) PIO Überleitungsbogen 1.0.0: Kommentierungsergebnisse. https://mio.kbv.de/display/ULB1X0X0/Kommentierungsergebnisse. Zugegriffen am 11.06.2024

Kassenärztliche Bundesvereinigung (KBV) (2024a) Medizinische Informationsobjekte (MIO). https://www.kbv.de/html/mio.php. Zugegriffen am 03.06.2024

Kassenärztliche Bundesvereinigung (KBV) (2024b) Assistierte MIOs. Grundsätzliche Information und Hinweise. Was sind assistierte MIOs und wie entstehen diese? https://mio.kbv.de/display/AM/Assistierte+MIOs. Zugegriffen am 04.06.2024

Kassenärztliche Bundesvereinigung (KBV) (2024c) KBV-Basis-Profile. https://mio.kbv.de/display/BASE1X0. Zugegriffen am 03.06.2024

Kassenärztliche Bundesvereinigung (KBV) (2024d) Überleitungsbogen 1.0.0. https://mio.kbv.de/pages/viewpage.action?pageId=73138833. Zugegriffen am 05.07.2024

Kassenärztliche Bundesvereinigung (KBV) (2024e) Überleitungsbogen 1.0.0. Grundlagen → Hintergrundinformation → Fazit. https://mio.kbv.de/display/ULB1X0X0/Hintergrundinformation. Zugegriffen am 05.07.2024

Kassenärztliche Bundesvereinigung (KBV) (2024f) Patientenkurzakte 1.0.0. Grundlagen → Hintergrundinformation → Fazit. https://mio.kbv.de/display/PKA1X0X0/Hintergrundinformationen. Zugegriffen am 07.07.2024

Medizininformatik-Initiative (MII) (2024a) Die Medizininformatik Initiative. Vernetzen. Forschen. Heilen. https://www.medizininformatik-initiative.de/sites/default/files/2024-03/online_Faktenblatt_MII_2024.pdf. Zugegriffen am 30.06.2024

Medizininformatik-Initiative (MII) (2024b) Strukturprojekte der MII. https://www.medizininformatik-initiative.de/de/use-cases-und-projekte/strukturprojekte-der-mii. Zugegriffen am 07.07.2024

Medizininformatik-Initiative (MII) (2024c) Digitale FortschrittsHubs Gesundheit. https://www.medizininformatik-initiative.de/de/use-cases-und-projekte/digitale-fortschrittshubs-gesundheit. Zugegriffen am 02.07.2024

Meijboom G, Klein-Woltering (2020) Nationaal Informatie en Communicatie Technologie Instituut in de Zorg (Nictiz) Informatiestandaarden: Basis voor gegevensuitwisseling in de zorg [Dutch Competence Centre for Digital Information Management in Healthcare (2020) Informationsstandards: Grundlage für den Datenaustausch im Gesundheitswesen]. Nictiz, Den Haag. https://nictiz.nl/app/uploads/2020/09/2021-Paper-Informatiestandaarden-Nictiz.pdf. Zugegriffen am 20.05.2024

mio42 GmbH (2024) Über uns. Wie genau kann man sich so ein MIO vorstellen? https://mio42.de/ueber-uns/. Zugegriffen am 03.06.2024

SNOMED International (2024) SNOMED CT Starter Guide (DE) 5. Logisches Datenmodell von SNOMED CT (Logical Model). https://confluence.ihtsdotools.org/pages/viewpage.action?pageId=61154005. Zugegriffen am 01.07.2024

Wikipedia (2024) Interoperabilität. https://de.wikipedia.org/wiki/Interoperabilität#:~:text=Als%20Interoperabilität%20bezeichnet%20man%20die,nennt%20man%20sie%20auch%20interoperabel. Zugegriffen am 06.09.2024

MIX
Papier aus verantwortungsvollen Quellen
Paper from responsible sources
FSC® C105338

If you have any concerns about our products,
you can contact us on
ProductSafety@springernature.com

In case Publisher is established outside the EU,
the EU authorized representative is:
Springer Nature Customer Service Center GmbH
Europaplatz 3, 69115 Heidelberg, Germany

Printed by Libri Plureos GmbH
in Hamburg, Germany